ENFERMAGEM
ATUAÇÃO NO TRATAMENTO DA DOR

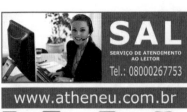

ENFERMAGEM
ATUAÇÃO NO TRATAMENTO DA DOR

Áquila Lopes Gouvêa
Carmen Mohamad Rida Saleh
Hazem Adel Ashmawi

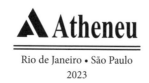

Rio de Janeiro • São Paulo
2023

EDITORA ATHENEU

São Paulo — Rua Maria Paula, 123 – 18º andar
Tel.: (11) 2858-8750
E-mail: atheneu@atheneu.com.br

Rio de Janeiro — Rua Bambina, 74
Tel.: (21) 3094-1295
E-mail: atheneu@atheneu.com.br

PRODUÇÃO EDITORIAL: Equipe Atheneu
CAPA: Equipe Atheneu
DIAGRAMAÇÃO: Know-How Editorial

**CIP-BRASIL. CATALOGAÇÃO NA PUBLICAÇÃO
SINDICATO NACIONAL DOS EDITORES DE LIVROS, RJ**

G734e

Gouvêa, Áquila Lopes
Enfermagem atuação no tratamento da dor / editores Áquila Lopes Gouvêa, Carmen Mohamad Rida Saleh, Hazem Adel Ashmawi. - 1. ed. - Rio de Janeiro : Atheneu, 2023.
21 cm.

Inclui bibliografia e índice
ISBN 978-65-5586-637-7

1. Enfermagem - Dor. 2. Enfermagem - Prática. 3. Dor - Tratamento. I. Saleh, Carmen Mohamad Rida. II. Ashmawi, Hazem Adel. III. Título.

22-79897
CDD: 616.0472
CDU: 616.8-009.7

Meri Gleice Rodrigues de Souza - Bibliotecária - CRB-7/6439

09/09/2022   12/09/2022

GOUVÊA, Á. L.; SALEH, C. M. R.; ASHMAWI, H. A.
Enfermagem – Atuação no Tratamento da Dor

© Direitos reservados à EDITORA ATHENEU – Rio de Janeiro, São Paulo, 2023

Editores

Áquila Lopes Gouvêa

Doutora em Ciências pela Faculdade de Medicina da Universidade de São Paulo (FMUSP). Enfermeira da Equipe de Controle de Dor do Instituto Central da FMUSP. Pós-graduação em Gerenciamento em Enfermagem pelo Centro Universitário São Camilo. Pós-graduação em Centro Cirúrgico pela Escola de Enfermagem da Universidade de São Paulo (EEUSP). Graduação em Enfermagem e Obstetrícia pela Universidade Federal do Espírito Santo (UFES).

Carmen Mohamad Rida Saleh

Diretora Técnica de Saúde do Serviço de Educação Permanente da Divisão de Enfermagem do Instituto Central do Hospital das Clínicas da Faculdade de Medicina da Universidade de São Paulo (IC-HC-FMUSP). Mestre em Enfermagem pela Universidade Federal de São Paulo (Unifesp). Especialização em Gerenciamento de Serviços de Enfermagem pelo Instituto Israelita de Ensino e Pesquisa Albert Einstein. Especialização em Pronto-socorro pelo HC-FMUSP. Graduação e licenciatura em Enfermagem pela Universidade de Mogi das Cruzes (UMC).

Hazem Adel Ashmawi

Professor livre-docente pela disciplina de Anestesiologia da Faculdade de Medicina da Universidade de São Paulo (FMUSP). Supervisor da Equipe de Controle de Dor da Divisão de Anestesia do Instituto Central do Hospital das Clínicas da Faculdade de Medicina da Universidade de São Paulo (IC-HC-FMUSP).

Colaboradores

Ana Carolina Ferreira Rosa

Graduada em enfermagem (Faculdade de Ciências Médicas da Santa Casa de São Paulo). Especialista em Saúde Pública, Saúde Mental e Gestão em Saúde. Mestre em Enfermagem pela Faculdade Israelita de Ciências da Saúde Albert Einstein. Atuou como enfermeira em Pronto Socorro Psiquiátrico, CAPS Álcool e Drogas, CAPS Adulto, acompanhante terapêutico (AT) e docente na Faculdade Israelita de Ciências da Saúde Albert Einstein. Atualmente é enfermeira Sênior do CAPS Adulto Paraisópolis. Está em formação no Centro de Estudos de Psicanálise e faz parte do Grupo de Estudos Psicanalíticos sobre Raça e Gênero.

Ana Maria Calil Sallum

Enfermeira. Graduação pela Universidade Federal de São Paulo (Unifesp). Especialista em Unidade de Terapia Intensiva pelo Hospital das Clínicas da Faculdade de Medicina da Universidade de São Paulo (HC-FMUSP). Mestrado, Doutorado e Pós-Doutorado pela Escola de Enfermagem da Universidade de São Paulo (EEUSP). Experiência como docente na área de Enfermagem em Graduação e Pós-graduação com ênfase em Enfermagem Médico-Cirúrgica, pronto-socorro/emergência e unidade de terapia intensiva.

Ângela Maria de Sousa

Médica pela Universidade Federal do Espírito Santo. Mestre em Farmacologia da Dor pela Faculdade de Medicina de Ribeirão Preto da Universidade de São Paulo (FMRP-USP). Doutora em Anestesiologia pela Faculdade de Medicina da Universidade de São Paulo (FMUSP). Pós-doutorado em Anestesiologia pela FMUSP. Professora Colaboradora do Departamento de Cirurgia da FMUSP. Título Superior em Anestesiologia emitido pela Sociedade Brasileira de Anestesiologia (SBA) e certificado de Atuação na Área de Dor emitido pela Associação Médica Brasileira (AMB). Especialista em anestesiologia, com três anos de residência médica e em anestesiologia sendo o terceiro ano dedicado à clínica de dor. Coordenadora do Centro de Tratamento de Dor do Instituto de Câncer do Estado de São Paulo. Médica Assistente da Equipe de Controle de Dor do Instituto Central do Hospital das Clínicas da Faculdade de Medicina da Universidade de São Paulo (HC-FMUSP).

Barbara Ventura Fontes

Especialista em Segurança do paciente pela Fundação Oswaldo Cruz. Possui MBA em Gestão de Qualidade em Saúde e Acreditação. Atua na Clínica da Dor do Instituto Nacional de Traumatologia e Ortopedia Jamil Haddad, no gerenciamento da dor em pacientes em Peri-operatório de cirurgia ortopédica e no ambulatório de pacientes com dor crônica.

Bianca Ferreira da Silva Brandão

Gerente de Enfermagem da clínica Singular Centro de Controle da Dor. Aluna do Programa de Mestrado Profissional da Faculdade Israelita de Ciências da Saúde Albert Einstein. Coordenadora executiva da diretoria científica do SINPAIN. Especialista em Dor e Gestão da Qualidade em Saúde pelo Hospital Israelita Albert Einstein.

Daniela Vivas dos Santos

Mestrado e Doutorado pela Escola de Enfermagem da Universidade de São Paulo (EEUSP).

Ednalda Maria Franck

Estomaterapeuta e Mestre em Ciências da Saúde pela Escola de Enfermagem da USP. Especialista em Cuidados Paliativos pelo Instituto Paliar. Enfermeira Assistente do Núcleo Técnico Científico em Cuidados Paliativos do Hospital das Clínicas da FMUSP. Tutora de Enfermagem do Programa de Residência Multiprofissional em Saúde do Idoso em Cuidados Paliativos HC-FMUSP. Membro do Grupo Dor e Cuidados Paliativos do COREN-SP (desde 2021). Vice-presidente da Academia Nacional de Cuidados Paliativos Estadual São Paulo (2020-2021).

Eliseth Ribeiro Leão

Enfermeira pela Faculdade Israelita de Ciências da Saúde Albert Einstein. Graduada em Letras pela Universidade Ibirapuera. Especialista em Saúde Pública e Educação à Distância. Mestrado e doutorado em Saúde do Adulto e do Idoso pela Universidade de São Paulo (USP). Pós-doutorado pela Marc Bloch University (França). Pesquisadora sênior do Albert Einstein – Instituto Israelita de Ensino e Pesquisa. Docente do Programa de Mestrado e Doutorado em Ciências da Saúde, do Mestrado Profissional em Enfermagem e do Mestrado Profissional em Ensino em Saúde da Faculdade Israelita de Ciências da Saúde Albert Einstein.

Eloisa Bonetti Espada

Doutora em Medicina pela Faculdade de Medicina da Universidade de São Paulo (FMUSP). Título de Especialista em anestesiologia pela Sociedade Brasileira de Anestesiologia (SBA). Título de Área de Atuação em Dor pela SBA. Título de Intensivista pela Associação de Medicina Intensiva Brasileira (AMIB). Médica assistente da Equipe de Controle de Dor da Divisão de Anestesia do Hospital das Clínicas da Faculdade de Medicina da Universidade de São Paulo (HC-FMUSP). Médica Assistente do Departamento de Clínica Médica do Hospital Universitário da USP. Anestesiologista da SAMMEDI.

Emília Saito

Enfermeira Obstétrica. Doutora em Enfermagem pelo Programa Interunidades de Doutoramento em Escola de Enfermagem de Ribeirão Preto da Universidade de São Paulo. Docente da Escola de Enfermagem da Universidade de São Paulo, Departamento de Enfermagem Materno-Infantil e Psiquiátrica.

Érica Brandão de Moraes

Graduada em Enfermagem pela Universidade Federal do Maranhão (UFMA). Doutora em Ciências pela Escola de Enfermagem da Universidade de São Paulo (EEUSP). Professora adjunta da Escola de Enfermagem Aurora de Afonso Costa, da Universidade Federal Fluminense (UFF). Docente do Mestrado Profissional em Enfermagem Assistencial da UFF. Membro adjunto do Centro Brasileiro para o Cuidado à Saúde Baseado em Evidências (CBCSBE), Centro Afiliado do Instituto Joanna Briggs. Coordenadora científica do Comitê de Dor e Segurança do Paciente da Sociedade Brasileira para o Estudo da Dor (SBED) no biênio 2022-2023. Líder do Grupo de Estudos e Pesquisas Interdisciplinares (GEPI) do Conselho Nacional de Desenvolvimento Científico e Tecnológico (CNPQ) LabQualiseg UFF.

Felipe Chiodini Machado

Médico anestesiologista com área de atuação em Dor. Doutorado pela Faculdade de Medicina da Universidade de São Paulo (FMUSP) com linha de pesquisa em Dor Aguda. Membro da Equipe de Controle de Dor do Hospital das Clínicas da Faculdade de Medicina da Universidade de São Paulo (HC-FMUSP). Coordenador do Grupo de Dor do Hospital Beneficência Portuguesa de São Paulo (BP). Coordenador do Grupo de Dor do Hospital São Luiz (HSL), Unidade Jabaquara. Coordenador da Pós-graduação de Medicina Intervencionista da Dor do Hospital Israelita Albert Einstein.

George Miguel Goes Freire

Coordenador da Equipe de Controle de dor Hospital Israelita Albert Einstein (HIAE). Médico Assistente da Equipe de Controle da Divisão de Anestesia do Hospital das Clínicas da Faculdade de Medicina da Universidade de São Paulo (HC-FMUSP). Coordenador do Programa de Educação Continuada em Fisiopatologia e Terapêutica da Dor da Divisão de Anestesia do Instituto Central do Hospital das Clínicas da Faculdade de Medicina da Universidade de São Paulo (IC-HC-FMUSP). Médico Instrutor corresponsável pelo Centro de Ensino e Treinamento do HC-FMUSP. Coordenador da Pós-graduação do Curso de Medicina Intervencionista em Dor do Hospital Israelita Albert Einstein (HIAE). Residência médica em Anestesiologia e Dor pela Universidade Federal de São Paulo (UNIFESP). Graduação em Medicina pela Universidade Federal do Maranhão (1992).

Hermann dos Santos Fernandes

Médica pela Universidade Federal do Rio Grande do Norte. Residência de Anestesiologia pelo Hospital das Clínicas da Faculdade de Medicina do Estado de São Paulo (HC-FMUSP). Residência em Dor pelo HC-FMUSP. Título Superior em Anestesiologia (TSA) pela Sociedade Brasileira de Anestesiologia. Certificado de atuação na área de Dor pela Associação Médica Brasileira (AMB) e pela Sociedade Brasileira de Anestesiologia (SBA). European Diploma in Anaesthesiology and Intensive Care pela European Society of Anaesthesiology and Intensive Cares. Doutorado em Ciências pelo Programa de Anestesiologia da Faculdade de Medicina da Universidade de São Paulo (FMUSP). Instrutor corresponsável do Centro de Ensino e Treinamento (CET) da Disciplina de Anestesiologia FMUSP. Clinical Fellowship pelo Programa de Regional Anesthesia and Pain Medicine do Mount Sinai Hospital, Department of Anesthesiology and Pain Medicine da University of Toronto. Clinical Fellowship pelo Programa de Anesthesia Education and Simulation do Mount Sinai Hospital, Department of Anesthesiology and Pain Medicine da University of Toronto. Pós-doutorando pelo Departamento de Cirurgia da Faculdade de Medicina da Universidade de São Paulo.

Isabela Arantes de Mattos

Graduação em Enfermagem pela Universidade do Estado do Rio de Janeiro (UERJ). Mestre em enfermagem assistencial pela Universidade Federal Fluminense. Especialista em Terapia Intensiva pela UERJ. Enfermeira do Ministério da Saúde/INTO. Professora de Pós-graduação em Oncologia da UERJ.

Janillê Luciana de Araújo

Enfermeira especialista em Oncologia, atuante na Unidade de Cuidados Paliativos do Instituto Nacional do Câncer José Alencar Gomes da Silva (INCA). Mestranda em Mestrado Profissional em Enfermagem Assistencial pela Universidade Federal Fluminense (UFF).

Jaqueline Maria Jardim

Graduação em Enfermagem pela Universidade Estadual de Londrina. Especialização/Aprimoramento em Enfermagem em Cardiologia pelo Instituto do Coração do Hospital das Clínicas da Faculdade de Medicina do Estado de São Paulo (INCOR/HC-FMUSP). MBA em Gestão de Saúde pela Pontifícia Universidade Católica do Rio Grande do Sul (PUC-RS). Mestre em Ciências pela Escola de Enfermagem da Universidade do Estado de São Paulo (USP).

João Batista Santos Garcia

Médico. Professor adjunto e coordenador do Grupo de Pesquisa em Dor da Universidade Federal do Maranhão (UFMA).

Juliane de Macedo Antunes

Doutora em Ciências do Cuidado em Saúde pela Universidade Federal Fluminense (UFF). MBA em Gestão, Qualidade e Acreditação Hospitalar pela Pontífice Universidade Católica do Rio de Janeiro (PUC-RJ). Especialização em Acupuntura pela Universidade Paulista (UNIP). Especialização em Promoção à Saúde pela UFF. Graduação em Enfermagem pela Escola de Enfermagem Anna Nery, da Universidade Federal do Rio de Janeiro (EEAN-UFRJ). Atua desde 2007 na Clínica da Dor do Instituto Nacional de Traumatologia e Ortopedia (INTO). Coordenadora da Câmara Técnica de Enfermagem no Manejo da Dor do Conselho Regional de Enfermagem do Rio de Janeiro (COREN-RJ).

Lenira Corsi Ruggiero Nunes

Enfermeira. Especialização em oncologia pela Universidade São Camilo. Coordenadora de Enfermagem no Ambulatório de Clínicas Integradas do Instituto do Câncer do Estado de São Paulo (ICESP).

Lia Alves Martins Mota Lustosa

Graduação em Medicina pelo Centro Universitário Christus. Residência médica de Anestesiologia pela Santa Casa da Misericórdia de Santos. Título de Especialista em Anestesiologia pela Associação Médica Brasileira (AMB) e pela Sociedade

Brasileira de Anestesiologia (SBA). Residência Médica em Área de Atuação de Dor pela Universidade de São Paulo. Título de Área de Atuação em Dor pela AMB. Pós-graduação em Acupuntura pelo Instituto de Ortopedia e Traumatologia da Universidade de São Paulo. Doutoranda pelo Programa de Anestesiologia, Ciência Cirúrgica e Medicina Perioperatória.

Lígia Maria Dal Secco

Diretora Técnica de Serviço de Saúde do Programa de Paciente Crítico da Divisão de Enfermagem do Instituto Central do Hospital das Clínicas da Faculdade de Medicina da Universidade de São Paulo (IC-HC-FMUSP). Mestre em Enfermagem pela Escola de Enfermagem da Universidade de São Paulo (EEUSP). Especialização em Administração Hospitalar e Sistemas de Saúde pela Fundação Getúlio Vargas da Escola de Administração de Empresas de São Paulo (FGV-EAESP). Especialização em Enfermagem em Terapia Intensiva pelo HC-FMUSP. Graduação em Enfermagem pela EEUSP.

Magda Aparecida dos Santos Silva

Doutorado em Ciências pela Escola de Enfermagem da Universidade de São Paulo (EEUSP). Mestrado em Saúde do Adulto pela EEUSP. Especialista em Cardiologia pelo Instituto do Coração do Hospital das Clínicas da Universidade de São Paulo (InCor-HC-FMUSP). Enfermeira do Grupo de Dor do InCor-HC-FMUSP (2001-2010). Docente da Faculdade de Enfermagem da Universidade Paulista (UNIP) (2010-2021) e da Faculdade de Medicina da Anhembi Morumbi (2017 a atual).

Marcia Carla Morete Pinto

Enfermeira. Doutora pela Faculdade de Medicina da Universidade de São Paulo (FMUSP). Especialista em Dor e Cuidados Paliativos. Certificada em Muldisciplinary Pain Management pela The University of Sydney e em Evaluating and Treatment Pain pela Harvard Medical School. Membro da Associação Internacional para Estudo da Dor (IASP), da Sociedade Brasileira para Estudo da Dor (SBED), e da American Society Pain Management Nursing (SPMN). Enfermeira Navegadora da Equipe de Dor da Rede D'or ABC. Sócia-fundadora da ADOR – Ensino, Assistência e Consultoria em Dores Crônicas e da Clínica Barsella & Morete – Tratamento Integrado de Dor.

Maria Alice Tsunechiro

Enfermeira obstetra. Doutora em Enfermagem pelo Programa Interunidades de Doutoramento em Enfermagem da Escola de Enfermagem de Ribeirão Preto da

Universidade de São Paulo (EERP-USP). Docente da Escola de Enfermagem da Universidade de São Paulo (EEUSP), Departamento de Enfermagem Materno-Infantil e Psiquiátrica.

Maria Belén Salazar Posso

Doutora em Enfermagem pela Escola de Enfermagem da Universidade de São Paulo. Professora Titular aposentada da Universidade de Taubaté. Professora Emérita da FMABC. Colaborou na criação e implantação dos Cursos de Enfermagem da Universidade de Taubaté, da Faculdade de Enfermagem do Hospital Israelita Albert Einstein, da Universidade Estadual Paulista "Júlio Mesquita Filho" (Unesp), do Centro Universitário Saúde ABC, da Universidade do Vale do Paraíba Paulista. Membro dos Comitês: de Práticas Complementares e Integrativas, espiritualidade e dor, Enfermagem e dor da Sociedade Brasileira para Estudo da Dor. Membro e Editora da Revista da Diretoria da Associação Brasileira de Enfermeiros de Centro Cirúrgico, Recuperação Anestésica e Centro de Material e Esterilização. Professora especialista do Conselho Estadual de Educação do estado de São Paulo.

Maria do Patrocínio Tenório Nunes

Professora associada da disciplina de Clínica Geral e Propedêutica do Departamento de Clínica Médica da Faculdade de Medicina da Universidade de São Paulo (FMUSP).

Maria Elena Echevarría Guanilo

Graduação em Enfermagem pela Escola de Enfermagem de Ribeirão Preto (2002). Mestrado em Enfermagem Fundamental pela Escola de Enfermagem de Ribeirão Preto (2005). Doutorado no Programa de Doutoramento em Enfermagem da EE/EERP pela Escola de Enfermagem de Ribeirão Preto (2009). Especialista em Queimaduras pela UNIFESP (2011) e Especialista em Enfermagem Dermatológica pela Universidade Estácio de Sá (2019). Professora do Departamento de Enfermagem da Universidade Federal de Santa Catarina (UFSC). Professora Permanente do Programa de Pós-graduação em Enfermagem da UFSC. Líder do NUCRON – Laboratório de Pesquisas e Tecnologias em Enfermagem e Saúde à Pessoas em Condição Crônica. Integrante do Grupo Interdisciplinar do Cuidado com a Pele do Hospital Universitário da Universidade Federal de Santa Catarina – GICPel-HU-UFSC. Membro do Comitê de Enfermagem da Sociedade Brasileira de Queimaduras (SBQ). Presidente da Regional de Santa Catarina da Sociedade Brasileira de Enfermagem em Feridas e Estética (SOBENFeE).

Maria Fernanda Ferreira Ângelo

Especialista em Cuidados Paliativos pelo Instituto Paliar. Estomaterapeuta pela Faculdade de Medicina do ABC. Especialista em Terapia Intensiva e Gerenciamento pelo Centro Universitário São Camilo. Enfermeira Assistente do Núcleo Técnico Científico em Cuidados Paliativos do Hospital das Clínicas da FMUSP. Preceptora de Enfermagem do Programa de Residência Multiprofissional em Saúde do Idoso em Cuidados Paliativos do HC-FMUSP.

Maria Fernanda Muniz Ferrari

Chefe de Enfermagem da Clínica da Dor do Instituto Nacional de Traumatologia e Ortopedia (INTO). Pós-graduada em Qualidade em Saúde – Gestão e Acreditação pela Pontífice Universidade Católica do Rio de Janeiro (PUC-RJ). Mestrado Profissional em Ensino na Saúde pela Universidade Federal Fluminense (UFF) e doutoranda em Ciências do Cuidado em Saúde pela UFF.

Mariana Bucci Sanches

Enfermeira. Mestre em Ciências da Saúde pela Escola de Enfermagem da Universidade de São Paulo (EEUSP). Doutoranda em Enfermagem na Saúde do Adulto (PROESA). Enfermeira especialista do Serviço de Tratamento da Dor do Hospital Sírio-Libanês. Aperfeiçoamento em Processos Educacionais em Saúde (APES) pelo Instituto de Ensino e Pesquisa do Hospital Sírio-Libanês (IEP-HSL) e em Cuidados ao Paciente com Dor pelo IEP-HSL. Especialização em Enfermagem em Terapia Intensiva pela Faculdade de Medicina de São José do Rio Preto (FAMERP). Aprimoramento em Enfermagem em Unidades de Terapia Intensiva pela FAMERP. Graduação em Enfermagem pela FAMERP.

Marina de Almeida Geraldo

Graduação em Enfermagem e Obstetrícia pela Universidade Federal do Rio de Janeiro (UFRJ). Especialização em Enfermagem Obstétrica pela Universidade Estadual do Rio de Janeiro (UERJ). Aromaterapeuta Clínica. Enfermeira Servidora Pública Federal da Clínica da Dor no Instituto Nacional de Traumatologia e Ortopedia (INTO). Membro da Sociedade Brasileira para o Estudo da Dor (SBED).

Marina de Góes Salvetti

Enfermeira. Aprimoramento em Terapia Cognitivo-Comportamental pelo Instituto de Psiquiatria do HC-FMUSP. Mestre em Saúde do Adulto pela Escola de Enfermagem da Universidade de São Paulo (EEUSP). Doutora em Ciências pela Escola de Enfermagem da Universidade de São Paulo (EEUSP). Pós-doutorado em Enfermagem pela Universidade Federal do Rio Grande do Norte (UFRN). Professora Associada do Departamento de Enfermagem Médico-Cirúrgica da Escola de Enfermagem da Universidade de São Paulo (EEUSP).

Paulo Roberto Boeira Fuculo Junior

Enfermeiro pela Universidade Federal de Pelotas (UFPel). Mestre em enfermagem pela Universidade Federal de Santa Catarina (UFSC). Especialização em enfermagem dermatológica (UniBF). Aluno do curso de doutorado da UFSC. Membro do Laboratório de Pesquisas e Tecnologias em Enfermagem e Saúde à Pessoas em Condição Crônica (Nucron/UFSC) e do Grupo de Extensão Enfermagem Dermatológica em Condições Crônicas de Saúde (EDCCS). Vice-diretor da Regional SC da Sociedade Brasileira de Enfermagem em Feridas e Estética (SOBENFeF).

Priscila Rangel de Souza

Graduação em Enfermagem pela Universidade Bandeirante de São Paulo. Especialista em Oncologia pela Universidade Federal de São Paulo (USP). Gerente de Enfermagem do Instituto do Câncer do Estado de São Paulo (Icesp).

Raquel Aparecida Casarotto

Professora Associada do Curso de Fisioterapia da USP. Graduada em Fisioterapia – USP (1980). Mestre em Ciências Morfofuncionais – Departamento de Anatomia do Instituto de Ciências Biomédicas da USP (1993). Doutora em Reabilitação – Departamento de Ortopedia da UNIFESP (1999). Livre Docente – Faculdade de Medicina da USP (2011).

Rita Tiziana Verardo Polastrini

Enfermeira pediatra. Especialista em Administração Hospitalar pela Faculdade de Saúde Pública da Universidade de São Paulo (FSPUSP). Diplomada em Cuidados Paliativos pela Universidad del Salvador (USAL) com chancela de Oxford. Certificado de Capacitador do Equipamento de Proteção Coletiva (EPEC) em Pediatria pelo Boston Children's Hospital e Dana-Faber Cancer Institute. Enfermeira da Unidade de Dor e Cuidados Paliativos do Instituto da Criança do Hospital das Clínicas da Faculdade de Medicina da Universidade de São Paulo (HC-FMUSP). Membro do Comitê de Pediatria da Academia Nacional de Cuidados Paliativos (ANCP). Membro da Rede Brasileira de Cuidados Paliativos Pediátricos (RBCPPed). Coordenadora do Curso de Aprimoramento em Cuidados Paliativos Pediátricos (CAEPP), em parceria com o Instituto da Criança do HC-FMUSP.

Ruth Hitomi Osawa

Enfermeira Obstétrica. Doutora em Saúde Pública pelo Departamento de Saúde Materno Infantil da Faculdade de Saúde Pública da Universidade de São Paulo. Docente do Curso de Obstetrícia da Escola de Artes Ciências e Humanidades da Universidade de São Paulo.

Shirlene Aparecida Lopes

Fisioterapeuta, mestranda em Ciências Médicas – Educação e Saúde pela Faculdade de Medicina da Universidade de São Paulo (FMUSP) e instrutora de *Mindfulness* pelo Centro Brasileiro de *Mindfulness* e Promoção da Saúde da Universidade Federal de São Paulo (UNIFESP).

Tatiana Martins

Enfermeira graduada pela Universidade Federal de Santa Catarina (UFSC). Mestre em Enfermagem pelo Programa de Pós-graduação em Enfermagem da UFSC. Membro efetivo do Laboratório de Pesquisas e Tecnologias em Enfermagem e Saúde à Pessoas em Condição Crônica (Nucron/UFSC). Possui especialização em Gestão Hospitalar pela Fundação dos Administradores de Santa Catarina (Fundasc). Especialista em Doação e Transplante de Órgãos e Tecidos pela Faculdade Herrero e sistema de ensino Instituto Ciência e Arte. Atualmente é doutoranda do curso de Pós-graduação em Enfermagem da Universidade Federal de Santa Catarina (PEN/UFSC). Docente pela Universidade do Vale do Itajaí (Univali).

Terezinha Hideco Tase

Enfermeira obstétrica. Doutora em Enfermagem pela Escola de Enfermagem da Universidade de São Paulo (EEUSP). Diretora de Saúde da Mulher da Divisão de Enfermagem do Hospital das Clínicas da Faculdade de Medicina da Universidade de São Paulo (HC-FMUSP).

Vânia Maria de Araújo Giaretta

Graduada em Enfermagem e Obstetrícia pela Universidade de Taubaté (UNITAU). Pós-graduada em Enfermagem do Trabalho pela UNITAU. Mestrado e doutorado em Engenharia Biomédica pela Universidade do Vale do Paraíba (UNIVAP). Especialista em Medicina Clássica Chinesa pela Faculdade Einstein. Coordenadora do Comitê de Práticas Integrativas e Complementares em Saúde. Membro do Comitê de Espiritualidade e Dor e do Comitê de Enfermagem e Dor da Sociedade para Estudo da Dor (SBED). Professora do Departamento de Enfermagem e Nutrição da UNITAU, nas disciplinas de Enfermagem em Saúde do Adulto, Gerontologia e Geriatria. Coordenadora do Projeto de Extensão Ecocidadania e Saúde e professora colaboradora no Projeto de Práticas Integrativas em Saúde da UNITAU. Atua em Dor utilizando as Práticas Integrativas e Complementares em Saúde e a Fotobiomodulação.

Prefácio

A preocupação e o interesse no controle e tratamento da dor vêm avançando a cada dia, promovendo a esperança de alcançar um dos maiores desafios para a humanidade.

O livro *Enfermagem – Atuação no Tratamento da Dor* é o resultado do esforço de uma equipe reconhecida na terapia antálgica, sendo abordados temas relevantes relacionados à dor que sustentam a prática diária, tais como: considerações gerais, tratamento não farmacológico, dispositivos para tratamento e a dor em situações especiais.

A experiência da equipe multiprofissional focada na assistência aos pacientes que necessitam de terapia antálgica faz deste livro um instrumento norteador nas diversas especialidades médicas. Traz uma contribuição significativa para os profissionais de saúde, ressaltando a importância de que a dor está intimamente ligada à condição humana, mostrando que somos vulneráveis e frágeis. Reconhecer a causa e o tratamento diferencia positivamente os profissionais de saúde, uma vez que a experiência da dor compromete a qualidade física, mental e social.

É fundamental a contribuição do conhecimento dos diversos profissionais da saúde, em prol de melhorias no manejo da dor, em que uma equipe provedora de cuidados, com objetivos comuns, realiza as suas atividades buscando o bem-estar e a qualidade de vida dos pacientes.

A integração entre os profissionais de saúde e a enfermagem reforça a relevância sobre a terapia antálgica como fator determinante no sucesso do cuidado ao paciente. Destacamos que o enfermeiro, além das habilidades técnicas, necessita desenvolver a percepção, a sensibilidade e a empatia no atendimento, criando uma interação enfermeiro-paciente no ambiente terapêutico.

Cumprimentamos os autores pela obra desejando-lhes êxitos, e que este livro suscite novas ideias e discussões devido à relevância do tema, servindo de referência para diversas instituições de saúde.

Maria Cristina Peres Braido Francisco
Diretora Técnica de Saúde II. Responsável Técnica da Divisão de Enfermagem do Instituto Central do Hospital das Clínicas da Faculdade de Medicina da Universidade de São Paulo (IC-HC-FMUSP).

Sumário

Parte I
Considerações Gerais

1. Epidemiologia da Dor – As Dores Crônicas como um Problema de Saúde Pública Mundial, 3
- Érica Brandão de Moraes ▪ João Batista Santos Garcia
- Isabela Arantes de Mattos ▪ Janillê Luciana de Araújo

2. Neurobiologia da Dor, 15
- Hazem Adel Ashmawi

3. Abordagem da Enfermagem em Dor Aguda e Crônica, 23
- Bianca Ferreira da Silva Brandão

4. Sistematização da Assistência de Enfermagem (SAE) no Paciente com Dor Aguda ou Crônica, 33
- Juliane de Macedo Antunes ▪ Maria Fernanda Muniz Ferrari
- Barbara Ventura Fontes ▪ Marina de Almeida Geraldo

5. Dor como o 5º Sinal Vital, 41
- Áquila Lopes Gouvêa ▪ Lígia Maria Dal Secco ▪ Hazem Adel Ashmawi

6. O Futuro do Profissional Enfermeiro em Dor, 47
- Eliseth Ribeiro Leão ▪ Ana Carolina Ferreira Rosa

Parte II
Tratamento Não Farmacológico da Dor

7. Práticas Integrativas e Complementares em Saúde (PICS), Enfermagem e Dor, 57
- Maria Belén Salazar Posso ▪ Vânia Maria de Araújo Giaretta

8. Métodos Complementares no Tratamento Multidisciplinar da Dor, 71
- Felipe Chiodini Machado

9. Medidas Físicas no Tratamento da Dor, 83
- Raquel Aparecida Casarotto

10. Adesão ao Tratamento da Dor e Ações Educativas para Melhor Controle, 97
- Magda Aparecida dos Santos Silva

11. Terapia Cognitivo-Comportamental, 105
- Marina de Góes Salvetti

12. Meditação *Mindfulness* – Atenção Plena, 111
- Shirlene Aparecida Lopes • Maria do Patrocínio Tenório Nunes

Parte III
Dispositivos para Tratamento da Dor

13. Princípios Gerais do Uso da Analgesia Controlada pelo Paciente (PCA), 119
- Hermann dos Santos Fernandes • Eloisa Bonetti Espada • Áquila Lopes Gouvêa

14. Cuidados de Enfermagem com Pacientes em Uso da Bomba de Analgesia Controlada pelo Paciente (PCA), 127
- Jaqueline Maria Jardim

15. Dispositivos Implantáveis – Atuação do Enfermeiro, 133
- Mariana Bucci Sanches

Parte IV
Dor em Situações Especiais

16. Dor em Gestantes, 143
- Terezinha Hideco Tase • Maria Alice Tsunechiro • Ruth Hitomi Osawa
- Emília Saito

17. Dor em Crianças, 157
- Rita Tiziana Verardo Polastrini

18. Dor em Idosos, 167
- Marcia Carla Morete Pinto

19. Dor no Trauma, 181
- Ana Maria Calil Sallum ▪ Carmen Mohamad Rida Saleh

20. Dor no Paciente Queimado, 191
- Maria Elena Echevarría Guanilo ▪ Paulo Roberto Boeira Fuculo Junior
- Tatiana Martins

21. Dor em Pacientes Críticos, 209
- Áquila Lopes Gouvêa ▪ Lígia Maria Dal Secco ▪ Hazem Adel Ashmawi

22. Epidemiologia do Câncer e da Dor Oncológica, 219
- Lenira Corsi Ruggiero Nunes ▪ Daniela Vivas dos Santos
- Priscila Rangel de Souza ▪ Ângela Maria de Sousa

23. Dor em Cuidados Paliativos – A Dor e Suas Dimensões, 227
- Ednalda Maria Franck ▪ Maria Fernanda Ferreira Ângelo

24. Dor na Sala de Recuperação Pós-Anestésica (SRPA) para Paciente Adulto, 233
- George Miguel Goes Freire ▪ Lia Alves Martins Mota Lustosa

Índice remissivo, 241

Parte I
Considerações Gerais

Epidemiologia da Dor – As Dores Crônicas como um Problema de Saúde Pública Mundial

Érica Brandão de Moraes ▪ João Batista Santos Garcia
Isabela Arantes de Mattos ▪ Janillê Luciana de Araújo

A dor é uma experiência vivenciada por quase todos os seres humanos, pois constitui um instrumento de proteção que possibilita a detecção de estímulos físicos e químicos nocivos.[1] A Associação Internacional para o Estudo da Dor (IASP) define dor como uma experiência sensitiva e emocional desagradável associada, ou semelhante àquela associada, a uma lesão tecidual real ou potencial.[2] É compreendida como um fenômeno multifatorial em que aspectos emocionais, socioculturais e ambientais são fatores que compõem o fenômeno.

A concepção descrita pela IASP valoriza a possibilidade da referência de dor pelo paciente, mesmo na ausência de uma lesão tecidual evidente, evidenciando, dessa forma, que ela pode ser consequência de uma disfunção neurofisiológica.[1] Quanto à duração, a dor pode ser aguda ou crônica. A dor aguda tem início recente e é mais comumente associada a uma lesão específica; indica que o dano ou lesão já ocorreu. Já a dor crônica (DC) é uma dor constante ou intermitente que persiste por certo período de tempo e não pode ser atribuída a uma causa específica. A DC não representa somente um sintoma, mas caracteriza-se por um estado patológico bem-definido, que persiste além da solução do seu processo etiológico.[1]

Ainda não há um critério definido para o tempo de início da DC. Alguns estudos utilizam como critério uma dor com duração acima de três meses,[3-6] enquanto outros definem a partir de 6 meses de duração.[7-9]

Do ponto de vista fisiopatológico, a DC pode ser nociceptiva ou neuropática. A DC por nocicepção ocorre por lesão e ativação dos nociceptores (terminações nervosas livres de fibras Aδ e C) que transmitem os impulsos para a medula espinal e para os centros supraespinais. Já a dor neuropática é causada por lesão ou doença do sistema nervoso somatossensitivo.[10]

A DC como uma doença e não um sintoma pode ter consequência na qualidade de vida. Fatores como depressão, incapacidade física e funcional, dependência, afastamento social, mudanças na sexualidade, alterações na dinâmica familiar, desequilíbrio econômico, desesperança, sentimento de morte, dentre outros, encontram-se associados a quadros de DC. A dor passa a ser o centro, direciona e limita as decisões e os comportamentos do indivíduo. A impossibilidade de controlá-la traz sempre sofrimento físico e psíquico.[11]

Estima-se que a prevalência de DC possa variar de 12% a 80%,[12] e a DC com característica neuropática (DCCN) atinge, em média, 7% a 8% da população geral e cerca de um terço da população com DC.[13,14]

> Epidemiologia da dor crônica no mundo

No mundo, a DC tem sido associada ao sexo feminino, ao aumento da idade, a ser divorciado, ao baixo nível socioeconômico e à baixa escolaridade. Devido a fortes interesses em saúde pública, a maioria dos estudos epidemiológicos sobre dor vem da Europa e, em particular, dos países escandinavos.[15] Variações de prevalência são encontradas nos diversos países e refletem diferenças entre as populações estudadas, os critérios para definição da DC e a forma metodológica da pesquisa.[16]

Os estudos também mostram diferentes formas de coletas de dados na entrevista, tais como: telefone,[3,4,7,17] enviada por postal,[13] *internet*[16] e pessoalmente.[9,18,19] Na Tabela 1.1, pode-se observar a distribuição dos estudos epidemiológicos sobre DC nos últimos 15 anos.

Tabela 1.1. Distribuição dos estudos epidemiológicos no período de 2001 a 2015.

Continente	Local de estudo	População	Amostra	Prevalência de DC	Ano
Europa	Espanha	Geral	5.000	23,4%	2002
	Noruega	Geral	1.912	24,4%	2004
	Europa (15 países)	Geral	46.394	19%	2006
	Reino Unido	Geral	6.000	48% (8%, DCCN)	2006
	Espanha	Idosa	592	73,5%	2007
	Dinamarca	Geral	5.552	20,2%	2008
	França	Geral	30.155	31,7% (6,9%, DCCN)	2008
	Suécia	Geral	826	46%	2010
América do Norte	Canadá	Geral	2.012	29%	2002
	Minnesota (EUA)	Geral	5.897	64,4%	2007
	Estados Unidos	Geral	27.035	30,7%	2010

(continua)

Tabela 1.1. Distribuição dos estudos epidemiológicos no período de 2001 a 2015. *(continuação)*

Continente	Local de estudo	População	Amostra	Prevalência de DC	Ano
Ásia	Taiwan	Idosa	219	42%	2006
	Nepal	Geral	1.730	50%	2006
	Israel	Geral	3.738	46%	2008
	Hong Kong	Geral	5.001	35%	2010
	China	Geral	1.003	42,2%	2014
	Japão	Geral	6.000	39,3%	2015
América do Sul	Rio Grande do Sul (Brasil)	Geral	3.182	4,2% (lombar)	2004
	Londrina (Brasil)	Idosa	529	51,4%	2007
	Salvador (Brasil)	Geral	2.297	41,4%	2008
	São Paulo (Brasil)	Geral	2.401	28,7%	2009
	São Luís (Brasil)	Geral	1.597	42% (10%, DCCN)	2012
	São Paulo (Brasil)	Geral	1.108	42%	2014
África	Nigéria	Geral	2.143	16,4% (costas)	2007
Oceania	Austrália	Geral	17.543	20% mulheres e 17,1% homens	2001
	Sul da Austrália	Geral	2.973	17,9%	2010

Fonte: Desenvolvida pela autoria do capítulo.

Europa

Na Europa se concentram grande parte dos estudos epidemiológicos sobre DC. Em 2002, na Espanha, foi realizado um estudo com 11.980 pessoas. A prevalência de DC foi 23,4%, sendo mais frequente nas mulheres e em pessoas acima de 65 anos. Os locais mais comuns de dor foram membros inferiores (22,7%), costas (21,6%) e cabeça (20,3%). A dor de cabeça foi mais comum nas mulheres (22,7%) e a dor em membros inferiores foi mais comum nos homens (24,1%). A dor interferiu nas atividades diárias em 27,1% e a maioria fazia uso de analgésicos (93,2%).[4]

Em 2004, na Noruega, outro estudo foi realizado com 1.912 pessoas. A prevalência de DC foi 25,5%. A média de duração da dor foi de 13,2 anos. Com relação à localização corporal da dor, 59% tinham dor em mais de cinco locais. Os medicamentos mais utilizados para o tratamento foram analgésicos (43%) e 31,3% não fizeram algum tipo de tratamento. No modelo final, mulheres e pessoas que tinham escolaridade primária tiveram mais dor crônica.[5]

O maior estudo da Europa foi realizado em 2006 com a participação de 15 países. Um total de 46.394 pessoas respondeu o questionário. A prevalência média de DC para toda a Europa foi 19%, sendo mais alta na Noruega, Polônia e Itália, e

5

menor na Espanha, Irlanda e Reino Unido. Em cada país a prevalência encontrada foi: Espanha (12%), Irlanda (13%), Reino Unido (13%), França (15%), Suíça (16%), Dinamarca (16%), Alemanha (17%), Holanda (18%), Suécia (18%), Finlândia (19%), Áustria (21%), Bélgica (23%), Itália (26%), Polônia (27%) e Noruega (30%).[8]

Nesse estudo, as mulheres referiram mais dor do que os homens. A dor foi mais prevalente entre 41 e 60 anos. Somente 12% dos respondentes sofriam de DC há menos de 2 anos, quase 60% tinham dor por período entre 2 e 15 anos e muitos reportaram dor com duração maior que 20 anos (21%). Uma em cada cinco pessoas tinha dor de cabeça e em membros inferiores.[8] A dor foi intensa em 34% das pessoas, e 31% não toleravam mais a dor. Um em cada quatro afirmou que sua dor influenciava na situação de trabalho em que se encontrava. A dor também teve grande impacto no estado emocional; 21% dos respondentes disseram que tiveram diagnóstico de depressão por causa da dor. Somente 25% foram no especialista em dor. Com relação ao tipo de medicamento utilizado para o tratamento da dor, a maioria utilizava anti-inflamatórios não esteroides (AINEs) – 55%; 43% usavam analgésicos, e 13% eram opioides. Com relação à satisfação com o tratamento, 40% estavam insatisfeitos com o tratamento recebido.

Ainda em 2006, no Reino Unido, foi realizado o primeiro estudo populacional abordando dor crônica com característica neuropática (DCCN). Participaram desse estudo 6 mil pessoas. A prevalência de DC foi 48% e de DCCN foi 8%. A DCCN esteve associada com o sexo feminino, às pessoas impossibilitadas de trabalhar e com baixo nível educacional. As pessoas com DCCN tiveram maior intensidade e duração da dor.[14]

No ano de 2007, foi estudada a prevalência de DC na região mediterrânea da Espanha. Seissentos idosos participaram desse estudo. A prevalência de DC foi de 89,9% e esteve associada ao baixo nível de escolaridade, tendo sido significantemente maior nas mulheres do que nos homens. Os locais mais frequentes foram articulações, membros inferiores, costas e joelho. Mulheres e pessoas com maior idade sentiam dor a mais tempo. A intensidade dolorosa no pior momento de dor e no contexto geral também foi maior nas mulheres. A dor interferiu nas atividades diárias em 48,6% da população.[6]

No ano de 2008, uma pesquisa epidemiológica sobre DC foi realizada na Dinamarca com 5.552 pessoas. A prevalência de DC encontrada foi de 20,2%. O sexo feminino esteve associado ao aumento da DC. A prevalência aumentou com a idade para homens. Entretanto, nas mulheres a prevalência aumentou somente até 65 anos. Os divorciados, separados e viúvos tiveram mais DC do que as pessoas que eram casadas. Houve uma clara associação entre DC e escolaridade. Observou-se que a prevalência de DC diminuiu com o aumento da escolaridade. Pessoas obesas reportaram mais DC do que pessoas que não obesas. O estado de saúde foi considerado péssimo em 79,4%. No geral, 45,9% dos respondentes com DC não estavam satisfeitos com o tratamento que receberam.[18]

Na França, ainda no ano de 2008, outro estudo populacional com DCCN foi realizado com 30.155 pessoas. A prevalência encontrada foi 31,7% para DC e 6,9% para DCCN, que esteve associada com idades entre 50 e 64 anos e profissionais que viviam em áreas rurais. Foi mais frequente em membros inferiores e sua intensidade e duração foram maiores em comparação às pessoas com DC sem característica neuropática.[13]

Em 2010, foi estudada a epidemiologia da DC no sul da Suécia. Participaram desse estudo 826 pessoas acima de 18 anos. A prevalência encontrada foi 46%, e aumentou com a idade após 60 anos. A causa da dor era desconhecida por 46% das pessoas com DC. A diminuição do apetite, o humor deprimido e a fadiga estiveram mais presentes nas pessoas com DC.[20]

América do Norte

Poucos trabalhos epidemiológicos foram desenvolvidos nos países da América do Norte. Em 2002, no Canadá, um estudo foi realizado com 2.010 adultos através de entrevistas por telefone. No geral, 29% dos respondentes reportaram DC, correspondendo a 27% dos homens e 31% das mulheres. A prevalência aumentou com a idade, atingindo seu pico nas pessoas com mais de 55 anos. Os locais mais comuns foram costas (35%), membros inferiores (21%), cabeça (15%) e joelhos (14%). A intensidade da dor foi forte em 31,7%. A média de duração dos episódios dolorosos foi de 10,7 anos. Os medicamentos mais utilizados foram analgésicos (49%) e opioides (22%). Com relação às atividades diárias, 61% deixavam de fazer suas atividades recreativas e 58% não tinham condições de fazer suas atividades em casa.[7]

Em 2008, em Minnesota (EUA), foi realizado um estudo com 5.897 participantes. A prevalência de DC foi 64,4%. Os locais mais prevalentes foram cabeça (31,9%) e região lombar (37,7%).[21] Posteriormente em 2010, ainda nos Estados Unidos, outro estudo foi realizado. De um total de 10.968 respondentes, 34,5% referiram sentir DC nos últimos 6 meses. Em geral, a prevalência de DC aumentou após 64 anos e foi maior nas mulheres (34,3%) do que nos homens (26,7%). Os divorciados/separados tiveram mais DC, e os solteiros foram menos acometidos. Os indicadores socioeconômicos estiveram associados ao aumento de DC nos níveis mais baixos. Com relação à causa da dor, 68% relataram ter uma causa física e um terço não sabia a causa da dor. No que se refere à localização corporal da dor, 25% referiram apenas um local no corpo e 75% referiram mais de um local no corpo.[16]

Em 2015, um estudo com 2.508 pessoas foi conduzido na Alemanha. A prevalência de DC foi de 28,3%, e 7,3% apresentavam algum grau de incapacidade. Presença de comorbidades como doenças cardíacas, reumáticas e gastrointestinais foram associadas a maior grau de incapacidade dentre os pacientes com DC.[22]

Ásia

No continente asiático, as publicações com enfoque epidemiológico se concentram em Israel e Hong Kong. Poucos estudos foram encontrados em outros países. No ano de 2006, em Taiwan, foi realizado um estudo com 219 idosos. A prevalência de DC encontrada foi 42%. Fatores associados foram sexo feminino e baixo nível educacional.[23] Em Nepal, no ano de 2007, uma pesquisa foi conduzida com 1.730 indivíduos, e a DC foi presente em quase 50% das pessoas. Os fatores associados foram o sexo feminino, a idade acima de 30 anos, a baixa escolaridade e o hábito de fumar. Os locais mais comuns foram cabeça (20,1%) e costas (25,8%).[24]

Em Israel, no ano de 2008, um estudo foi realizado com 3.738 participantes. A prevalência de DC foi 46%. Os locais mais frequentes foram costas (32%), membros (17%) e cabeça (13%). A dor foi associada com gênero feminino, ser divorciado, viúvo ou separado, baixo nível educacional e dias perdidos no trabalho. Com relação à intensidade da dor, 3,7% tinham dor leve, 59,2% tinham dor moderada e 37,1% tinham dor intensa. Quando foi examinado o impacto da DC nas atividades diárias, 30,6% das pessoas achavam que não influenciava ou que influenciava pouco, 31% achavam que a influência era moderada e 31,5% achavam que a dor atrapalhava muito as atividades diárias. Com relação à procura por atendimento médico, 67,2% haviam procurado atendimento e 14,7% visitavam o médico de 3 a 5 vezes em 6 meses. Metade dos entrevistados tinha consultado com um especialista.[17]

No ano de 2010, um estudo foi realizado com 5 mil pessoas em Hong Kong. A prevalência de DC foi de 35%. Aproximadamente 40% das mulheres reportaram DC, e foi estatisticamente significante maior do que nos homens. No modelo final de regressão mulheres, indivíduos com idade maior que 40 anos, divorciados ou separados foram os que mantiveram associação. Os locais mais comuns de dor foram pernas (33%), costas (29%) e cabeça (19%). As mulheres tiveram um percentual maior de dor de cabeça do que os homens. Enquanto 65% dos respondentes reportaram não interferir nos dias de trabalho, 12% falaram que a DC causou 1 a 3 dias de interferência nas atividades do trabalho. Não houve diferença no grupo de pessoas com e sem DC no que se refere ao fumo e ao consumo de álcool.[19]

Na China, em 2014, um estudo com 1.003 pessoas através de entrevista estruturada encontrou prevalência de DC de 42,2%. Os tipos mais comuns foram as lombalgias (17,6%) e as cefaleias (14,2%). Os maiores prejuízos em relação à dor estavam relacionados ao aumento de consultas e à medicina chinesa para alívio da dor.[25]

Recentemente, em 2015, foi realizado um estudo com 6 mil indivíduos no Japão. A prevalência de DC foi de 39,3%. Os fatores de risco associados foram sexo feminino, idade avançada e não praticar atividade física. Os indivíduos com DC apresentaram pior qualidade de vida e maiores escores de angústia psicológica se comparados aos que não tinham DC.[26]

América do Sul

Na América do Sul, os poucos estudos realizados vieram do Brasil. Em 2004, no Rio Grande do Sul, um estudo transversal de base populacional foi conduzido com 3.182 pessoas acima de 20 anos com o objetivo de estimar a dor lombar. A prevalência encontrada foi de 4,2% e esteve associada ao sexo, à idade, ao fumo e à posição no trabalho.[27]

Em 2007, um estudo realizado através de entrevista domiciliar com 529 idosos em Londrina observou que 51,4% apresentaram queixa de DC. Os locais mais prevalentes foram região dorsal (21,7%) e membros inferiores (21,5%). A intensidade foi leve em metade dos casos (50,7%), moderada em 38,4% dos casos e descrita como intensa em 9,5% dos casos. A frequência da dor diária ocorreu em 32,6% das pessoas. A duração do episódio foi considerada variável em 34%, e em 19,1% foi de 1 a 6 horas e em 18% foi contínua.[11]

O primeiro estudo populacional com população geral foi realizado em 2008, na cidade de Salvador, Bahia. Participaram desse estudo 2.297 indivíduos. A prevalência de DC foi de 41,4%, com prevalência maior nas mulheres (48,4%). A região lombar foi mais presente, representando 16,3%. No modelo final, idade, ser ex-fumante e obesidade central estiveram associados à DC em ambos os sexos. O consumo excessivo de álcool na mulher e o fumo para os homens também estiveram associados à DC.[9]

No ano de 2009, o estudo chamado EPIDOR foi realizado no estado de São Paulo com 2.401 pessoas acima de 18 anos. A prevalência de DC foi 28,7% e os seguintes fatores foram associados: sexo feminino, aumento da idade, divorciados e viúvos, obesos e baixo nível educacional.[28] Posteriormente, outro estudo foi realizado em 2014 e foi observado uma maior prevalência de DC: 42%. A dor contínua estava presente em 32,8% dos indivíduos com DC e estes tinham pior qualidade de vida.[29]

Em 2012, foi realizada uma pesquisa populacional na cidade de São Luís (MA) com enfoque na DC com e sem características neuropáticas. A amostra consistiu de 1.597 indivíduos. A prevalência de DC em São Luís foi de 42%, e 10% apresentaram dor com características neuropática, percentual maior que Reino Unido (8%)[14] e França (6,9%).[13] O aumento da idade foi um forte fator associado, observando-se que a prevalência de DC aumentou nos indivíduos mais velhos. O tempo de duração da dor nesse estudo concentrou-se entre 6 meses e 4 anos, com frequência predominantemente diária, e a intensidade dolorosa e o tempo de dor foram maiores nas pessoas que tinham DC com característica neuropática. Houve predominância da dor em membros inferiores nessa população

9

(51%). Grande parte da população ainda não sabia a causa da dor (50,89%). Nesse estudo, os medicamentos mais utilizados para o tratamento da DC foram analgésicos e AINEs.[30]

África

No continente africano, os estudos se delimitam a populações específicas de hospitais e clínicas de dor. Ainda não se conhece a prevalência da DC na África. Em 2007, um estudo transversal populacional com enfoque na dor na coluna foi desenvolvido na Nigéria e contou com a participação de 2.143 indivíduos. A prevalência encontrada foi de 16,4%. O fator associado foi o aumentou da idade.[31]

Oceania

Na Oceania, os estudos populacionais sobre DC se concentram na Austrália. No ano de 2001, um estudo realizado com 17.543 pessoas encontrou que 20% das mulheres e 17,1% dos homens referiam DC. A prevalência aumentou com a idade, sendo maior nos grupos de idades das mulheres do que nos grupos dos homens. A dor interferiu nas atividades diárias em 11% dos homens e 13,5% das mulheres. Pessoas com nível de escolaridade maior e que utilizavam o serviço de saúde privado tiveram menos DC.[3] Em 2010, um novo estudo foi realizado no sul da Austrália com 2.973 pessoas. A prevalência de DC foi de 17,9%. Sexo, idade e estado civil não estiveram associados. Associações significativas ocorreram com elevado nível de escolaridade e situação de trabalho. O nível de interferência nas atividades diárias era leve em um terço dos respondentes, e moderado para outro terço.[32]

Os estudos epidemiológicos mostram que a DC é um problema de saúde pública mundial com grandes implicações socioeconômicas para a sociedade. O conhecimento da epidemiologia da DC é fundamental para planejar melhorias no sistema de saúde, incluindo organizações de prevenção e tratamento.

A variação de prevalência reflete amostras heterogêneas. Há representações diferentes de sexo masculino e feminino, além de níveis educacionais diversos. Os critérios de definição para DC e a forma como os dados foram coletados também podem intervir na variação da prevalência de DC encontrada. Uma abordagem metodológica mais rigorosa, uniforme e sistemática nos estudos epidemiológicos em DC se faz necessária.

No Brasil, ainda não se conhece a prevalência geral de DC, pois somente alguns estados realizaram estudos. A existência de dados confiáveis sobre a prevalência de DC em países em desenvolvimento, como o Brasil, é fundamental para direcionar investimentos, ações preventivas e terapêuticas. Conhecer os fatores subjacentes à variação da prevalência de DC, com enfoque na DCCN, pode avançar nossa compreensão sobre o impacto na saúde pública.

➤ Referências bibliográficas

1. Neto OA, Costa CM, Siqueira JTT, Teixeira MJ. Dor: princípios e prática. 2009.
2. Raja SN, Carr DB, Cohen M et al. The revised International Association for the Study of Pain definition of pain: concepts, challenges and compromises. Pain. 2020 May 23. doi: 10.1097/j.pain.0000000000001939.
3. Blyth F, March L, Brnabic A, Jorm L, Williamson M, Cousins M. Chronic pain in Australia: a prevalence study. Pain. 2001 Jan;89(2-3):127-34. doi: S0304395900003559 [pii].
4. Català E, Reig E, Artés M, Aliaga L, López J, Segú J. Prevalence of pain in the Spanish population: telephone survey in 5,000 homes. Eur J Pain. 2002;6(2):133-40. doi: 10.1053/eujp.2001.0310.
5. Rustøen T, Wahl A, Hanestad B, Lerdal A, Paul S, Miaskowski C. Prevalence and characteristics of chronic pain in the general Norwegian population. Eur J Pain. 2004 Dec;8(6):555-65. doi: 10.1016/j.ejpain.2004.02.002.
6. Miró J, Paredes S, Rull M et al. Pain in older adults: a prevalence study in the Mediterranean region of Catalonia. Eur J Pain. 2007 Jan;11(1):83-92. doi: 10.1016/j.ejpain.2006.01.001.
7. Moulin D, Clark A, Speechley M, Morley-Forster P. Chronic pain in Canada: prevalence, treatment, impact and the role of opioid analgesia. Pain Res Manag. 2002;7(4):179-84.
8. Breivik H, Collett B, Ventafridda V, Cohen R, Gallacher D. Survey of chronic pain in Europe: prevalence, impact on daily life and treatment. Eur J Pain. 2006 May;10(4):287-333. doi: 10.1016/j.ejpain.2005.06.009.
9. Sá KN, Baptista AF, Matos MA, Lessa I. Chronic pain and gender in Salvador population, Brazil. Pain. 2008 Oct;139(3):498-506. doi: 10.1016/j.pain.2008.06.008.
10. Haanpää M, Attal N, Backonja M et al. NeuPSIG guidelines on neuropathic pain assessment. Pain. 2011 Jan;152(1):14-27. doi: 10.1016/j.pain.2010.07.031.
11. Dellaroza M, Pimenta C, Matsuo T. Prevalence and characterization of chronic pain among the elderly living in the community. Cad Saúde Pública. 2007 May;23(5):1.151-60. doi: S0102-311X2007000500017 [pii].
12. Abu-Saad Huijer H. Chronic pain: a review. J Med Liban. 2010 Jan-Mar; 58(1):21-7.
13. Bouhassira D, Lantéri-Minet M, Attal N, Laurent B, Touboul C. Prevalence of chronic pain with neuropathic characteristics in the general population. Pain. 2008 Jun;136(3):380-7. doi: 10.1016/j.pain.2007.08.013.
14. Torrance N, Smith B, Bennett M, Lee A. The epidemiology of chronic pain of predominantly neuropathic origin: results from a general population survey. J Pain. 2006 Apr;7(4):281-9. doi: 10.1016/j.jpain.2005.11.008.

15. Fillingim RB, King CD, Ribeiro-Dasilva MC, Rahim-Williams B, Riley JL. Sex, gender and pain: a review of recent clinical and experimental findings. Pain. 2009 May;10(5):447-85. doi: 10.1016/j.jpain.2008.12.001.
16. Johannes C, Le T, Zhou X, Johnston J, Dworkin R. The prevalence of chronic pain in United States adults: results of an internet-based survey. J Pain. 2010 Aug;11(11):1.230-9. doi: 10.1016/j.jpain.2010.07.002.
17. Neville A, Peleg R, Singer Y, Sherf M, Shvartzman P. Chronic pain: a population-based study. Isr Med Assoc J. 2008 Oct;10(10):676-80.
18. Sjøgren P, Ekholm O, Peuckmann V, Grønbaek M. Epidemiology of chronic pain in Denmark: an update. Eur J Pain. 2009 Mar;13(3):287-92. doi: 10.1016/j.ejpain.2008.04.007.
19. Wong W, Fielding R. Prevalence and characteristics of chronic pain in the general population of Hong Kong. J Pain. 2011 Sep;12(2):236-45. doi: 10.1016/j.jpain.2010.07.004.
20. Jakobsson U. The epidemiology of chronic pain in a general population: results of a survey in Southern Sweden. Scand J Rheumatol. 2010;39(5):421-9. doi: 10.3109/03009741003685616.
21. Watkins EA, Wollan PC, Melton LJ, Yawn BP. A population in pain: report from the Olmsted County health study. Pain Med. 2008 Mar;9(2):166-74. doi: 10.1111/j.1526-4637.2007.00280.x.
22. Hauser W, Schmutzer G, Hilbert A, Brahler E, Henningsen P. Prevalence of chronic disabling noncancer pain and associated demographic and medical variables: a cross-sectional survey in the general German population. Clin J Pain. 2015 Oct;31(10):886-92. doi: 10.1097/ajp.0000000000000173.
23. Yu HY, Tang FI, Kuo BI, Yu S. Prevalence, interference and risk factors for chronic pain among Taiwanese community older people. Pain Manag Nurs. 2006 Mar;7(1):2-11. doi: 10.1016/j.pmn.2005.12.002.
24. Bhattarai B, Pokhrel PK, Tripathi M et al. Chronic pain and cost: an epidemiological study in the communities of Sunsari district of Nepal. Nepal Med Coll J. 2007 Mar;9(1):6-11.
25. Jackson T, Chen H, Iezzi T, Yee M, Chen F. Prevalence and correlates of chronic pain in a random population study of adults in Chongqing, China. Clin J Pain. 2014 Apr;30(4):346-52. doi: 10.1097/AJP.0b013e31829ea1e3.
26. Inoue S, Kobayashi F, Nishihara M et al. Chronic pain in the Japanese community: prevalence, characteristics and impact on quality of life. PLoS One. 2015;10(6):e0129262. doi: 10.1371/journal.pone.0129262.
27. Silva MC, Fassa AG, Valle NC. Chronic low back pain in a Southern Brazilian adult population: prevalence and associated factors. Cad Saúde Pública. 2004 Mar-Apr;20(2):377-85. doi: S0102-311X2004000200005 [pii].

28. Dias T, Latorre M, Appolinário J, Silva A, Ferreira K, Teixeira M. The prevalence of chronic pain in São Paulo (Brazil): a population-based study using telephone interview. In: Abstracts of the 5th World Institute of Pain Congress; 2009 Mar; New York (USA). Disponível em: http://www.ncbi.nlm.nih.gov/pubmed/19250066.
29. Cabral DM, Bracher ES, Depintor JD, Eluf-Neto J. Chronic pain prevalence and associated factors in a segment of the population of São Paulo city. J Pain. 2014 Nov;15(11):1.081-91. doi: 10.1016/j.jpain.2014.07.001.
30. Vieira EBM, Garcia JB, Silva AA, Araújo RLM, Jansen RC. Prevalence, characteristics and factors associated with chronic pain with and without neuropathic characteristics in São Luís, Brazil. J Pain Symptom Manage. 2012 Aug;44(2):239-51. doi: 10.1016/j.jpainsymman.2011.08.014.
31. Gureje O, Akinpelu AO, Uwakwe R, Udofia O, Wakil A. Comorbidity and impact of chronic spinal pain in Nigeria. Spine (Phila Pa 1976). 2007 Aug;32(17):e495-500. doi: 10.1097/BRS.0b013e31810768fc.
32. Currow D, Agar M, Plummer J, Blyth F, Abernethy A. Chronic pain in South Australia: population levels that interfere extremely with activities of daily living. Aust N Z J Public Health. 2010 Jun;34(3):232-9. doi: 10.1111/j.17536405.2010.00519.x.

2

Neurobiologia da Dor

Hazem Adel Ashmawi

Do ponto de vista evolutivo, a dor tem uma função definida, que é a de proteção e aviso frente às agressões ou aos estímulos danosos, sejam eles externos, vindo do meio ambiente, ou internos, como alterações na homeostase do organismo que indiquem lesões reais ou potenciais que possam colocar em risco a existência do organismo. As agressões e os danos podem, em última análise, diminuir a possibilidade de reprodução e manutenção da espécie; em função disso, a dor funciona como mecanismo de alerta para o indivíduo.

A neurobiologia da dor estuda os mecanismos biológicos que fundamentam a experiência dolorosa desde o estímulo do nociceptor até a sua expressão consciente. Envolve todos os mecanismos que ocorrem na estimulação dos nociceptores, englobando a transdução do estímulo nociceptivo, a transmissão e modulação desse estímulo, e a agregação das características cognitivas e afetivas que envolvem a experiência da dor.

De forma didática, podemos dividir fenômeno neurobiológico da dor em:
- transdução do estímulo doloroso;
- transmissão do estímulo;
- sensibilização periférica;
- sensibilização central;
- matriz da dor.

▶ Transdução e transmissão do estímulo nociceptivo

A transdução é o fenômeno que envolve a transformação do estímulo nociceptivo, seja ele mecânico, térmico (calor ou frio) ou químico (ácido) em sinal neuronal. Isso é feito por canais iônicos especializados que estão presentes nos nociceptores, também chamados de aferentes primários da dor ou neurônios de primeira ordem (Figura 2.1).[1] Já são conhecidos diversos receptores que estão ligados à nocicepção de diferentes estímulos:[2]

- **TRPV1 (T***ransient Receptor Potential Vanniloid* **1)**: responsável pela transdução de estímulo de calor (T > 43 ºC) e por íons H⁺ (pH < 6).
- **TRPA1 (T***ransient Receptor Potential Ankyrin* **1)**: responsável pela transdução geral de estímulos de reagentes químicos internos produzidos e liberados.
- **TRPM8 (T***ransient Receptor Potential Melastatin* **8)**: responsável pela transdução de estímulo de frio.
- **ASIC3 (A***cid Sensing Ionic Channel* **3)**: responsável pela transdução de estímulos causados por íons H⁺.

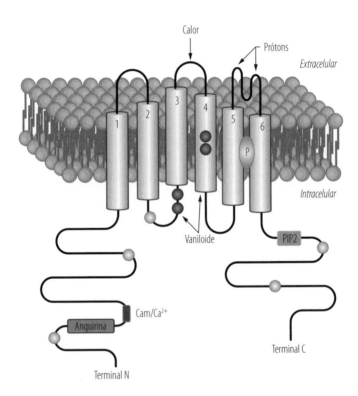

Figura 2.1. Estrutura do receptor transmembrana TRPV1.
Fonte: Adaptada de Leonelli et al., 2011.

Esses transdutores do grupo dos TRP são canais iônicos permeáveis a cátions Ca^{++} e, em menor proporção, a cátions Na^+. Já, o canal ASIC3 é um canal iônico permeável a íons Na$^+$. Após ocorrer a transdução do estímulo nociceptivo em sinal neuronal, ocorre a geração de potencial de ação, do tipo "tudo ou nada", que é responsável pela transmissão do estímulo ao longo do axônio até os dendritos. Essa condução é feita através de canais de sódio, chamados de canais de sódio voltagem dependentes, das siglas inglesas, VGSC (*Voltage Gated Sodium Channel*) ou NaV (*Voltage Sodium Channel*). Trata-se de diversos canais de sódio, que, quando abertos, permitem a entrada de sódio para o interior da membrana plasmática axonal, com a consequente propagação do estímulo pelo axônio até a primeira sinapse, que ocorre entre o neurônio de primeira ordem e o neurônio de segunda ordem, no corno dorsal da medula espinhal.

As fibras onde ocorrem a transdução e condução do estímulo nociceptivo são as fibras Aδ e fibras C, que transmitem o estímulo da periferia até o neurônio de segunda ordem, localizado no corno dorsal da medula espinhal. As fibras Aδ apresentam bainha de mielina e têm velocidade de condução mais alta, enquanto as fibras C são amielinizadas e, por isso, têm uma velocidade de condução baixa. Normalmente, a sensação dolorosa mais bem-localizada e rapidamente percebida é transmitida por fibra Aδ, enquanto a sensação de dolorimento mal-localizado e percebido posteriormente ao início do estímulo doloroso é transmitida por fibra C. Ambas as fibras conduzem os estímulos nociceptivos da periferia até o corno dorsal da medula, principalmente nas lâminas de Rexed I, II e V, onde ocorre a primeira sinapse entre os neurônios de primeira ordem ou aferentes primários com os neurônios de segunda ordem (Figura 2.2).

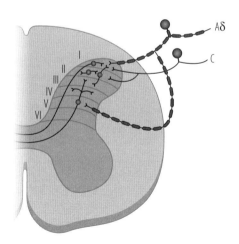

Figura 2.2. Corpos celulares e dendritos das fibras nervosas que conduzem os estímulos dolorosos (Aδ e C) e as lâminas de Rexed onde fazem a primeira sinapse no corno dorsal da medula.
Fonte: Adaptada de http://humanphysiology.academy/Neurosciences%202015/Chapter%202/P.2.3%20Projections%20of%20Dorsal%20Horn%20Neurones.html.

Além de ser uma estação de transmissão do estímulo neuronal, o corno dorsal da medula espinhal também é local de modulação do estímulo gerado na periferia. O estímulo é modulado por interneurônios e células da glia, micróglias e astrócitos, podendo a modulação ser pró-nociceptiva, amplificando o estímulo doloroso, ou anti-nociceptiva, inibindo o estímulo doloroso.

O neurônio de segunda ordem ascende rostralmente até o tálamo, principalmente através do trato espinotalâmico anterolateral, juntamente com o estímulo de temperatura. Do tálamo seguem tratos em direção a áreas do cérebro responsáveis pelos diferentes aspectos da dor, sensibilidade, cognição e afeto. Essas áreas do cérebro processam a informação dolorosa que vem da periferia e fazem parte da matriz da dor, que será abordada posteriormente.

Dois fenômenos importantes de sensibilização neuronal podem ocorrer ao longo da transmissão do estímulo nociceptivo: a sensibilização periférica e a sensibilização central. O fenômeno da sensibilização neuronal compreende tornar o neurônio mais responsivo a estímulos antes subliminares, e, também mais responsivo a estímulo, já, nociceptivo. Assim, ocorre a amplificação da resposta neuronal aos estímulos recebidos. Quando a sensibilização ocorre no neurônio de primeira ordem ou aferente primário (nociceptor), a sensibilização é denominada de periférica; quando a sensibilização ocorre nos neurônios de segunda ou terceira ordens, é denominada de sensibilização central.

A sensibilização periférica envolve mecanismos de ativação e sensibilização do aferente primário, que são mediados por diversos mecanismos. O principal mecanismo envolve a sensibilização neuronal por ação de prostaglandinas, principalmente a PGE2, assim como histamina, serotonina, substância P e peptídeo relacionado ao gene da calcitonina (CGRP), que agem em receptores próprios presentes na membrana plasmática do neurônio, levando à sua sensibilização. Outras substâncias, como a bradicinina, podem tanto ativar como sensibilizar o nociceptor. A sensibilização periférica acaba aumentando a resposta do neurônio aos estímulos causados pela presença de substâncias algiogênicas derivadas da lesão tecidual. A sensibilização periférica é um fenômeno que ocorre no nociceptor, próximo da área onde ocorreu a lesão tecidual geradora da nocicepção (Figura 2.3).

A sensibilização central corresponde a modificações no estado funcional dos neurônios e das vias nociceptivas no neuroeixo. Ela é causada pelo aumento da excitabilidade da membrana plasmática neuronal, da eficácia sináptica ou pela redução da inibição sobre esse sistema.[3] Vários fenômenos ocorrem na sensibilização central: ativação dos neurônios de ampla faixa dinâmica ou *wide dynamic range neurons* (WDR), neurônios, muitas vezes silentes, que passam a responder a estímulos nociceptivos e também a estímulos não nociceptivos; também ocorre ação mediadora das células da glia, presentes no corno dorsal da medula, as micróglias e astrócitos. Todos esses eventos levam ao aumento da excitabilidade do neurônio pós-sináptico, ao aumento progressivo nas respostas provocadas por estímulos repetidos (*windup* temporal); ao aumento da extensão espacial da área de inervação

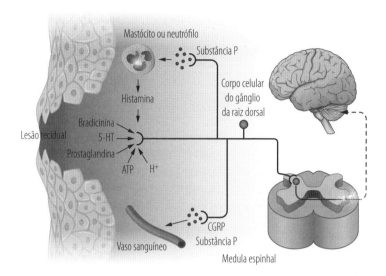

Figura 2.3. Sensibilização periférica.
Fonte: Adaptada de https://www.physio-pedia.com/Peripheral_sensitization.

do neurônio e ao desencadeamento de mudanças que podem durar por período maior que o estímulo doloroso inicial (*long term potentiation*).[4,5] Diversos neurotransmissores, citocinas, íons e canais iônicos pós-sinápticos são responsáveis pelo fenômeno da sensibilização central. Neurotransmissores como glutamato e substância P, a neurotrofina BDNF (do inglês *brain derived neurotrophin factor*), os receptores de glutamato, o NMDA (N-metil D-aspartato) e AMPA (α-amino-3-hidroxi-5-metil-4-isoxazolepropiônico), o receptor da substância P, a NK1 (neurocinina 1), o receptor do BNDF, o receptor de tirosina quinase B (TrkB), além de citocinas como interleucinas e fator de necrose tumoral α (TNF-α), são participantes da sensibilização central (Figura 2.4).[6]

Parte importante do processamento da informação dolorosa é realizada no encéfalo, nas diversas áreas que compõem a matriz da dor. Elas apresentam funções relacionadas à dor e também não relacionadas a ela. A matriz da dor compreende áreas envolvidas no reconhecimento da sensibilidade dolorosa, na sua discriminação, nos aspectos cognitivos e motivacionais relacionados à dor, aos aspectos emocionais da dor e ao sistema supressor descendente de controle da dor.[7] As principais áreas estão no bulbo, no tronco encefálico, no tálamo, no córtex insular, no córtex somatossensitivo (SI e SII), no córtex cingulado anterior, no córtex pré-frontal e nas amígdalas, que são responsáveis pelos componentes sensitivos, de localização e duração da dor, pelos componentes afetivos negativos da dor, pela desagradabilidade e pelo sofrimento (Figura 2.5).[8]

Os circuitos da dor que se iniciam no nociceptor e terminam no encéfalo têm complexidade proporcional à dor, que envolve fenômenos como transdução, transmissão, sensibilização periférica e central, além de experiências prévias, atenção, expectativas e estado de humor.[9]

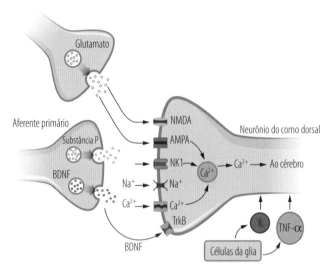

Figura 2.4. Esquema de sensibilização central no corno dorsal da medula.
Fonte: Adaptada de Dureja et al., 2017.

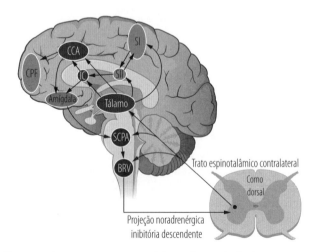

Figura 2.5. Esquema das estruturas que participam da matriz da dor.
CPF: córtex pré-frontal; CCA: córtex cingulado anterior; IC: ínsula cortical; SI: córtex somatossensitivo I; SII: córtex somatossensitivo II; SCPA: substância cinzenta periaquedutal; BRV: bulbo rostroventral.
Fonte: Adaptada de Morton et al., 2016.

➤ Referências bibliográficas

1. Leonelli M, Graciano MFR, Britto LRG. TRP channels, omega-3 fatty acids, and oxidative stress in neurodegeneration: from the cell membrane to intracellular cross-links. J Med Biol Res. 2011 Nov;44(11):1088-96. doi: 10.1590/s0100-879x2011007500124.
2. Hung CY, Tan CH. TRP channels in nociception and pathological pain. Adv Exp Med Biol. 2018;1099:13-27. doi: 10.1007/978-981-13-1756-9_2.
3. Ashmawi HA, Freire GMG. Sensibilização periférica e central. Rev Dor. 2016;17(Supl. 1):31-4.
4. Latremoliere A, Woolf CJ. Central sensitization: a generator of pain hypersensitivity by central neural plasticity. J Pain. 2009;10:895-926.
5. Price DD, Zhou Q, Moshiree B, Robinson ME, Verne GN. Peripheral and central contributions to hyperalgesia in irritable bowel syndrome. J Pain. 2006;7:529-35.
6. Dureja GP, Iyer RN, Das G, Ahdal J, Narang P. Evidence and consensus recommendations for the pharmacological management of pain in India. J Pain Res. 2017;10:709-736. doi.org/10.2147/JPR.S128655.
7. Morton DL, Sandhu JS, Jones AK. Brain imaging of pain: state of the art. J Pain Res. 2016;9:613-24. doi: 10.2147/JPR.S60433.
8. Morton DL, Sandhu JS, Jones AK. Brain imaging of pain: state of the art. J Pain Res. 2016 Sep 8;9:613-24. doi: 10.2147/JPR.S60433. eCollection 2016.
9. Bingel U, Tracey I. Imaging CNS modulation of pain in humans. Physiology (Bethesda). 2008;23:371-80.

3

Abordagem da Enfermagem em Dor Aguda e Crônica

Bianca Ferreira da Silva Brandão

"Humanidade é pouco... A empatia leva as pessoas a ajudarem umas às outras. Está intimamente ligada ao altruísmo – amor e interesse pelo próximo – e à capacidade de ajudar. Quando um indivíduo consegue sentir a dor ou o sofrimento do outro ao se colocar em seu lugar, desperta a vontade de ajudar e de agir."

Embora seja considerado um fenômeno universal, a dor não se expressa da mesma maneira em todas as culturas. Por ser altamente subjetiva, sua avaliação e "mensuração" são consideradas um desafio.[1,2]

A manifestação da dor, sua intensidade e sua expressão sofrem interferências de fatores ambientais, sociais, religiosos, filosóficos, culturais e étnicos, levando-se em consideração experiências pregressas e estados mentais. Ela é considerada uma sensação, mas também um fenômeno emocional que leva a um comportamento de fuga e proteção.[1,3]

A dor limita e incapacita cada vez mais pessoas, seja por motivos intrínsecos ou extrínsecos ao paciente, tratando-se de uma resposta física altamente limitante, com agravos psicológicos, sociais e econômicos. A avaliação da dor possibilita à pessoa que sofre com esse sintoma expressar e caracterizar sua dor para que os profissionais envolvidos no tratamento possam direcionar, da forma mais segura e precisa, as intervenções necessárias.[2,4,5]

Sendo assim, durante o processo de avaliação é essencial e necessário buscar por informações de forma sistemática, objetiva e continuada.

Alguns profissionais estão centrados no tratamento da doença e esquecem que o paciente sofre e sente cada procedimento ao qual é submetido. A subestimação da dor e consequentemente o subtratamento podem estar associados à formação inadequada dos profissionais que lidam com o sofrimento.[1,4]

Certos procedimentos são invasivos, agressivos e dolorosos, e embora não sejam evitados, podem ser suavizados pela sensibilidade da assistência.[6]

A equipe de enfermagem é quem normalmente passa a maior tempo com o paciente e mantém uma relação de proximidade com ele, seus familiares, acompanhantes e cuidadores. É ela quem primeiro identifica, avalia e notifica a dor do paciente. Na prática, é quem organiza o gerenciamento da dor, e cabe a ela a tomada de decisão da conduta adequada para o alívio do sofrimento e desconforto do paciente. Como padrão ouro de avaliação, a queixa verbal deve ser valorizada e, para isso, a equipe de enfermagem deve ser instruída a mensurar e registrar adequadamente a dor do paciente.[2,4,7]

A incapacidade de se comunicar verbalmente não exclui a possibilidade de que um indivíduo esteja sentindo dor e precise de tratamento adequado para seu alívio. A dor é sempre subjetiva. Cada indivíduo aprende a aplicação da palavra através de experiências relacionadas a lesões ao longo da vida.[8]

No primeiro contato com o paciente, o enfermeiro precisa avaliar a dor de forma eficaz, através de uma anamnese adequada, o que proporciona a melhor escolha das intervenções que mais atendem às necessidades dos pacientes, com o objetivo de avaliá-lo na sua integralidade, assim como o impacto da dor nas suas atividades de vida diária.[4,7]

A abordagem da equipe deve ser distinta para dores agudas e crônicas pela complexidade e pelos diferentes aspectos de ambas que devem ser considerados. Iniciaremos, então, com a avaliação da dor aguda.

➤ Dor aguda

A dor aguda pode ser definida como estado presente por um curto período de tempo (tipicamente menor que 3 ou 6 meses), ou uma dor biologicamente apropriada sinalizando um alerta de que algo está errado com o nosso organismo, em contraste com a dor crônica, que já não tem mais uma função. É mais comumente nociceptiva (resposta a um estímulo nocivo) e pode ser pensada como um conjunto evolutivamente conservado de respostas defensivas e comportamentos cujo objetivo é detectar e proteger o organismo contra danos.[9]

É importante destacar que a dor aguda causa muito sofrimento e desde os primórdios foram feitos muitos esforços para proporcionar alívio por meio do uso de analgésicos (extratos de papoula), e isso continua sendo um objetivo-chave humanitário. Sendo assim, até hoje devemos nos concentrar na redução da resposta aguda da dor para melhorar o conforto do paciente e promover seu bem-estar.[9]

Avaliação

Na atualidade, existem inúmeros instrumentos possíveis e viáveis para serem aplicados de maneira coerente e adequada à linguagem do paciente, durante o processo de avaliação e mensuração da dor. A escolha de um instrumento precisa ser feita de acordo com a condição, a idade, o sexo, o nível cognitivo e as condições clínicas do paciente.[7,10]

Não há uma medida objetiva da dor e todas as avaliações tentam quantificar a natureza subjetiva da experiência de dor de uma pessoa. O imediatismo da dor aguda permite que as escalas de classificação simples sejam medidas confiáveis quando usadas cronologicamente. É diferente da dor crônica, que dispõe de uma gama de instrumentos que requerem maior disponibilidade de tempo para aplicação.

A utilização de instrumentos possibilita garantir que seja avaliado o que o paciente está vivenciando, e não o que o profissional acredita que ele está sentindo, tendo por objetivo a obtenção de informações que transmitam ao avaliador a real sensação dolorosa do paciente ou, pelo menos, a sensação mais próxima possível do que ele está vivenciando.

É essencial que os pacientes que possam achar desconcertante ter a própria dor avaliada recebam uma explicação clara do que lhes é pedido e, em particular, entendam que a intensidade da dor está sendo medida, em vez de seu nível geral de angústia ou outros sintomas de sensibilidade.

A avaliação frequente da intensidade, do tempo e do tipo de dor é essencial. Verificou-se que tais medidas simples podem melhorar significativamente o tratamento da dor aguda e, como tal, devem ser registradas junto com outros sinais vitais. Assim como acontece com qualquer sintoma ou sinal clínico, a avaliação da dor não deve ser mencionada isoladamente de outras características clínicas, e o desenvolvimento de novas dores deve sinalizar a necessidade de reavaliação do paciente.[10,11]

Em geral, a dor mais aguda, particularmente no pós-operatório, é de natureza nociceptiva e de origem somática ou visceral.

Muito menos comum, a dor aguda pode surgir após danos aos nervos, causando a chamada dor neuropática. Sintomas específicos sugestivos de dor neuropática, como dores lancinantes ou alodinia, devem ser buscados, pois podem exigir estratégias alternativas e específicas de tratamento. Essas dores podem ser discriminadas com base em suas diferentes características (Quadro 3.1).

Além das avaliações regulares do paciente em repouso, é importante que as medidas sejam realizadas no movimento (respiração profunda ou tosse), tanto antes quanto depois da administração analgésica. A localização da dor e sua variação ao longo do tempo também devem ser registradas. Se o paciente tiver mais de uma dor, cada local deve ser avaliado separadamente. A dor não pode ser mensurada enquanto o paciente está dormindo; embora um paciente adormecido esteja aparentemente confortável, eles podem ter superado o sofrimento de outra maneira, portanto devem ser periodicamente avaliados quando acordados.

Quadro 3.1. Avaliação do tipo de dor.

Tipo de dor	Subtipo	Características	Exemplos
Nociceptiva	Somática	▪ Constante ▪ Intermitente ▪ Bem-localizada	▪ Metástases ósseas ▪ Infiltração de tecidos moles ▪ Osteoartrose
	Visceral	▪ Constante, em aperto ▪ Pouco localizada e difusa ▪ Pode ser referida como cólica, geralmente associada a outros sintomas (p. ex., vômitos)	▪ Metástases hepática, peritoneal, pleuropulmonar, de rim e de bexiga ▪ Obstrução intestinal ▪ Cólica renal
Neuropática	Disestésica/ desaferentação	▪ Queimação constante, alodinia ou hiperalgesias ▪ Raramente causa irradiação ▪ Pontadas intermitentes ▪ Disestesia superficial	▪ Neuralgia pós-herpética ▪ Neuropatia pós-quimioterapia ou radioterapia ▪ Radiculopatia por compressão discal ▪ Neuropatia diabética
	Lancinante	▪ Dor lancinante episódica ▪ Paroxismos tipo choque	▪ Compressão/invasão do nervo trigêmeo ▪ Invasão do plexo braquial

Fonte: Adaptado de Brook P, Connell J, Pickering T, 2011.

As regras que devem ser consideradas para obtenção de uma analgesia adequada ao paciente são:
- Planejar a analgesia.
- Acreditar no paciente, pois é ele quem sofre com a dor.
- Prevenir ou até mesmo evitar que o paciente sinta dor de intensidade moderada ou forte.
- Fazer combinação racional dos analgésicos (ao enfermeiro cabe o aprazamento adequado).
- As doses dos analgésicos devem ser individualizadas.
- O tratamento da dor só é eficaz se sua avaliação for frequente.
- Lembrar que os analgésicos são apenas uma parte do tratamento.[5]

> Dor crônica

De acordo com a Internacional Association for the Study of Pain (IASP), dor crônica é a dor que persiste depois do tempo esperado para a cura ou cicatrização (normalmente mais de 3 meses), que continua na presença ou ausência da doença demonstrável e que normalmente não responde aos tratamentos usuais.[12]

A dor crônica ou persistente é uma experiência pessoal complexa que dificulta a definição ou a medida. Ela inclui várias dimensões afetadas por fatores fisiológicos, psicológicos, ambientais e até mesmo sociais. Não há uma medida objetiva de dor crônica. A avaliação baseia-se na capacidade do paciente de comunicar sua dor tanto verbalmente quanto através do seu comportamento. Toda avaliação deve levar em consideração outros fatores, como deficiência cognitiva ou antecedentes culturais.[8,10]

Avaliação

Normalmente os pacientes com dor crônica apresentam mais de uma queixa. Documentar cada uma delas e a relação entre si através de uma boa anamnese é muito importante. Devemos ter o conhecimento:

- Início: como e quando começou, fatores causadores/precipitantes.
- Padrão: duração, variação ao longo do tempo, remissão/fases tranquilas.
- Fatores de exacerbação/alívio.
- Os sintomas associados podem sugerir patologia orgânica subjacente tratável: distúrbios visuais, alterações da pele, olhos secos, boca seca, úlcera, erupção cutânea, fotossensibilidade, rigidez articular, déficit neurológico, motor, edemas.

Características da dor

- Qualidade: descritores sensoriais/afetivos/avaliativos.
- Características temporais: fugaz/sustentada/paroxística.
- Intensidade: extremos, periodicidade.
- Topografia: localização, propagação, radiação/encaminhamento para outros segmentos corporais, pontos de gatilho.

Efeitos

- Sobre humor, interações sociais, trabalho/colegas, *hobbies*/interesses, finanças, família/amigos, relacionamentos, objetivos de vida.
- Tratamentos de dor passados e atuais, bem-estar e função; efeitos adversos e complicações.

Estratégias

- Medicação: dose regular ou de resgate (a medicação é tomada em resposta ou em antecipação à dor, ou tomada independentemente da dor).
- Estimulação mecânica/térmica: fricção, calor, frio.
- Evitar fatores/situações de gatilho (que desencadeiam a dor).
- Atividade/distração.
- Outras alternativas, tais como: osteopatia, acupuntura, entre outras.

História médica

- Doença passada e concomitante, especialmente doenças crônicas como o diabetes.

- Cirurgia/procedimento como: cirurgia da coluna vertebral.
- História abrangente de medicamentos, incluindo medicamentos para outras condições e medicamentos sem receita médica.
- Efeitos de medicamentos na dor, no sono e em outras atividades de vida diária.
- Reações adversas significativas: sedação, boca seca, náuseas, desconforto epigástrico, constipação, comprometimento da memória, alergias.

Histórico psicológico

- Doença psiquiátrica passada e simultânea: depressão, ansiedade, psicose.
- Fobia social, sintomas de estresse pós-traumático.
- Abuso físico/emocional/sexual.
- Dependência de substâncias: álcool, tabaco, medicamentos sem receita médica, opioides, benzodiazepínicos.

Histórico familiar e social

- Estado civil, família, animais de estimação.
- História familiar de doenças/condições de dor.
- História ocupacional, razões para mudança de trabalho.
- Habitação: mora sozinho, com outros, protegido, sob cuidados residenciais.
- Capacidade física de gerenciar escadas, acesso a amenidades locais.
- Finanças: benefícios, finanças sociais, caridade, dependência de outros.
- Legal: demanda em litígios não resolvidos, reivindicação de compensação relacionada ao trabalho.
- Viagens: para trabalhar, família, feriados.
- Cuidados: lar, ajuda, cuidadores familiares, cuidadores profissionais.

Atividades

- Dia típico: pedir para que o paciente descreva como o seu tempo é gasto.
- Esportes/exercício: aptidão antes de suas limitações, atividades anteriores e comprometimento atual.
- Dormir: a que horas se acomoda na cama, adormece e acorda. Despertar devido a dor ou outros fatores? Sonolência diurna, cochilos.
- Mobilidade:
  - normal;
  - impedido: sem ajudas/muletas/andador/cadeira de rodas;
  - capacidade de caminhar, andar de bicicleta, usar o transporte público, dirigir.

Expectativas

- Esperanças e medos para o futuro.

- Expectativas sobre alívio da dor: parcial/completa? Elas são realistas e realizáveis?
- Significado da dor ao paciente, efeitos sobre perspectivas, finanças, família, relacionamentos, preocupação com doença subjacente.
- Expectativas de outros: parentes, amigos, empregadores, entre outros.

Exame geral

Observe como o paciente entra na sala, seus movimentos, sua simetria corporal, seu vestuário, o contato visual, sua fala e interações. Registre o uso de ajudas para caminhada, colar cervical, talas ou aparelhos. Lembre-se de que na primeira visita, o paciente provavelmente deve estar ansioso e isso pode afetar o comportamento dele. Durante seu exame físico, explique o que você está fazendo; evite adicionar a carga de dor do paciente. Pacientes com alodinia podem estar relutantes para abordagem da parte dolorosa durante o exame. É importante a comparação de sítios afetados com áreas normais.

Examinando o sítio doloroso

- Localização: região do corpo, forma, limites, estruturas adjacentes.
- Aparência: deformidade, assimetria, edema, cor, alterações da pele, ausência de cabelo ou excesso, massa muscular.
- Palpação: edema, temperatura, sensibilidade, alodinia, amplitude de movimento, dor no movimento, pulsos, perfusão da pele.
- Percussão e auscultação: em paciente com dor no tórax ou abdominal, para bruce em suspeita de doença vascular.
- Sensibilidade: teste de toque leve e sensação de pinche à procura de áreas de hipoestesia/anestesia, alodinia, hiperalgesia.

Abordagem geral para usar ferramentas de avaliação de dor crônica[9,13,14]

- Antes da consulta inicial, use uma ferramenta multidimensional para obter uma visão abrangente da experiência da dor.
- Continue a usar uma ferramenta multidimensional com subsequentes consultas de acompanhamento.
- Evite o uso de escala de dor unidimensional, a menos que seja avaliado a intensidade de episódios específicos.
- Apreciar a necessidade de escalas de dor específicas para grupos de pacientes específicos (crianças, idosos, pacientes que tenham comprometimento cognitivo ou dificuldades de aprendizado).

O diagnóstico correto e o tratamento adequado da dor são importantes na abordagem da dor crônica, que é um problema de saúde pública. Milhões de pessoas no mundo com dor aguda e crônica grave sofrem por causa da falta de conhecimento e de uma abordagem padronizada pelos membros da equipe de saúde.

A equipe de enfermagem é responsável por garantir que o paciente receba uma avaliação baseada em evidências e intervenções que efetivamente possam tratar ou amenizar a dor. A escolha do instrumento adequado é só o primeiro passo de uma abordagem individualizada na tentativa de transmitir o real sofrimento do paciente e nos subsidiar em uma intervenção adequada.

Como profissionais da saúde, devemos aprofundar nossos conhecimentos no que se refere à complexidade dos estudos da dor para driblar a vulnerabilidade a que os pacientes ficam expostos quando sua experiência dolorosa recebe um julgamento inadequado e, consequentemente, é subtratada.

➤ Referências bibliográficas

1. Melo LR, Pettengill MAM. Dor na infância: atualização quanto à avaliação e tratamento. Revista Sociedade Brasileira de Enfermagem em Pediatria. 2010;10(2):97-102.
2. Posso IP, Oliveira JOCA, Rasslan S, Ashmawi HA, Gouvêa AL, Quitério LM. O 5º sinal vital no controle da dor aguda pós-operatória e na assistência de enfermagem ao paciente internado. São Paulo: Solução e Marketing, 2011.
3. American Medical Directors Association (AMDA). Pain management in the long term care setting. Columbia (MD): American Medical Directors Association (AMDA), 2012.
4. Jabusch KM, Lewthwaite BJ, Mandzuk LL, Schnell-Hoehn KN, Wheeler BJ. Pain experience in patients in a teaching hospital revisiting a strategic priority. Pain Manag Nurs. 2015;16(1):69-76.
5. Kumar N. WHO normative guidelines on pain management: report of a Delphi study to determine the need for guidelines and to identify the number and topics of guidelines that should be developed by WHO. Geneva, 2007. Disponível em: http://www.who.int/medicines/areas/quality_safety/delphi_study_pain_%20guidelines.pdf.
6. Bottega FH, Benetti ERR, Benetti PE et al. Avaliação da dor em neonatos e crianças em terapia intensiva. J Res Fundam Care [Online]. 2014 Jul./Set.;6(3):909-17.
7. Morete MC, Brandão E. Gerenciamento da dor e a enfermagem. São Paulo: Casa do Novo Autor, 2017.
8. International Association for the Study of Pain (IASP). Terminology. Disponível em: http://www.iasp-pain.org/Education/Content.aspx?ItemNumber=1698. Acesso em: jul. 2018.
9. Brook P, Connell J, Pickering T. Oxford handbook of pain management. Oxford University Press, 2011.

10. Sociedade Brasileira para o Estudo da Dor. 5º sinal vital. Disponível em: http://www.sbed.org.br/materias.php?cd_secao=65&codant=&friurl=_-5o Sinal-Vital. Acesso em: jul. 2018.
11. Baker DW. The Joint Commission's pain standards: origins and evolutions. Oakbrook Terrace (IL): The Joint Commission, 2017.
12. Benzon HT, Rathmell JP, Wu CL, Turk DC et al. Practical management of pain. 5th ed. Elsevier, 2014. p. 14-5.
13. Vase L, Skyt I, Petersen GL, Prince DD. Placebo and nocebo effects in chronic pain patients. Zeitschrift für Psychologie. 2015.
14. Dias AM, Cunha M, Santos AMMD, Neves APG, Pinto AFC et al. Adesão ao tratamento terapêutico na doença crônica: revisão de literatura. 2011.

4

Sistematização da Assistência de Enfermagem (SAE) no Paciente com Dor Aguda ou Crônica

Juliane de Macedo Antunes ▪ Maria Fernanda Muniz Ferrari
Barbara Ventura Fontes ▪ Marina de Almeida Geraldo

O desafio dos profissionais da saúde é estimular o indivíduo com dor a tomar consciência de si mesmo e do mundo. Esse estímulo é primordial para a construção de um processo saudável exercendo uma ação preferencial em relação à sua dor e ao seu sofrimento, nas dimensões física, psíquica, social e espiritual, com competência técnica, científica e humana.[1]

A atuação do enfermeiro na assistência de forma sistematizada, ancorada em métodos científicos, por meio de instrumentos e ferramentas para detecção, intervenção e avaliação, pode contribuir para melhoria da qualidade de vida dos pacientes.

Estudos têm mostrado que além da melhoria da qualidade de vida, essa assistência sistematizada direcionada ao paciente com dor aumenta a adesão ao tratamento, propicia o gerenciamento do autocuidado e reduz o sofrimento desses pacientes, uma vez que a dor persistente tem um impacto grande na saúde, na vida e no futuro do indivíduo.[1]

A organização do trabalho da enfermagem depende de um alicerce bem-estruturado de conhecimentos e práticas a serem adequadamente selecionadas pelo enfermeiro, a fim de prover uma assistência de enfermagem segura e voltada à necessidade dos clientes, sendo a sistematização do processo assistencial uma tecnologia essencial para dirigir as ações da equipe.[2]

A Sistematização da Assistência de Enfermagem (SAE) é compreendida como todo conteúdo ou toda ação com base teórico-filosófica que organize o trabalho profissional do enfermeiro e possibilite a operacionalização do processo de enfermagem (PE), com base teórico-filosófica.[3,4]

O PE nada mais é do que o método utilizado para sistematizar a assistência de enfermagem. Em outras palavras, é uma forma de tomada de decisões que se apoia nos passos do método científico e que é dividido em cinco etapas.

➢ Histórico de enfermagem

Consiste na anamnese e no exame físico. Na anamnese em pacientes com dor, devem ser levantadas informações referentes ao seu início, à localização, à intensidade, às características sensitivas, à duração, à variação e ao ritmo, bem como os fatores de piora e melhora, os prejuízos nas atividades de vida diária, a maneira ou forma de expressar a dor e o uso prévio de medicações e de outras intervenções analgésicas, facilitando a realização de um diagnóstico preciso.[4] A observação permite ao enfermeiro verificar a ocorrência de reações comportamentais do doente à dor, como a sua expressão facial (choro, expressão verbal, o modo como reage ou se tem medo, fica angustiado, irritável ou com insônia). Essa observação é importante, pois a dor costuma ser tratada por meio da negação e suprimida com analgésicos.[5] O exame físico deve ser realizado a cada internação. Por meio de técnicas como inspeção, ausculta, palpação e percussão, o enfermeiro deve avaliar fatores fisiológicos que podem estar associados em quadros de dor aguda, como taquicardia, aumento da pressão arterial, taquipneia, palidez, sudorese ou alteração da tensão muscular.[6] De forma criteriosa, ele realiza o levantamento de dados sobre o estado de saúde do paciente e registra as alterações encontradas a fim de validar as informações obtidas.

É importante ressaltar que estão disponíveis algumas escalas que permitem avaliar a dor, complementando o processo de análise relativa a essa experiência. Dentre elas, destacam-se os instrumentos unidimensionais e os multidimensionais. Cada instituição deve padronizar tais escalas, selecionando as mais indicadas a cada serviço, e treinar suas equipes para o adequado manejo da dor.

A partir do histórico é que o enfermeiro irá explorar as crenças e o nível de entendimento do paciente sobre a sua dor e o gerenciamento dela, sendo o primeiro passo para propor estratégias de ajuda, reforço ou melhoria do autocuidado, da educação e da gestão da dor.[7] Essa etapa é o primeiro passo para uma avaliação bem-sucedida.

➢ Diagnóstico de enfermagem (DE)

Para indicar um diagnóstico de enfermagem (DE) a um paciente é necessário que o enfermeiro conheça e elenque os sinais e sintomas apresentados por ele, denominados características definidoras (CD), bem como saiba identificar os fatores contribuintes que levaram àquele DE, os fatores relacionados (FR). O estudo desses elementos e a avaliação em diferentes populações para a identificação científica da acurácia, no intuito de contemplar o maior número de indicadores e termos possíveis, facilita a sua utilização por enfermeiros em populações diversas.

A identificação de diagnósticos específicos é fundamental, já que um plano de intervenções o mais preciso possível poderá ser traçado quando se parte dessa etapa.[8]

É sabido que a classificação dos diagnósticos de enfermagem pela North American Nursing Diagnosis Association (NANDA) tem contribuído tanto para seu crescimento e aperfeiçoamento quanto para o desenvolvimento de um sistema com vistas a classificá-los em uma taxonomia, oferecendo uma forma de classificar e categorizar áreas de preocupação de um enfermeiro. O DE dor aguda é definido por NANDA como uma experiência sensorial e emocional desagradável associada a lesão tissular real ou potencial, ou é descrito em termos de tal lesão (International Association for the Study of Pain – IASP) de início súbito ou lento, de intensidade leve a intensa, com término antecipado ou previsível e com duração menor que 3 meses; o DE dor crônica segue a mesma definição, mas não possui término antecipado ou previsível e sua duração é maior que 3 meses, diferindo da síndrome da dor crônica, uma dor recorrente ou persistente há no mínimo 3 meses e que afeta significativamente o funcionamento diário ou o bem-estar.[9] Em 2020, a IASP revisou o conceito de dor para: uma experiência sensitiva e emocional desagradável associada, ou semelhante àquela associada, a uma lesão tecidual real ou potencial.[10]

As características definidoras e os fatores relacionados a um DE são elencados durante o histórico e são levados em consideração pelo enfermeiro para o planejamento da assistência.

➤ Planejamento do cuidado e intervenções de enfermagem

O planejamento da assistência de enfermagem consiste em um plano de ações para se alcançarem resultados em relação a um DE. Os resultados estabelecidos devem ser alcançáveis por meio das ações prescritas e realizadas pela enfermagem. Além disso, devem descrever um comportamento mensurável em um determinado limite de tempo.[11]

O objetivo do planejamento é direcionar o tratamento e assim atender melhor às necessidades dos pacientes, contribuindo para a construção do conhecimento e o engrandecimento da enfermagem. Conforme a literatura, a taxonomia da NANDA implica um arranjo sistemático de fenômenos de enfermagem relacionados em grupos e baseados nas características que esses fenômenos possuem em comum. O sistema de classificação dos DE representa a busca de um novo referencial centrado no conhecimento da ciência de enfermagem. Essa busca vem ocorrendo em ritmo crescente como forma de enfrentar a pressão para definir o corpo de conhecimentos e as habilidades essenciais para a prática de enfermagem.[11,12]

As intervenções de enfermagem são tratamentos baseados no julgamento clínico e no conhecimento, e são implementadas por enfermeiros para melhorar os resultados do paciente. Usando os conhecimentos de enfermagem, os profissionais realizam intervenções tanto independentes quanto interdisciplinares.[4]

As ações da equipe de enfermagem para o planejamento do cuidado ao paciente com dor englobam diversas técnicas que vão auxiliar a implementação das intervenções e que podem ser realizadas de forma direta ou indireta, tais como:

- Criar um ambiente calmo.
- Desenvolver um relacionamento de confiança e troca com o paciente.
- Criar de uma sensação de conforto geral.
- Realizar mudanças de posição.
- Criar distrações para desviar a atenção do paciente da dor.
- Alterar a condução do estímulo.
- Utilizar técnicas de modificação comportamental.
- Promover a autoconfiança.
- Estabelecer uma boa comunicação e empatia.
- Apoiar emocionalmente o paciente e sua família.[11]

Para nortear a prescrição de enfermagem, a fim de que os resultados sejam alcançados, o enfermeiro pode consultar a Nursing Intervention Classification (NIC), uma taxonomia de intervenções de enfermagem. Nela encontramos as principais intervenções para os diagnósticos elencados. Para dor aguda podemos dar alguns exemplos:[13]

- Realizar um levantamento abrangente da dor de modo a incluir o local, as características, o início ou a duração, a frequência, a qualidade, a intensidade ou a gravidade da dor e os fatores precipitantes.
- Observar indicadores não verbais de desconforto, especialmente em pacientes incapazes de se comunicarem com eficiência.
- Assegurar ao paciente cuidados precisos de analgesia.
- Usar estratégias terapêuticas de comunicação para reconhecer a experiência de dor e transmitir aceitação da resposta à dor.
- Analisar as influências culturais sobre a resposta à dor.
- Determinar o impacto da experiência de dor sobre a qualidade de vida (p. ex., sono, apetite, atividade, cognição, estado de ânimo, relacionamentos, desempenho profissional e responsabilidade dos papéis).
- Avaliar com o paciente e a equipe de cuidados de saúde a eficácia de medidas de controle da dor que tenham sido utilizadas.
- Auxiliar o paciente e a família a buscar e oferecer apoio.
- Determinar a frequência necessária para fazer um levantamento de conforto do paciente e implementar um plano de monitoramento.
- Oferecer informações sobre a dor, a saber, suas causas, seu tempo de duração e os desconfortos antecipados decorrentes de procedimentos.
- Controlar os fatores ambientais capazes de influenciar a resposta do paciente ao desconforto (p. ex., temperatura ambiente, iluminação, ruído).
- Reduzir ou eliminar os fatores que precipitem ou aumentem a experiência de dor (p. ex., medo, fadiga, monotonia e falta de informação).

- Analisar o desejo do paciente de participar, sua capacidade para participar, suas preferências, o apoio de pessoas significativas quanto ao método e as contraindicações quando da seleção de uma estratégia de alívio da dor.
- Selecionar e implementar uma variedade de medidas (p. ex., farmacológicas, não farmacológicas, interpessoais) para facilitar o alívio da dor, quando adequado.
- Notificar o médico se as medidas não funcionarem ou se a queixa atual consistir em uma mudança significativa na experiência anterior do paciente.
- Analisar o tipo e a fonte da dor ao selecionar uma estratégia para seu alívio.
- Encorajar o paciente a monitorar a própria dor e a interferir nela adequadamente.
- Ensinar o uso de técnicas não farmacológicas (p. ex., *biofeedback*, hipnose, relaxamento, imagem orientada, musicoterapia, diversão, terapia de jogos, terapia de atividades, acupressão, aplicação de calor/frio e massagem) antes, após e, se possível, durante atividades dolorosas, antes que a dor ocorra ou aumente, e junto com outras medidas de alívio de dor.
- Quando adequado, colaborar com o paciente, com as pessoas significativas e com outros profissionais da saúde na seleção e implementação de medidas não farmacológicas de alívio da dor.
- Investigar o uso atual de métodos farmacológicos de alívio da dor pelo paciente.
- Assegurar que o paciente receba cuidados precisos de analgesia.
- Oferecer alívio com os analgésicos prescritos.
- Usar as medidas de controle da dor antes que esta se agrave.
- Medicar antes de uma atividade, de modo a aumentar a participação, mas avaliar os riscos decorrentes da sedação.
- Assegurar analgesia pré-tratamento e/ou estratégias não farmacológicas antes de procedimentos dolorosos.
- Avaliar a eficácia das medidas de controle da dor por meio de um levantamento constante da experiência de dor.
- Promover o repouso/sono adequados para facilitar o alívio da dor.
- Quando adequado, utilizar uma abordagem multidisciplinar no controle da dor.
- Quando adequado, analisar encaminhamentos para o paciente, para os familiares e para as pessoas significativas a grupos de apoio e a outros recursos.
- Se possível, incorporar a família na modalidade de alívio à dor.
- A intervalos específicos, monitorar a satisfação do paciente com o controle da dor.

➤ Avaliação dos resultados esperados

Com base nos DE os resultados esperados devem ser identificados antes da determinação das intervenções, pois eles medem a resposta às intervenções de enfermagem[10,14] e descrevem o estado, os comportamentos, as reações e os sentimentos do paciente em resposta ao cuidado realizado.[15] Os resultados são variáveis e devem ser mensurados de forma contínua, retratando a situação em um dado período e propiciando a identificação de mudanças ao longo do tempo. Dessa forma, a equipe de enfermagem pode avaliar se houve melhora, piora ou estagnação na evolução do quadro clínico do paciente.[13]

A avaliação da assistência de enfermagem consiste na ação de acompanhar as respostas do paciente aos cuidados prescritos e implementados, por meio da observação direta da resposta do paciente à terapia proposta, aos registros em prontuário e ao relato do paciente. Essa etapa leva à reavaliação de todo o processo, pois é nela que o enfermeiro avalia a eficácia das intervenções de enfermagem, instituindo medidas corretivas e revendo as intervenções.[8]

Utilizando a Nursing Outcomes Classification (NOC), que é uma taxonomia complementar da NANDA e da NIC, podemos exemplificar alguns resultados esperados no DE dor aguda e crônica, a saber:[13,15]

- Dor relatada.
- Duração dos episódios de dor.
- Foco reduzido.
- Agitação.
- Perda de apetite.
- Uso de analgésico de forma adequada.
- Alterações nos sintomas ou no local da dor relatadas aos profissionais de saúde.
- Reconhece início da dor.
- Verbaliza fatores causais.
- Utiliza medidas de alívio não farmacológicas.
- Distúrbio no padrão de sono.
- Autogerenciamento da dor.

Sendo assim, o enfermeiro deve avaliar a satisfação do cliente no controle da dor, o nível de desconforto, o controle da dor e o nível da dor. Após um determinado período, esses resultados são reavaliados utilizando uma escala de classificação para avaliar a resposta do paciente às intervenções adotadas e rever a necessidade de novas intervenções. Dessa forma, o enfermeiro possui indicadores relacionados ao resultado da assistência prestada, podendo quantificar a qualidade da assistência.[15]

O gerenciamento da dor deve acontecer de forma contínua para que a equipe de enfermagem possa, diariamente, analisar os resultados encontrados e planejar o cuidado de forma individualizada.

É importante que a instituição de saúde tenha rotinas e protocolos assistenciais que guiem o profissional para uma prestação de cuidado sistematizado e qualificado, a fim de viabilizar uma assistência segura para o paciente.

➤ Referências bibliográficas

1. Macedo AJ, Vago DD, Ferrari MFM, Pereira LCCM, Faria M, Sveichtizer MC et al. Práticas de enfermagem ao paciente com dor crônica: revisão integrativa. Acta Paul Enferm [Online]. 2018 Dez.;31(6):681-7 [citado em 13 nov. 2020]. Disponível em: http://www.scielo.br/scielo.php?script=sci_arttext&pid=S0103 21002018000600681&lng=en. https://doi.org/10.1590/1982-0194201800093.
2. Oliveira MR, Almeida PC, Moreira TMM, Torres RAM. Sistematização da assistência de enfermagem: percepção e conhecimento da enfermagem brasileira. Rev Bras Enferm. 2019;72(6):1625-31. doi: 10.1590/0034-7167-2018-0606.
3. Conselho Federal de Enfermagem (COFEN). Resolução COFEN n. 358/2009. Dispõe sobre a sistematização da assistência de enfermagem e a implementação do processo de enfermagem em ambientes, públicos ou privados, em que ocorre o cuidado profissional de enfermagem, e dá outras providências [Internet]. Brasília: COFEN, 2009 [citado em 15 jul. 2018]. Disponível em: http://www.cofen.gov.br/resoluocofen-3582009_4384.html.
4. Silva MCN. Sistematização da assistência de enfermagem: desafio para a prática profissional. Enferm Foco. 2017;8(3). doi: 10.21675/2357-707X.2017.v. 8. n. 3.1534.
5. Araujo LC, Romero B. Dor: avaliação do 5º sinal: uma reflexão teórica. Rev Dor (São Paulo). 2015 Out./Dez.;16(4).
6. Coelho AV, Molina RM, Labegalini MPC, Ichisato SMT, Pupulim JSL. Validação de um histórico de enfermagem para unidade de terapia intensiva pediátrica. Rev Gaúcha Enferm. 2017;38(3):e68133. doi: 10.1590/1983-1447.2017.03.68133.
7. Pancorbo-Hidalgo PL, Bellido-Vallejo JC. Psycometryc eavaluation of nursing outcome knowledge: pain management in people with chronic pain. Int J Environ Res Public Health. 2019.
8. Correia MDL, Duran ECM. Conceptual and operational definitions of the components of the nursing diagnosis acute pain (00132). Rev Latino-Am Enfermagem. 2017;25:e2973.
9. NANDA International. Diagnósticos de enfermagem da NANDA-I: definições e classificação. 11. ed. Tradução de Regina Machado Garcez. Porto Alegre: Artmed, 2018-2020.
10. Santana JM, Perissinotti DMN, Oliveira Junior JO, Correia LMF, Oliveira CM, Fonseca PRB. Definição de dor revisada após quatro décadas. Br JP [Online]. 2020.
11. Cavalheiro JT, Ferreira GL, Souza MB et al. Intervenções de enfermagem para pacientes com dor aguda. Rev Enferm UFPE (Recife) [Online]. 2019 Mar.;13(3):632-9.
12. Bulecheck GM et al. Classificação das intervenções de enfermagem (NIC). Tradução da 6. ed. Elsevier, 2017.

13. Mello BS, Almeida MA, Pruinelli L, Lucena AF. Resultados de enfermagem para avaliação da dor de pacientes em cuidado paliativo. Rev Bras Enferm [Online]. 2019;72(1):70-8.
14. Johnson M et al.; NANDA International. Condições clínicas (NIC-NOC). 3. ed. Elsevier, 2012.
15. Institute for Healthcare Improvement (org.). Advancing the safety of acute pain management. Boston (Massachusetts), 2019. Disponível em: ihi.org.

5

Dor como o 5º Sinal Vital

Áquila Lopes Gouvêa ▪ Lígia Maria Dal Secco ▪ Hazem Adel Ashmawi

Em 1996, a preocupação com o manejo da dor levou a Sociedade Americana de Dor, do inglês American Pain Society (APS), a apresentar a ideia da avaliação da dor como sinal vital, destacando a importância do reconhecimento e tratamento da dor e confirmando que "se a dor for avaliada com o mesmo cuidado que os outros sinais vitais, terá maior chance de ser tratada adequadamente".[1] Após essa afirmação, a Comissão Conjunta de Acreditação de Organizações de Saúde, do inglês Joint Commission on Accreditation of Healthcare Organizations (JCAHO), estabeleceu as primeiras diretrizes exigindo que as organizações de saúde acreditadas desenvolvessem processos e políticas para a avaliação, o tratamento e a reavaliação da dor, incluindo o reconhecimento do direito do paciente de ter sua dor avaliada e tratada adequadamente.[2]

Nos seus padrões, a JCAHO exige que as organizações de saúde estabeleçam políticas relativas à avaliação e ao tratamento da dor e que conduzam os esforços educacionais necessários para garantir a conformidade.[2] Devido à influência das organizações, os hospitais passaram a avaliar a dor de forma rotineira, utilizando escalas de dor como medida de qualidade. Assim, o engajamento das agências reguladoras, como a JCAHO e a APS, tornou a dor uma prioridade em relação à educação e a avaliação da dor.

O objetivo da campanha "Dor como o 5º sinal vital" foi incentivar médicos e enfermeiros a ouvirem seus pacientes e avaliarem a dor deles. Isso porque muitos profissionais de saúde frequentemente ignoravam o sofrimento dos pacientes com dor. A avaliação da dor como o 5º sinal vital significa que o profissional da saúde se importa e acredita na dor de seus pacientes, e médicos, enfermeiros e pesquisadores continuam trabalhando com estratégias para oferecer tratamento adequado para essa dor.[3]

Os enfermeiros podem influenciar positivamente na avaliação da dor como o 5º vital, pois isso faz parte do cotidiano das atividades desenvolvidas pelos profissionais de enfermagem, não apenas por razões éticas, mas também para prevenção e tratamento da dor.

Geralmente os pacientes relatam a sua dor para a equipe de enfermagem mais do que para os seus médicos; assim, a equipe de enfermagem tem papel importante na avaliação da dor,[4] pois é ela que passa mais tempo com os pacientes do que qualquer outro profissional de saúde.

Com a implementação da campanha "Dor como o 5º sinal vital", os hospitais melhoraram a qualidade do atendimento aos pacientes com dor, porém a esperança era que com o surgimento do 5º sinal vital fosse possível falar sobre inovações no tratamento de dor.[3]

Por um lado, a implementação da avaliação da dor como o 5º sinal vital nas instituições hospitalares conscientizou os profissionais de saúde, mas, por outro, expôs sérios déficits de conhecimento dos responsáveis pela avaliação e pelo tratamento da dor. A ampliação da educação dos profissionais de saúde é fundamental para remediar as falhas percebidas na nova rotina implantada,[5] onde os pacientes relatam a sua dor e esperam que os responsáveis por sua avaliação correspondam às suas expectativas em relação ao manejo da dor.

Nos últimos anos, a dor como 5º sinal vital modificou conceitos e atitudes em relação à dor; assistimos aos esforços dos gestores de instituições públicas e privadas para implementar essa avaliação como suas rotinas. Porém, a evolução do "5º sinal vital" trouxe preocupações dos especialistas em dor sobre a aplicação das escalas de avaliação e sobre o tratamento oferecido aos pacientes.

➤ Avaliação da dor

A dor é universalmente reconhecida como uma experiência subjetiva multidimensional complexa, e sua avaliação contribui para o manejo adequado da dor e, consequentemente, para um maior conforto e recuperação mais rápida do paciente.

Embora medidas "objetivas", como comportamentos relacionados à dor ou aos sinais vitais, possam ser úteis para determinar a presença ou intensidade da dor, o padrão ouro para avaliação da dor é o autorrelato.[6]

Os instrumentos utilizados para avaliar a dor são classificados em escalas unidimensionais ou multidimensionais. As escalas unidimensionais avaliam apenas a intensidade da dor, e as multidimensionais avaliam as outras dimensões da dor.

A dor como 5º sinal vital é geralmente avaliada por meio de escalas unidimensionais, auxiliando a reconhecer a dor e tratá-la. Porém, para alguns pacientes a escala unidimensional não será suficiente para avaliar a dor, e serão necessárias outras informações para elaboração do tratamento adequado da dor.[7]

As escalas multidimensionais demandam mais tempo por parte da equipe de enfermagem para serem aplicadas no ambiente hospitalar, e a avaliação da dor como o 5º sinal vital exige a utilização de escalas simples, rápidas de serem aplicadas e de fácil entendimento por parte dos pacientes.

Os médicos que atendem pacientes em clínicas de dor crônica conseguem aplicar as escalas multidimensionais permitindo que a analgesia seja titulada em função da dor.[8] Entretanto, as escalas multidimensionais são instrumentos que não foram validados na avaliação da dor aguda em enfermarias e pode ser muito difícil ser aplicada pelos membros da equipe de saúde.[7]

Instrumentos unidimensionais

Sobre a avaliação da dor, as diretrizes da APS recomendam o uso de escalas de pontuação validadas (Tabela 5.1), como, por exemplo, a escala verbal numérica (EVN), a escala numérica visual (ENV), a escala visual analógica (EVA) e as escalas de faces.[9]

Tabela 5.1. Escalas unidimensionais de dor.

Escalas	Escore
Escala verbal numérica (EVN)[10]	• 0 = sem dor • 1 a 3 = leve • 4 a 6 = moderada • 7 a 9 = forte • 10 = insuportável
Escala visual analógica (EVA)[10]	• Linha horizontal de 100 mm • Extremidade esquerda representa "ausência de dor", e a direita, "dor insuportável" ou "máxima dor"
Escala numérica visual (ENV)[11]	• Linha medindo 10 cm • Com números de 0 a 10 (em ordem crescente) • 0 ("ausência de dor") e 10 ("pior dor possível")
Escala de classificação de dor Wong-Baker FACES[12]	• Desenhos de expressões de faces de dor • Aplicada em pacientes com baixo nível educacional, sem alterações cognitivas ou com alterações leves
Escala de descritores verbais (EDV)[10]	• Nenhuma • Leve • Moderada • Forte • Pior dor possível

Fonte: Adaptada de Herr KA, Spratt K, Mobily PR et al., 2004; Crowe L, Chang A, Fraser JA et al., 2008 e Ferreira-Valente MA, Pais-Ribeiro JL, Jensen MP, 2011.

Devido a tantas preocupações com o uso de escalas unidimensionais para avaliar a dor, existem estudos com o objetivo de encontrar outros instrumentos que possam auxiliar na avaliação da dor, sendo aplicados em pacientes com dor aguda ou crônica, porém são instrumentos ainda não validados no Brasil.

A maioria dos instrumentos para medir o impacto funcional da dor é baseada em avaliação da dor crônica, não sendo habitualmente aplicáveis à dor aguda. A utilização dos escores de intensidade da dor no movimento ou na tosse serve como guia, mas não reflete a capacidade em realizar atividades específicas. Para avaliar se a dor está sendo controlada de maneira satisfatória, de forma a permitir que o paciente realize as atividades, foi desenvolvido a *functional activity scale* (FAS)[8].

A FAS não foi validada no Brasil, mas é um instrumento breve que permite sua adoção na prática clínica na rotina e tem o potencial de ajudar a reduzir o uso inadequado de intervenções analgésicas, promovendo o controle mais direcionado da dor.[7,8] A FAS é um escore simples, de três níveis:

1. **Sem limitação:** o paciente é capaz de realizar as atividades sem limitação devido à dor.
2. **Limitação leve:** o paciente é capaz de realizar as atividades, mas sente dor moderada a intensa.
3. **Limitação significativa:** o paciente é incapaz de completar as atividades devido à dor ou a efeitos adversos relacionados ao tratamento da dor.

A necessidade de uma avaliação da dor mais abrangente, longe das simples classificações de intensidade da dor, resultou em um novo instrumento desenvolvido chamado de *clinically aligned pain assessment* (CAPA), porém ainda não validado no Brasil. A CAPA foi projetada para servir de guia para coletar informações em cinco categorias de avaliação: conforto, mudanças na dor, controle da dor, funcionamento e sono.[6]

A CAPA é uma ferramenta que fornece uma estrutura para levantar questões, mas com um foco distinto em quão confortável um paciente está, se o desconforto está melhorando ou piorando, se o paciente é capaz de participar de atividades de recuperação e se a dor está interferindo no sono.[6]

O novo método de avaliação representará uma mudança na forma como comunicar sobre a dor e as intervenções usadas para tratar e gerenciar a dor, dando aos profissionais de enfermagem uma oportunidade de expandir e melhorar o cuidado.[13]

A dor é complexa, e tentar encaixá-la em um sinal vital pode inadvertidamente diminuir a importância de uma avaliação abrangente da dor. Embora o quinto sinal vital ajude a reconhecer que um paciente está com dor, essa informação não é completa, sendo importante que médicos e enfermeiros possuam o conhecimento para desembaraçar outros fatores que influenciam na dor. As opções de tratamento devem ser baseadas em avaliações mais completas.

➤ Referências bibliográficas

1. Booss J, Drake A, Kerns RD et al. Pain as the 5th vital sign toolkit. Washington, 2000. Disponível em: https://www.va.gov/painmanagement/docs/Pain_As_the_5th_Vital_Sign_Toolkit.pdf. Acesso em: 29 jan. 2019.

2. Joint Commission. The Joint Commission implemented new and revised pain assessment and management standards for accredited hospitals. Disponível em: https://www.jointcommission.org/topics/pain_management.aspx. Acesso em: 29 jan. 2019.
3. Campbell JN. The fifth vital sign revisited. Pain. 2016;157(1):3-4. doi: 10.1097/j.pain.0000000000000413.
4. Holl RM, Carmack J. Complexity of pain, nurses' knowledge and treatment options. Holist Nurs Pract. 2015;29(6):377-80. doi: 10.1097/HNP.0000000000000114.
5. Morone NE, Weiner DK. Pain as the fifth vital sign: exposing the vital need for pain education. Clin Ther. 2013;35(11):1728-32. doi: 10.1016/j.clinthera.2013.10.001.
6. Gordon DB. Acute pain assessment tools: let us move beyond simple pain ratings. Curr Opin Anaesthesiol. 2015;28(5):565-69. doi: 10.1097/ACO.0000000000000225.
7. Levy N, Sturgess J, Mills P. "Pain as the fifth vital sign" and dependence on the "numerical pain scale" is being abandoned in the US: why? Br J Anaesth. 2018;120(3):435-8. doi: 10.1016/j.bja.2017.11.098.
8. Schug SA, Palmer GM, Scott DA, Halliwell R, Trinca J. Acute pain management: scientific evidence. 4th ed. Melbourne: Australian and New Zealand College of Anaesthetists (ANZCA); Faculty of Pain Medicine (FPM). 2015. Disponível em: www.tga.gov.au. Acesso em: 15 abr. 2020.
9. Chou R, Gordon DB, De Leon-Casasola OA et al. Management of postoperative pain: a clinical practice guideline from the American Pain Society, the American Society of Regional Anesthesia and Pain Medicine, and the American Society of Anesthesiologists' Committee on Regional Anesthesia, Executive Committee, and Administrative Council. J Pain. 2016;17(2):131-57. doi: 10.1016/j.jpain.2015.12.008.
10. Herr KA, Spratt K, Mobily PR, Richardson G. Pain intensity assessment in older adults: use of experimental pain to compare psychometric properties and usability of selected pain scales with younger adults. Clin J Pain. 2004;20(4):207-19. doi: 10.1097/00002508-200407000-00002.
11. Ferreira-Valente MA, Pais-Ribeiro JL, Jensen MP. Validity of four pain intensity rating scales. Pain. 2011;152(10):2399-404. doi: 10.1016/j.pain.2011.07.005.
12. Crowe L, Chang A, Fraser JA, Gaskill D, Nash R, Wallace K. Systematic review of the effectiveness of nursing interventions in reducing or relieving post-operative pain. Int J Evid Based Healthc. 2008;6(4):396-430. doi: 10.1111/j.1744-1609.2008.00113.x.
13. Twining J, Padula C. Pilot testing the clinically aligned pain assessment (CAPA) measure. Pain Manag Nurs. 2019;20(5):462-7. doi: 10.1016/j.pmn.2019.02.005.

6

O Futuro do Profissional Enfermeiro em Dor

Eliseth Ribeiro Leão ▪ Ana Carolina Ferreira Rosa

"Knowing is not enough; we must apply. Willing is not enough; we must do".
Johann Wolfgang von Goethe

Prospectar no futuro é sempre algo desafiador. Isso porque, falar do futuro trata da produção de uma boa mistura entre a análise que fazemos do passado em relação ao tema, balizada por nossa experiência ao acompanhar a evolução da enfermagem no controle e manejo da dor por mais de duas décadas, e o que a literatura aponta como perspectivas para o controle da dor. Passa, ainda, pelo nosso desejo para que um número cada vez maior de pacientes tenha sua dor tratada adequadamente e, consequentemente, que haja redução do sofrimento. A dificuldade maior reside em saber que sempre existirão variáveis as quais, com certeza, não estarão contempladas neste texto, mas ainda assim, nossa intenção é apontar alguns caminhos possíveis de reflexão que impliquem na atuação do enfermeiro no manejo e controle da dor nos anos vindouros. O papel do enfermeiro é amplo, pois atua na assistência, no ensino, na pesquisa e inovação, na educação do paciente e também na gestão (em diversos níveis). Por isso, buscamos pinçar alguns aspectos dessas áreas que têm campos para ser incrementados, de forma a acompanhar os avanços na abordagem da dor nos próximos anos.

Existem deficiências consideráveis no progresso das melhores práticas de enfermagem para o controle da dor. Numerosas disparidades nas políticas públicas, incluindo tratamentos, abordagens, educação e pesquisa têm levado pacientes com dores agudas e crônicas a situações vulneráveis. Há bastantes conhecimento e evidências científicas acumulados que são lentamente transpostos para a prática clínica.[1] Por outro lado, temos áreas completamente marginais, sobre as quais pouco se ouve falar, como o manejo da dor em pacientes psiquiátricos, moradores de rua, dentre outras minorias.

Frente a isso, sabemos de antemão que durante as décadas que se seguirão, várias realidades continuarão existindo no Brasil e no mundo, no que tange ao alívio da dor. As formas de atuação da enfermagem existentes e os recursos disponíveis continuarão variando em quantidade e qualidade, a depender da instituição de saúde, de sua condição geográfica, de suas condições econômicas, das políticas de acesso e dos investimentos em pesquisa nessa área. E aqui, quando dizemos investimento, nos referimos não só aos recursos financeiros para o desenvolvimento de estudos, mas também ao próprio investimento pessoal dos enfermeiros em produzir/consumir conhecimento sobre a temática da dor.

Observamos na literatura, na base PUBMED, uma curva de tendência ascendente da produção nas últimas décadas, de forma que de 2011 a 2020, 17.508 artigos foram publicados, ou seja, foi praticamente duplicada a marca dos 8.190 artigos publicados nos anos 2000. Ao analisarmos, entretanto, os dados da Scientific Eletronic Library Online (SciELO), que apresenta literatura majoritariamente nacional, nos deparamos com uma produção bem mais modesta, pois temos para o mesmo período, 1489 artigos publicados (a partir da década de 1990); e desses, 999 artigos estão disponíveis em português. Trata-se de um dado preocupante, pois como um número expressivo de enfermeiros, técnicos de enfermagem e acadêmicos da área ainda têm dificuldades com a leitura de artigos científicos em outros idiomas, particularmente o inglês, o acesso aos avanços científicos e à tradução desses conhecimentos para a prática clínica ainda se encontram comprometidos. Por outro lado, a baixa produção observada revela que ainda há um amplo espaço no mercado não só para a produção de livros acadêmicos sobre a temática da dor, que contemplem as necessidades específicas da enfermagem, que auxiliem na disseminação do conhecimento e na crítica sobre o que fazemos e como fazemos para o manejo e controle da dor, mas também reflete a necessidade de maior produção científica por pesquisadores de enfermagem e maior consolidação de linhas de pesquisa nessa área. Outras formas digitais também encontrarão um espaço ampliado, seja na forma de *e-books*, transmissão ao vivo com especialistas, cursos *on-line* e até mesmo aplicativos com estratégias educativas, em novas formas contemporâneas de ensinar e se comunicar nos mais variados aspectos na área da dor.

Para que sejam vencidas as barreiras que impedem o adequado alívio da dor, o Committee on Advancing Pain Research, Care and Education – Institute of Medicine[2] publicou, em 2011, um plano para transformar a prevenção, o cuidado, a educação e a pesquisa para um efetivo manejo da dor. Inúmeros desafios se impõem à equipe multiprofissional nos próximos anos, pois os números em torno da experiência dolorosa são impressionantes. Nos Estados Unidos, 116 milhões de adultos apresentam quadros dolorosos crônicos. Estima-se que o custo do tratamento da dor crônica anual varie de 560 a 645 bilhões de dólares. A maioria das mulheres sofre por dor intensa no primeiro parto (60%) e 10% das que tiveram parto vaginal relatam dor persistente após 1 ano. A dor pós-operatória está presente em 80% dos casos e menos da metade refere ter recebido alívio adequado da dor. Dependendo do tipo de cirurgia, 10% a 50% dos pacientes desenvolvem dor crônica. As dores agudas são a maior causa de procura pelos mais de 2 milhões de atendimentos nos serviços de emergência (60%), e 74% recebem alta do serviço com dor de moderada a intensa.[2]

No Brasil, carecemos de dados nacionais, e se cada enfermeiro passar a reunir os dados dos pacientes sob seus cuidados, será possível ter um quadro geral da experiência dolorosa no nosso país. Para tanto, há necessidade de que alguma entidade ou algum órgão crie uma plataforma para alimentação desses dados e para o compartilhamento de experiências já existentes. Isso por si só já faria avançar a discussão sobre a dor e facilitaria também a formação de comitês locais e/ou regionais com vistas ao ensino, à pesquisa e à adoção de estratégias mais efetivas no controle da dor.

Contudo, à semelhança dos Estados Unidos, para que haja um incremento na avaliação e no tratamento da dor, há que se ter uma transformação cultural; e sem o envolvimento das agências do governo, das fundações privadas, das instituições de saúde, dos educadores, das associações profissionais, das organizações sociais que advogam pelos pacientes, das fontes pagadoras, bem como o aumento da consciência pública, essa transformação dificilmente será plenamente atingida.[2]

Embora não tenhamos equacionado satisfatoriamente as questões de caráter curativo e/ou paliativo da dor, a prevenção de quadros dolorosos evitáveis pode sofrer incremento nos próximos anos. O enfermeiro pode desempenhar importante papel, tanto por suas ações educativas como no desenvolvimento de estratégias cognitivo-comportamentais que conduzam as pessoas à adoção de estilos de vida mais saudáveis voltados ao autocuidado. Isso, sem dúvidas, trará impacto significativo para a assistência e tem particular importância na perspectiva da sustentabilidade do sistema de saúde (redução de custos), na qual a enfermagem é vista como elemento-chave.[3] Acreditamos que o papel educativo que vem sendo exercido com maestria em todos os níveis de atenção à saúde só tende a se fortalecer. As habilidades de comunicação, empatia e compaixão, que fundamentam o cuidado humanizado e estão no cerne da profissão, também podem ser compartilhadas com outros profissionais de saúde para uma abordagem mais humana do fenômeno doloroso em treinamentos específicos.

Remover barreiras da prática, expandir oportunidades para os enfermeiros liderar e difundir esforços colaborativos, implementar programas de pós-graduação em enfermagem (residência, mestrado, doutorado), o número de enfermeiros com doutorado, garantir que os enfermeiros se envolvam com o aprendizado ao longo da vida; preparar os enfermeiros para liderar mudanças e avanços na saúde e construir uma estrutura para coleta de análise interprofissional de dados em saúde são recomendações apontadas pelo IOM – enfermagem do futuro.[4] Essas recomendações podem ser estendidas à área da dor e podem contribuir para uma melhor

assistência aos pacientes com dor, agora e no futuro,[5] a partir de ações dos enfermeiros, tais como:
- Liderar iniciativas de melhorias de qualidade e projetos de prática baseados em evidências, além de projetos de pesquisa sobre vários aspectos do gerenciamento da dor.
- Desenvolver novos modelos de gerenciamento da dor e melhorar a eficiência e o desempenho das práticas de enfermagem para diminuir o risco de dor desnecessária.
- Liderar ou ter participação ativa no redesenho dos ambientes de cuidado para maximizar o gerenciamento da dor e os níveis de conforto.
- Colaborar com a indústria para desenvolver dispositivos tecnológicos para o gerenciamento da dor.
- Prover extensiva educação em dor em programas de residência/orientação acadêmica/especialização.
- Oferecer treinamentos específicos em métodos de tratamento da dor.
- Disponibilizar uma lista atualizada de recursos, organizações confiáveis e acesso a periódicos especializados em dor para enfermeiros de todos os níveis.
- Garantir que populações diversas sejam atendidas prioritariamente por enfermeiros.
- Expandir o conteúdo sobre dor nos cursos de enfermagem para desenvolver competências e habilidades específicas.
- Preparar doutores em enfermagem para a pesquisa à beira-leito, com projetos que tenham foco na clínica da dor.
- Determinar, em projetos de melhoria da qualidade, as necessidades de conhecimento para a enfermagem que repercutam em modificações substanciosas no conhecimento e nas atitudes.
- Desenvolver uma força-tarefa formada por enfermeiros especialistas em dor e consultores para elaboração de uma base de dados em dor.

Destacamos, ainda, o uso da telemedicina como uma ferramenta que poderá ser explorada, de maneira a prover avaliação de enfermeiros especialistas em dor para as áreas mais remotas do país. O envolvimento de recursos da comunidade também é pouco explorado e, mais uma vez, o enfermeiro tem habilidades de comunicação que podem construir um diálogo profícuo com outros líderes de maneira a disseminar informações confiáveis em uma realidade que há exacerbação de informações por meios digitais.

Ainda no âmbito relacional, outro aspecto a ser considerado para o futuro passa pela forma como os enfermeiros especialistas em dor têm se organizado. Não existe uma sociedade específica, e a quantidade de enfermeiros especialistas que há no país é desconhecida. Os encontros entre esses profissionais são fortuitos, fruto da organização e participação em encontros científicos, da organização de livros e de algumas poucas colaborações acadêmicas. A atuação dos enfermeiros na Sociedade Brasileira para o Estudo da Dor (SBED), embora de extrema relevância, ainda é bastante tímida e pode ser incrementada. Todavia, para tanto, é necessário massa crítica, ainda em construção, que apoie e incentive esse tipo de engajamento. A American Society for Pain Management Nursing (ASPMN) pode ser uma fonte inspiradora nesse sentido. Tendo completado 25 anos de fundação em 2015, ela iniciou com sete enfermeiros de várias regiões do país e, atualmente, conta com aproximadamente 1.380 enfermeiros. Essa organização tem facilitado o contato entre os especialistas para desenvolver as melhores práticas. Dessa forma, tem havido um fortalecimento das práticas para o manejo e controle da dor baseada em evidências, e pesquisadores continuam com foco na segurança do paciente, na melhoria dos desfechos clínicos, na diminuição do tempo de internação, no aumento da funcionalidade dos pacientes, no desenvolvimento e na validação de instrumentos para populações específicas.[6]

Por último, mas não menos importante, o papel do enfermeiro na identificação da dor e sua avaliação será sempre mantido e é de particular importância para a implantação da dor como 5º sinal vital nas instituições de saúde. Embora esse conceito na literatura já seja bastante antigo, e também seja preconizado pelas agências que certificam a qualidade, como a Joint Commission International, impressiona o fato de ainda não ser uma realidade para expressivo número de serviços de saúde pelo país. Portanto, para muitos, no futuro, esse ainda será o primeiro passo a ser dado.

Se, por um lado, ainda há muito a ser feito para que a dor seja implantada com o 5º sinal vital, por outro lado, enfermeiros que atuam em centros de excelência terão que se familiarizar cada vez mais com os conceitos da analgesia multimodal e dos tratamentos pautados em medicina de precisão para tradução de ambos os conceitos na prática clínica.[7] É claro que o acesso a esse tipo de serviço deve se manter restrito a um pequeno número de pacientes nos próximos anos, mas em médio e longo prazos poderão estar disponíveis a um número maior de indivíduos na população. Os enfermeiros devem se preparar para desenhar ou participar de estudos que investiguem a medicina de precisão para incluir a efetividade das intervenções de enfermagem não farmacológicas.[7]

Em um mundo cada vez mais digital, os enfermeiros irão desenvolver intervenções digitais para o manejo e controle da dor. Essas intervenções têm demonstrado ser efetivas para comportamentos em saúde, em diferentes áreas, que incluem o autocuidado em doenças crônicas e até mesmo a promoção da saúde.[8] Se a adesão à terapêutica antiálgica sempre foi uma preocupação dos enfermeiros, será necessário também, cada vez mais, o desenvolvimento de estratégias efetivas para o engajamento dos usuários às intervenções digitais, sejam elas disponibilizadas em aplicativos, *tablets* ou qualquer outra modalidade na qual possam ser acessíveis aos pacientes.

Há que se ressaltar, ainda, as lacunas de atuação do enfermeiro ao advogar pelos pacientes com dor,[9] principalmente os que pertencem às populações vulneráveis, sejam eles indígenas,[10] neonatos,[11] idosos,[12] presidiários,[13] refugiados,[14] pessoas em situação de rua[15] ou com transtornos mentais.[16] Temos observado profissionais especializados em queixas físicas, sociais, mentais e espirituais, que carecem, entretanto, de visão integradora do ser humano que oriente a assistência de forma adequada no atendimento das necessidades humanas e do alívio adequado da dor em toda sua diversidade.

Neste capítulo, vislumbramos uma série de oportunidades para que os enfermeiros aprofundem seus conhecimentos que resultem em assistência de excelência, com efetiva redução do sofrimento humano, bem como desenvolvam estudos que gerem novos conhecimentos e inovações nessa área. Quanto ao futuro, portanto, talvez tenhamos uma questão que poderá nos ajudar nesse sentido. Quando nos depararmos com um paciente com dor, podemos nos perguntar: como podemos fazer isso melhor? Essa nos parece a chave para encontrarmos novos e melhores caminhos. Vale lembrar que o futuro começa agora!

➤ Referências bibliográficas

1. Glowacki D. Pain management in the 21st century. Ann Nurs Pract. 2015;2(4):1033.
2. Institute of Medicine, Committee on Advancing Pain Research, Care and Educational Board on Health Sciences Policy. Relieving pain in America: a blueprint for transforming prevention, care and research. Washington (DC): National Academies Press, 2011.
3. Lown BA, McIntosh S, Gaines ME, McGuinn K, Hatem DS. Integrating compassionate, collaborative care (the "triple C") into health professional education to advance the triple aim of health care. Acad Med. 2015 [Epub ahead of print]. Disponível em: http://www.ncbi.nlm.nih.gov/pubmed/26717505.
4. Institute of Medicine. The future of nursing: leading change, advancing health. Washington (DC): National Academies Press, 2011.
5. Booker S. The future of nursing: the future of pain management. Pelican News. 2015;71(1):3-5 [citado em 15 fev. 2016]. Disponível em: http://nursingald.com/articles/13123-the-future-of-nursing-the-future-of-pain-management.
6. Schreiner E. Honoring our past, building our future. Pain Manag Nurs [Online]. 2015;16(6):833. Disponível em: http://www.ncbi.nlm.nih.gov/pubmed/26527106.
7. Manworren RC. Multimodal pain management and the future of a personalized medicine approach to pain. AORN J. 2015;101(3):308-14.
8. Alkhaldi G, Hamilton FL, Lau R, Webster R, Michie S, Murray E. The effectiveness of prompts to promote engagement with digital interventions: a systematic review. J Med Internet Res [Online]. 2016;18(1) [citado em 15 fev. 2016]. Disponível em: http://www.ncbi.nlm.nih.gov/pmc/articles/PMC4723726.

9. Peterson A, Berggarden M, Schaller AS, Larsson B. Nurses' advocacy of clinical pain management in hospitals: a qualitative study. Pain Manag Nurs [Online]. 2019;20(2):133-9 [citado em 01 maio 2020]. Disponível em: https://www.painmanagementnursing.org/article/S1524-9042(18)30239-X/fulltext.
10. Latimer M, Sylliboy JR, MacLeod E et al. Creating a safe space for first nations youth to share their pain. Pain Rep. 2018;3(Suppl 1):e682 [citado em 01 maio 2020]. Disponível em: https://www.ncbi.nlm.nih.gov/pmc/articles/PMC6172818.
11. Clifford-Faugère G, Aita M, Le May S. Nurses' practices regarding procedural pain management of preterm infants. Appl Nurs Res. 2019;45:52-4 [citado em 01 maio 2020]. Disponível em: https://www.sciencedirect.com/science/article/pii/S0897189718303653?via%3Dihub.
12. Tse MM, Ho SS. Pain management for older persons living in nursing homes: a pilot study. Pain Manag Nurs. 2013;14(2):e10-21 [citado em 01 maio 2020]. Disponível em: https://www.painmanagementnursing.org/article/S1524-9042(11)00007-5/fulltext.
13. Carlisle D. Care with prejudice. Nurs Stand. 2012;26(38):22-3.
14. Campeau K. Adaptive frameworks of chronic pain: daily remakings of pain and care at a Somali refugee women's health centre. Med Humanit. 2018;44(2):96-105 [citado em 01 maio 2020]. Disponível em: https://mh.bmj.com/content/medhum/44/2/96.full.pdf.
15. Campos AG, Silva VE, Seeley M, Leão ER. Pain in Brazilian people experiencing homelessness. Pain Rep. 2019;4(6):e792 [citado em 01 maio 2020]. Disponível em: https://www.ncbi.nlm.nih.gov/pmc/articles/PMC6903373.
16. Stubbs B, Mitchell AJ, Hert M, Correll CU, Soundy A, Stroobants M et al. The prevalence and moderators of clinical pain in people with schizophrenia: a systematic review and large scale meta-analysis. Schizophr Res. 2014;160(1-3):1-8.

Parte II
Tratamento Não Farmacológico da Dor

7

Práticas Integrativas e Complementares em Saúde (PICS), Enfermagem e Dor

Maria Belén Salazar Posso ▪ Vânia Maria de Araújo Giaretta

Em 1972, a Organização Mundial de Saúde (OMS) criou o Departamento de Medicina Tradicional com o objetivo de "encorajar os países-membros a utilizarem abordagens mais naturais, de baixo custo, efetivas e seguras a exemplo de outros países que empregavam as medicinas tradicionais, integrativas e complementares com resultados positivos nos indicadores de saúde".[1] Assim, em obediência às recomendações da Declaração de Alma-Ata (Rússia, 1978)[2] para a atenção primária à saúde, cujos objetivos recomendavam saúde para todos, saúde como um direito humano fundamental, equidade, entre outros e às recomendações da 8ª Conferência Nacional de Saúde (Brasil, 1986),[3,4] metas de essencial importância foram elaboradas para a sociedade mundial. Seguiram-se outras recomendações, como a Carta de Ottawa,[5] elaborada na Primeira Conferência Internacional sobre Promoção da Saúde, realizada no Canadá, em 1986; as condições e recursos fundamentais e equidade sanitária na promoção da saúde, presentes na Declaração de Adelaide, redigida em 1988, na Segunda Conferência Internacional sobre Promoção da Saúde, realizada na Austrália;[6] a Terceira Conferência Internacional sobre Promoção da Saúde, realizada em 1991, na Suécia, cujo tema foi "Promoção da Saúde e Ambientes Favoráveis à Saúde"; e a Conferência ECO-92, ou Rio-92, que foi a primeira Conferência das Nações Unidas sobre Meio Ambiente e Desenvolvimento realizada em 1992, no Rio de Janeiro. Todas elas ressaltam a necessidade de implantação de políticas públicas que visem a saúde e suas necessidades econômicas para manter as conjunções delas advindas. Da mesma forma, a Conferência Internacional sobre Promoção da Saúde de Bogotá, realizada em 1992, em Bogotá discutiu o significado da promoção da saúde na América Latina.[7] De igual modo, a Constituição Federal Brasileira de 1988 estabeleceu a "saúde como direito de todos e dever do Estado, garantido através de políticas sociais e econômicas que visem à redução do risco de doença e de outros agravos e ao acesso universal e igualitário às ações e serviços para sua promoção, proteção e recuperação".[8]

Todo esse preâmbulo se faz necessário para contextualizar a implantação das práticas integrativas e complementares em saúde (PICS) no Brasil quando, em 2006, o Ministério da Saúde (MS)[9] estabeleceu a política nacional de práticas integrativas e complementares (PNPICS) no Sistema Único de Saúde (SUS – Portaria MT n. 971/96). Ao mesmo tempo, essa Portaria determina sua integração à assistência prestada nas Unidades Básicas de Saúde (UBS) em todos os níveis de saúde e com diferentes abordagens da medicina tradicional (MT), visando agilizar, incrementar e disponibilizar as intervenções preventivas e terapêuticas aos usuários do SUS, e utiliza como referência o Guia de Estratégias da MT de 2014 até 2023 da OMS.[9] Assim, em 2006, a PNPICS normaliza as PICS no SUS, o que é fomentado também pelas equipes de saúde da família, sua grande expansão prática.

As PICS são "procedimentos terapêuticos fundamentados nos princípios e conhecimentos da MT como um complemento integrativo no tratamento convencional, regulamentados e inseridos na PNPICS/MS"[9] e pretendem "estimular mecanismos naturais de prevenção e recuperação da saúde; escuta acolhedora na relação terapêutica; integração do homem com o meio ambiente e a sociedade; visão ampliada do processo saúde-doença; promoção global do cuidado humano, especialmente do autocuidado".[9-11] Para serem executadas, tais práticas devem ter o reconhecimento do bem exercido pelo enfermeiro em qualquer nível de atendimento, bem como amparo legal e do seu órgão de classe, o Conselho Federal de Enfermagem (COFEN), que em 1997, mediante a Resolução COFEN n. 197/97, estabelecia e reconhecia as terapias alternativas como especialidade e/ou qualificação do profissional de enfermagem.[12]

Assim, o Parecer Normativo COFEN n. 004/95[12] reconhecia algumas terapias alternativas, advindas da MT, tais como: massoterapia, acupuntura, iridologia, fitoterapia, reflexologia, quiropraxia dentre outras. No entanto, a Resolução COFEN n. 0500/2015:[13]

> "revoga expressamente a Resolução COFEN n. 197, de 19 de março de 1997, a qual dispõe sobre o estabelecimento e reconhecimento de terapias alternativas como especialidade e/ou qualificação do profissional de enfermagem". Atualmente, as terapias holísticas e complementares são reconhecidas como especialidade de enfermagem por meio da Resolução COFEN n. 581 de 2018,[14] "garantindo a segurança e o respaldo desse profissional para atuação nesse cenário, bem como para desenvolver pesquisas na área das PICS em geral".

Portanto, os enfermeiros capacitados e com sua especialidade em PICS legalmente formalizada junto ao sistema COFEN/CORENs podem, em suas ações e intervenções de enfermagem, lançar mão de seus conhecimentos científicos teóricos e práticos sobre as PICS no seu cotidiano, bem como cuidar, com responsabilidade, ética, igualdade e integralidade, e trabalhar junto às equipes multi/interprofissionais e multi/interdisciplinares na implantação de tais práticas em serviços públicos e/ou privados de saúde.

O MS do Brasil adotou a terminologia de práticas integrativas e complementares entendendo que a doença é causada por múltiplos e variados fatores físicos, emocionais e ambientais, e que a saúde e o bem-estar resultam do equilíbrio desses fatores e da harmonia entre eles.[9-11] Dessa forma, a homeopatia, a MTC (acupuntura, moxabustão e auriculoterapia), as plantas medicinais e a fitoterapia, o termalismo social/crenoterapia e a medicina antroposófica, são contemplados para incorporar as práticas do SUS; integrar a atenção à saúde; aumentar, racionalizar e melhorar o acesso a serviços; incrementar a resolutividade de ações e o exercício da cidadania, além de estimular a pesquisa e o intercâmbio nacional e internacional.[9]

Contudo, 11 anos depois, em 2017, as Portarias MS ns. 849; 633 e 145[10,11] ampliaram o leque de PICS com 14 novas PICS, quais sejam: arteterapia, *ayurveda*, biodança, dança circular, meditação/*mindfulness*, musicoterapia, naturopatia, osteopatia, osteopraxia, reflexologia, *reiki*, *shantala*, terapia comunitária integrativa e ioga. No entanto, procurando atender a busca cada vez maior pelas PICS no SUS, o MS publicou, em 21 de março, a Portaria MS n. 702/2018, alterando a Portaria de Consolidação n. 2/GM/MS, de 28/9/2017, para incluir 10 novas práticas na PNPICS, que são: apiterapia, aromaterapia, bioenergética, constelação familiar, cromoterapia, geoterapia, hipnoterapia, imposição de mãos, ozonioterapia e terapias florais.[11] Todavia, vários desdobramentos não farmacológicos e não invasivos foram sendo incluídos na prática diária de assistência, atendendo a procura pelos usuários para o alívio de vários sintomas, inclusive a dor; são eles: laserterapia, estimulação elétrica nervosa transcutânea (TENS), estimulação eletromagnética (Hai Hua®) e nanotecnologia (Helical®). Essas terapias coadjuvam o tratamento farmacológico e mitigam o sofrimento causado pela dor, melhorando a qualidade de vida de seus usuários, pois a dor exige avaliação física, psicossocial e psicoemocional do paciente, determinando o agente de seu sofrimento pela equipe multiprofissional.[15] Com exceção da acupuntura, que é minimamente invasiva, as demais práticas são caracterizadas por intervenções não invasivas e por importante reequilíbrio das energias física, mental e emocional.[15,16]

Portanto, hoje, estão disponíveis 29 PICS com seus desdobramentos; porém, em nenhum momento elas substituem a terapêutica convencional, ao contrário, são coadjuvantes.[17] Das 29 PICS disponíveis, 12 já são especialidades dos enfermeiros, de acordo com o disposto na Resolução COFEN n. 581 de 2018, cuja alínea "b" do art. 5º foi alterada pela Resolução COFEN n. 625/2020,[17] que se refere à cópia do edital sobre a realização de prova para título de especialista.

A maioria dos trabalhos tem mostrado fortes evidências sobre a melhora de diversos sinais e sintomas advindos das condições fisiopatológicas, emocionais e de sensação de bem-estar, inclusive a melhora em tratamentos de doenças crônicas, agudas e do controle das dores em pacientes nos quais foram aplicados algum tipo de PICS e ainda mostram a segurança e efetividade dessas práticas para complementar os cuidados convencionais.

Assim, neste capítulo, serão abordadas duas PICS pouco exploradas na literatura nacional e internacional voltadas para o controle da dor crônica e aguda, que são a Calatonia e o Hai Hua®. Elas, porém, são eficazes para coadjuvar as ações farmacológicas e, assim, estimular o leitor interessado no tema a desenvolver mais pesquisas com tais PICS no controle da dor aguda e crônica.

➤ Calatonia e dor

Pethö Sándor, médico e psicólogo húngaro, iniciou seu trabalho com a manipulação e o toque sutil nos pés dos pacientes dos campos de refugiados na Alemanha[18-20] durante a Segunda Guerra Mundial, devido à carência de recursos e equipamentos de tratamento convencionais. Ele atuava como médico da Cruz Vermelha nesses campos e, integrando o método verbal de relaxamento ao toque sutil e sequencial dos pododáctilos,[18-20] utilizava esse tratamento em pessoas com os mais variados sintomas: "[...] desde membros fantasmas e abalamento nervoso, até depressões e reações compulsivas [...]",[18-20] dando, posteriormente, origem aos fundamentos teóricos e práticos da Calatonia e integração fisiopsíquica. Seu objetivo era levar o paciente a entrar em contato consigo mesmo e com os seus próprios sentimentos.[20] Radicou-se no Brasil, sendo um dos primeiros psicoterapeutas junguianos em São Paulo, e também atuou como professor de "psicologia profunda" na Faculdade de Psicologia da Pontifícia Universidade Católica de São Paulo.[20]

Assim surge a calatonia, do grego *khalaó* (relaxamento) e *tonia* (tensão/tônus), que significa "recuperar o tônus ideal". Trata-se de uma técnica de relaxamento profundo realizada por meio da aplicação de uma sequência estruturada de nove toques sutis bilaterais na pele, em regiões estratégicas e distintas do corpo,[18-22] onde há maior concentração de receptores nervosos ou circulatórios, próximos aos meridianos da medicina chinesa, ou mesmo da *ayurveda*.[18-22] A estimulação dos receptores nervosos dessas regiões conduzem o estímulo através das fibras nervosas proprioceptivas periféricas ao córtex frontotemporal, promovendo, no âmbito somático, o reequilíbrio cardiorrespiratório e a regulação térmica corporal, vascular e linfática.[18-22]

Na esfera emocional, a calatonia age na remissão e reorganização dos bloqueios psicológicos conscientes e inconscientes e na autoconsciência, além de, no nível mental, minimizar, eliminar e autocontrolar o estresse advindo de estressores externos do viver e conviver diários.[18,20,21] Os toques suaves realizados na calatonia se concentram nos pododáctilos, no calcanhar, no tornozelo, na panturrilha e na nuca, região onde apenas uma das posições é realizada,[18] sendo uma excelente ferramenta para promover o relaxamento do corpo e da mente. O relaxamento ocorre porque a pele e o sistema nervoso têm a mesma origem embrionária, e quando as regiões mencionadas são tocadas com sutileza e tempo determinado para cada toque e local, é promovida uma alteração das condições bioquímicas do cérebro, levando à agradável sensação.[18,21,23]

O procedimento calatônico consiste em tocar uma série de nove toques suaves e leves por 2 a 3 minutos simultânea e paralelamente em cada polpa dos pododáctilos de ambos os pés, no leito ungueal, na planta dos pés, nos calcanhares, nos maléolos e na região das fossas poplíteas, podendo, ainda, ser utilizado um 10º toque na região occipital (nuca).[18] Para tanto, o paciente é posicionado em maca, em decúbito dorsal horizontal (DDH), com os membros superiores ao longo do corpo, olhos fechados, em um ambiente arejado, privativo e silencioso (evitar ruído externos como campainhas, toques de telefones, música, aromas), e com temperatura entre 21 e 23 ºC. O terapeuta toca com as polpas dos polegares e cada um dos quirodáctilos toca o leito ungueal do pododáctilo correspondente. Cada pododáctilo será tocado delicada e simultaneamente pelo polegar e por seu correspondente dedo médio em ambos os pés, e sempre no leito ungueal.[18] O terapeuta deverá se certificar de que a sala escolhida dispõe de ventilação e temperatura adequada.

Durante a consulta, o terapeuta deve explicar o procedimento ao paciente e pedir que ele observe suas sensações, seus pensamentos; também deve dizer que as reações são individuais e imprevisíveis, e ao final do procedimento ele deve se levantar vagarosamente, sentar-se e respirar profundamente, movimentando lentamente os dedos das mãos e dos pés e a cabeça, para, então. colocar-se em pé.[19-22,24]

Após a consulta, inicia-se a sessão de calatonia, que costuma durar, em média, 40 minutos, sendo os 20 primeiros para a execução do procedimento dos toques e os 20 últimos para um momento de *feedback* e interação entre paciente e terapeuta. Nesse momento, pode surgir extravasamento de sentimentos e emoções, tais como: culpa, dor, mágoas contidas, raiva, memórias. Adjuvante da medicina convencional, o tratamento é eficaz em situações de tensão muscular, artrite, artrose, fibromialgia, enxaquecas, estresse, asma, alergias, pânico, depressão, ansiedade, distúrbios glandulares e endócrinos. No entanto, ele deve ser aplicado com cautela em pacientes hipotensos, pois o relaxamento profundo pode induzir à queda da pressão em epilépticos.[18,21]

O artigo de Passos e Lima (2017)[21] trata de reflexões sobre a contribuição da calatonia para o tratamento da fibromialgia. De acordo com a perspectiva psicossomática, tanto as dores como outros sintomas dessa patologia "são expressões simbólicas refletidas no corpo, derivadas de imaturidades ou defesas psíquicas".[21] A calatonia oferece um relaxamento "físico, equilíbrio mental e autoconhecimento, pela emersão de imagens/emoções ainda desconhecidas". Os autores inferem que a calatonia é uma PICs auxiliar no tratamento da fibromialgia, afastando sintomas e prevenindo-os pelo equilíbrio emocional do indivíduo.

Um artigo de 2013[24] descreveu a eficácia da técnica da calatonia em parâmetros clínicos e de dor no pós-operatório imediato de colecistectomia por videolaparoscopia. Nesse estudo, foi utilizado um ensaio clínico randomizado, onde a população foi composta por 116 pacientes, divididos em grupos experimental (58 pacientes) e placebo (58 pacientes), todos com ASA 1 ou ASA 2. Ambos os grupos receberam a técnica de calatonia dentro da sala de recuperação pós-anestésica, onde grupo o placebo foi submetido apenas a toques não intencionais, ou seja, sem sequência e tempo. A calatonia foi realizada no tempo zero, e após 60 minutos que estavam na sala de recuperação pós-anestésica, os parâmetros clínicos e de dor foram feitos seguindo as normas do local. A intensidade dor foi mensurada pela escala numérica a cada 15 minutos, e a diferença foi estatisticamente significante menor no grupo experimental (p = 0,016). Os autores concluíram que a calatonia atuou positivamente no alívio da dor, podendo ser um procedimento complementar executado pelo enfermeiro no período pós-operatório imediato.[24]

Outro estudo[25] de revisão sistemática por meio de 13 descritores de saúde relacionados às práticas integrativas e complementares corporais selecionou 228 artigos, dos quais apenas oito relatavam as práticas corporais, sendo a calatonia uma das citadas. Os resultados obtidos foram: melhora no quadro de dor, relaxamento, diminuição de ansiedade e estresse, aumento do bem-estar e melhora do sono.

Mais estudos devem ser elaborados, pois é possível perceber que a aplicação do procedimento calatônico promove o relaxamento, controla a ansiedade e, por conseguinte, reequilibra o estado mental e o controle da dor.

➤ Hai Hua® e o controle da dor

Toda matéria inorgânica ou orgânica é formada a partir da combinação de elementos químicos, iguais ou diferentes, constituída por átomos contendo íons carregados positiva e negativamente; ou seja, são constituídos de prótons, elétrons e nêutrons, que possuindo energia, podem ser classificados como: energia química, elétrica, térmica, magnética, nuclear e mecânica, que transformam ou movimentam a matéria, seja química ou fisicamente. A célula, unidade básica e fundamental, é envolta pela membrana celular que separa o lado interno ("polo negativo") e externo ("polo positivo") dessa unidade, agindo como uma bateria iônica; e a membrana plasmática é quem sustenta o gradiente eletroquímico dentro e fora, enviando e recebendo mensagens.[26-28]

As cargas elétricas permitem que as partículas que compõem a matéria migrem de uma área de maior concentração para uma de menor concentração por meio da excitação dessas partículas dos maiores potenciais para os menores potenciais elétricos, criando, assim, o potencial elétrico,[26-28] que é a capacidade de uma carga elétrica realizar sua função através de seu campo elétrico, e a diferença no potencial é mantida pela bomba sódio/potássio. Além disso, a parede celular, com seus canais iônicos, permite o movimento passivo de íons ao longo dos gradientes eletroquímicos.[28] A estimulação elétrica age sobre a atividade celular e tecidual ativando o receptor celular local e incitando mudanças celulares com uma frequência e amplitude específicas.[27-29]

A energia magnética, embora comumente requeira uma entrada de eletricidade (no caso de eletroímãs) para operar, se manifesta na forma de campos magnéticos, cujas cargas em movimento geram forças atrativas ou repulsivas entre os materiais magnéticos, sendo invisível e dependendo da intensidade do campo elétrico que está gerando um campo magnético.[30] O magnetismo e a eletricidade estão intimamente associados e conectados, e quando juntos geram o eletromagnetismo que age na matéria, esteja ela no estado gasoso, líquido ou sólido.[30]

Esses conceitos fundamentam a eletroterapia, que é o uso de correntes elétricas para finalidades analgésicas e estimulantes da função muscular, dependendo do tipo e da intensidade da corrente aplicada, resultando em efeitos de indução nervosa motora ou sensitiva. A estimulação nervosa sensitiva tem ação analgésica pela relação direta com a liberação de endorfinas endógenas.[26,30]

Todo o exposto baseia o funcionamento do sistema Hai Hua®, equipamento não invasivo que utiliza a energia eletromagnética, dotado de ímãs (eletrodos) de três tamanhos, acionados por corrente elétrica contínua (DC) ou alternada (AC), que liberam cargas eletromagnéticas que estimulam os pontos de acupuntura.

A aplicação, cuja duração é de um minuto, implica na liberação de substâncias vasodilatadoras, ao mesmo tempo que ocorre a dissociação de moléculas complexas. Então, o campo magnético gera efeitos físico, químico e fisiológico, levando à vasodilatação e à hiperemia, favorecendo o aumento da permeabilidade celular, com produção de calor, ação antiálgica e anti-inflamatória no local, além de sensação de leve parestesia.[31-34]

Pela ação de uma corrente elétrica chegando aos eletroímãs, é gerado um campo magnético que emite uma onda pulsante de audiofrequência de saída de 500 a 8.000 Hz, correspondendo à inserção de aproximadamente 132 agulhas no tecido celular que recebendo as cargas desses eletrodos, se altera e equilibra a proporção da bomba NA/K, ocorrendo o fortalecimento da célula e refletindo na sensibilidade da pele.[35]

Essa onda eletromagnética gerada pelo campo magnético ativa algumas substâncias do organismo, desobstruindo os meridianos (canais de energia) do corpo e ativando a circulação sanguínea, reequilibrando a energia vital do organismo e recuperando os tecidos.[26,35] Os principais benefícios do Hai Hua®[15] são: tratamento rápido e seguro, não é invasivo, indolor independente do ponto de aplicação, ausente de riscos e complicações, e custo relativamente baixo. Os resultados são eficazes em casos de dores e doenças crônicas e agudas, e é indicado para dores na coluna, enxaquecas, entorses, DORT/LER, artrose, nevralgia, estresse, entre outros.[35]

A onda eletromagnética emanada ativa diversas substâncias químicas do organismo, e os melhores resultados são obtidos utilizando os eletrodos nos locais indicados; no entanto, os pontos circunvizinhos também são estimulados e beneficiados. A intensidade da potência elétrica é individual, pois existem diferenças de sensibilidade e resistência entre elas; uma dormência confortável é a sensação mais aceitável.

Reiterando, o Hai Hua® utiliza recursos terapêuticos equivalentes a outros tipos de tratamento, como a magnetoterapia, a eletroterapia e a acupuntura.[35] Criado na década de 1990, é um aparelho que permite a realização de acupuntura sem agulhas e que chegou ao Brasil há menos de 10 anos.[15] Seus eletrodos são dotados de ímãs que liberam cargas eletromagnéticas, estimulando acupontos ou *tenderpoints* do corpo humano, assim como fazem as agulhas, por cerca de 1 minuto.[15] Associando a MTC com a tecnologia eletrônica, o Hai Hua® busca o equilíbrio orgânico, assim como os eletrodos substituem a ação das agulhas e cada um equivale ao estímulo simultâneo de 132 agulhas.[15,35]

Dentre os efeitos promovidos em consequência dos fenômenos alternados de polarização e despolarização tecidual, destacam-se: analgésico, tanto para dores crônicas como para as agudas, alcançando uma resposta mais rápida e efetiva do organismo; anti-inflamatório e redução de edema.[34] É uma das PICs da MTC que vem ganhando espaço no mundo ocidental.[36-39]

A aplicação do Hai Hua® é extremamente simples e fácil de manusear, sendo seguro e com a vantagem da agilidade das aplicações, que podem ser feitas em questão de minutos ou segundos.[36] Estudos recentes apontam os benefícios em tratamentos de dores lombares, cervical, fibromiálgicas, lesões por esforços repetitivos (LER), doenças osteoarticulares relacionadas ao trabalho (DORT), entre outras.[36-39]

Como qualquer tratamento eletromagnético, o Hai Hua®, requer observância de cuidados e contraindicações especificadas nas instruções do fabricante, quais sejam: "não aproximar os eletrodos quando o aparelho estiver ligado, pois isso poderia provocar um curto-circuito e queimar o aparelho, entre outros riscos; evitar o uso do aparelho durante tempestades; evitar colocar o aparelho perto de instalações radioativas, televisões, cartões e discos, relógios, entre outros; sempre aplicar na pele íntegra; evitar deixar os eletrodos caírem ou entrarem em contato com calor, para que não percam suas propriedades magnéticas; não aplicar em pacientes que utilizem marca-passo ou que tenham implantes metálicos; ao iniciar o tratamento, evitar que o paciente tenha contato com metal; ter atenção especial ao tratar pacientes idosos, contatando o médico responsável antes; evitar o uso em gestantes e em crianças menores de 12 anos; no caso de pacientes com acidente vascular encefálico (AVE) agudo, o tratamento é indicado só na convalescência; se o paciente apresentar reações anormais durante a aplicação, interromper imediatamente o tratamento e procurar orientação médica".[35]

O Hai Hua M88-CD-9X® foi utilizado em um estudo de campo[36] em 5 voluntários com queixa de dor aguda (40%) e crônica (60%) nas seguintes regiões: frontal; torácica e ombro; cervical; lombar e quadril. Os voluntários eram pessoas com idade mínima de 21 anos, de ambos os sexos e estado físico ASA 1 (sem alterações fisiológicas ou orgânicas) e ASA 2 (alteração sistêmica leve ou moderada). Foram excluídos crianças, adolescentes, gestantes e portadores de marca-passo, varizes trombosadas, fibromialgia, órteses e próteses metálicas, implantes e pinos metálicos. Uma vez avaliados fisicamente pela consulta de enfermagem de acordo com o protocolo proposto e feito o diagnóstico de enfermagem, foram tomados todos cuidados antes da aplicação do Hai Hua®, operacionalizando-se à aplicação, em que os voluntários foram colocados na posição supina em maca ou sentados, dependendo do local da dor, mensurada pela EAV, 5 minutos antes e 30 minutos após a aplicação. Os eletrodos do Hai Hua® foram colocados nos pontos de acupuntura relacionados à localização da dor. A intensidade da indução magnética variou de ≥ 6 pontos luminosos no marcador de intensidade (variação de 1 a 10 = a mínima $\leq 0,1$ T e máxima $\leq 0,3$ T) e aplicada em cada ponto durante 1 minuto, uma vez por dia, durante 3 dias consecutivos. Os resultados mostraram que o alívio da dor teve, em média, diminuição significativa (p $\leq 0,05$) entre os dois momentos de sua mensuração (antes e depois), sendo gradativamente menor nos dias consecutivos.[36]

Outro estudo[37] incluiu sete voluntários de ambos os sexos, na faixa etária de 20 a 59 anos, com queixa de dor aguda ou crônica nas regiões do ombro, cervical e lombar, com amostra de conveniência. O equipamento utilizado foi o Hai Hua M88-CD-9X®, e pequenos eletrodos foram colocados em pontos de acupuntura relacionados à localização da dor na região cervical e no ombro: Gb34, Gb39, Si3, Gv 14,Tw5 Gb20, Tw14, B43, Si11, Si9, Li15, Li14, St38 e Gb41. Dor lombar: B36, B37, B40, B60, Gb34, B23, B52, B25, B26, Gb30, durante 1 minuto, uma vez por dia, durante 3 dias. A intensidade da indução magnética variou de ≥ 8 pontos luminosos no marcador de intensidade (variação de 1 a 10 = a mín. $\leq 0,1$ T e máx. $\leq 0,3$ T) e a frequência foi de 60 Hz. Mesmo com uma amostra pequena (n = 8), os resultados obtidos permitiram observar a efetividade da terapia no alívio das dores crônica (50%) e aguda (50%) pelo relato de voluntários, cuja média da intensidade da dor antes de aplicar o Hai Hua® foi 8,1; 6,7 e 4 no primeiro, segundo e terceiro dias, e a intensidade média após a aplicação foi de 5,6; 3,2 e 2,4 no primeiro, segundo e terceiro dias, respectivamente. Ressalte-se que 30 minutos após a primeira aplicação houve diminuição significativa da dor: 3,5 pontos em média na EAV, onde p $\leq 0,05$.

Contudo, há 24 anos um estudo experimental e randomizado[39] analisou os efeitos da aplicação de campos eletromagnéticos pulsados (CEMP) em tendinite de Aquiles induzida em ratos, verificando a redução do quadro de dor e do edema, produção de fibroblastos em maior quantidade e detecção do alinhamento do tecido cicatricial. Em 2006, um ensaio clínico[40] randomizado, duplo-cego e controlado por simulação, aplicou a o eletromagnetismo (0,1 a 64 Hz, 30 min./dia durante 3 semanas) em pacientes com osteoartrite mostrou sua efetividade analgésica sem alterar a morfologia da cartilagem. Em 2007, outro trabalho[41] aplicando CEMP em pacientes com epicondilite lateral, após quinze sessões de 30 minutos de exposição a 6 mT, 25 a 46 Hz, obteve diminuição significativa da dor comparado ao grupo placebo.

Mais recentemente, autores[42] investigaram de forma sistemática os potenciais efeitos centrais da estimulação magnética periférica (rPMS) em 37 mulheres (idade 25 ± 4,1 anos) com diagnóstico de enxaqueca episódica de alta frequência que apresentaram pelo menos um ponto de gatilho miofascial ativo (mTrP) nos músculos trapézios latentes nos músculos deltoides. A hipótese é de que rPMS tem efeito mais significante no alívio da enxaqueca quando é aplicado aos músculos trapézios em comparação com os músculos deltoides. As mulheres que participaram do estudo foram aleatoriamente submetidas para receber rPMS aplicado bilateralmente aos mTrPs do trapézio (n = 19) ou músculos deltoides (n = 18) em seis sessões durante duas semanas. Surpreendentemente, o estudo piloto mostrou que o músculo deltoide intere no trigêmeo-cervical (TCC) e, portanto, foi escolhido como local de estimulação de controle, enquanto o músculo trapézio deveria fazer parte do complexo TCC e, portanto, estar envolvido na fisiopatologia da enxaqueca. Foi usado o calendário de cefaleias da Sociedade Alemã de Enxaqueca e Cefaleia (DMKG), bem como o questionário *migraine disability assessment* (MIDAS) para avaliar os efeitos relacionados à estimulação. A frequência de dias de enxaquecas diminuiu significativamente tanto no trapézio quanto no deltoide após as 6 sessões de rPMS (grupo trapézio p = 0,005; grupo deltoide p = 0,003). A pontuação MIDAS diminuiu significativamente de 29 para 13 pontos (p = 0,0004) no grupo trapézio e de 31 para 15 pontos (p = 0,002) no grupo deltoide. Assim, rPMS aplicado a mTrPs dos músculos do pescoço e dos ombros oferece uma abordagem promissora para aliviar a frequência da dor de cabeça e a carga de sintomas.

Métodos terapêuticos não farmacológicos e não invasivos, como as PICS para controlar sintomas dolorosos, são cada vez mais necessários para integrar e complementar a intervenção multimodal e multiprofissional da dor. O Hai Hua® como tratamento eletromagnético atua de modo rápido e efetivo no alívio e controle de dores crônicas e agudas, assim como a calatonia, com seu potente efeito de relaxamento, reequilibra as condições psicobiológicas, porém a escassez de literatura a respeito dessas terapias e de suas ações, seus efeitos e possíveis contraindicações devem ser mais investigadas e exploradas.

➤ Referências bibliográficas

1. Organização Mundial da Saúde. Estratégias da OMS sobre medicina tradicional: 2002-2005. Genebra, 2002. Disponível em: http://whqlibdoc.who.int/hq/2002/WHO_EDM_TRM_2002.1_spa.pdf.
2. Brasil. Ministério da Saúde, Secretaria de Políticas de Saúde. Projeto promoção da saúde: as cartas da promoção da saúde. Declaração de Alma-Ata. In: Conferência Internacional sobre Cuidados Primários de Saúde; 6 a 12 de setembro de 1978; URSS (atual Rússia). Brasília (DF): Ministério da Saúde, 2002. p. 33.
3. Brasil. Ministério da Saúde, Secretaria de Políticas de Saúde. Projeto promoção da saúde: as cartas da promoção da saúde. Brasília (DF): Ministério da Saúde, 2002. 56p [Série B: textos básicos em saúde].
4. Brasil. Ministério da Saúde (org.). 8ª Conferência Nacional sobre Promoção da Saúde; 17 a 21 de março de 1986; Brasília (DF).

5. Brasil. Ministério da Saúde, Secretaria de Políticas de Saúde. Projeto promoção da saúde: as cartas da promoção da saúde. Carta de Ottawa. In: 1ª Conferência Internacional sobre Promoção da Saúde; novembro de 1986; Ottawa (CA). Brasília (DF): Ministério da Saúde, 2002. p. 19.
6. Brasil. Ministério da Saúde, Secretaria de Políticas de Saúde. Projeto promoção da saúde: as cartas da promoção da saúde. Declaração de Adelaide. In: 2ª Conferência Internacional sobre Promoção da Saúde; 5 a 9 de abril de 1988; Adelaide (AU). Brasília (DF): Ministério da Saúde, 2002. p. 35.
7. Brasil. Ministério da Saúde, Secretaria de Políticas de Saúde. Projeto promoção da saúde: as cartas da promoção da saúde. Declaração de Santafé de Bogotá. In: Conferência Internacional de Promoção da Saúde; 9 a 12 de novembro de 1992; Santafé de Bogotá (CO). Brasília (DF): Ministério da Saúde, 2002. p. 45.
8. Brasil. Constituição da República Federativa do Brasil. Diário Oficial da União. 5 out. 1988. Disponível em: www.mec.gov.br/legis/default.shtm. Acesso em: 28 jan. 2021.
9. Brasil. Ministério da Saúde. Portaria n. 971, de 3 de maio de 2006. Aprova a Política Nacional de Práticas Integrativas e Complementares (PNPICS) no Sistema Único de Saúde (SUS). Brasília: Ministério da Saúde, 2006.
10. Brasil. Ministério da Saúde. Portaria n. 849 de 27 de março de 2017. Inclui a arteterapia, ayurveda, biodança, dança circular, meditação, musicoterapia, naturopatia, osteopatia, quiropraxia, reflexoterapia, reiki, shantala, terapia comunitária integrativa e ioga à Política Nacional de Práticas Integrativas e Complementares. Brasília (DF): Ministério da Saúde, 2017.
11. Brasil. Ministério da Saúde. Portaria n. 702 de 21 março de 2018. Altera a Portaria de Consolidação n. 2/GM/MS, de 28 de setembro de 2017, para incluir novas práticas na Política Nacional de Práticas Integrativas e Complementares (PNPICs). Brasília (DF): Ministério da Saúde, 2018. Disponível em: http://bvsms.saude.gov.br/bvs/saudelegis/gm/2018/prt0702_22_03_2018.html.
12. Brasil. Conselho Federal de Enfermagem (COFEN). Resolução n. 197/1997. Estabelece e reconhece as terapias alternativas como especialidade e/ou qualificação do profissional de enfermagem. Brasília (DF): COFEN, 1997 [citado em 2018]. Disponível em: http://www.cofen.gov.br/resoluo-cofen-1971997_4253.html.
13. Brasil. Conselho Federal de Enfermagem (COFEN). Resolução n. 0500/2015. Revoga, expressamente, a Resolução COFEN n. 197, de 19 de março de 1997, a qual dispõe sobre o estabelecimento e reconhecimento de terapias alternativas como especialidade e/ou qualificação do profissional de enfermagem, e dá outras providências. Disponível em: http://www.cofen.gov.br/resolucao-cofen-no-05002015_36848.html.
14. Brasil. Conselho Federal de Enfermagem (COFEN). Resolução n. 581/2018. Atualiza, no âmbito do sistema COFEN/Conselhos Regionais de Enfermagem, os procedimentos para registro de títulos de pós-graduação lato e stric-

tu sensu concedido a enfermeiros e aprova a lista das especialidades. Brasília (DF): COFEN, 2018. Disponível em: http://www.cofen.gov.br/resolucao-cofen-no-581-2018_64383.htm.

15. Posso MBS, Giaretta VMA, Romaneck FMRM. Práticas integrativas e complementares e a dor. In: Posso IP et al (org.). Tratado de Dor: publicação da Sociedade Brasileira para o Estuda da Dor. Rio de Janeiro: Atheneu, 2017. cap. 204, p. 2.329-44.

16. Azevedo C et al. Práticas integrativas e complementares no âmbito da enfermagem: aspectos legais e panorama acadêmico-assistencial. Esc Anna Nery [Online]. 2019;23(2):e20180389. doi: 10.1590/2177-9465-ean-2018-0389.

17. Brasil. Conselho Federal de Enfermagem (COFEN). Resolução n. 625/2020. Altera a Resolução COFEN n. 581, de 11 de julho de 2018, que atualiza, no âmbito do sistema COFEN/Conselhos Regionais de Enfermagem, os procedimentos para registro de títulos de pós-graduação lato e stricto sensu concedido a enfermeiros e aprova a lista das especialidades. Disponível em: http://www.cofen.gov.br/resolucao-cofen-no-625-2020_77687.html.

18. Sándor P. Técnicas de relaxamento. São Paulo: Vetor, 1982. 170p.

19. Delmanto S. Toques sutis: uma experiência de vida com os ensinamentos de Pethö Sándor. 4. ed. São Paulo: Summus, 1997. 304p.

20. Farah RM. Calatonia: o toque sutil na psicoterapia. São Paulo: Companhia Ilimitada, 2016. 159p.

21. Passos CH, Lima RA. A contribuição da calatonia como técnica auxiliar no tratamento da fibromialgia: possibilidades e reflexões. Bol Psicol [Online]. 2017;67(146):13-24.

22. Spaccaquerche ME. Corpo em Jung: estudos em catalonia. São Paulo: Vetor, 2012. 312p.

23. Tavares SMG. Jung and the body: using calatonia in individual and group psychotherapy. In: Blanchard AR, Rios AMG, Seixas LMP (org.). Calatonia: a therapeutic approach that promotes somatic and psychological regulation. Miami: Alma Street, 2019. p. 46-69.

24. Lasaponari EF, Peniche ACG, Turrini RNT, Grazziano ES. Eficácia da calatonia sobre os parâmetros clínicos no período pós-operatório imediato: estudo clínico. Rev Latino-Am Enfermagem [Online]. 2013;21(5):[08 telas]. Disponível em: https://www.scielo.br/scielo.php?pid=S0104-6920130005010 54&script= sci _ arttext &tlng=pt.

25. Antunes PC, Lagranha DM, Sousa MF, Silva AM, Fraga AB. Revisão sistemática sobre práticas corporais na perspectiva das práticas integrativas e complementares em saúde. Motrivivencia (Florianópolis, SC). 2018;30(55):227-47.

26. Hall JE. Guyton & Hall – Tratado de fisiologia médica. 13. ed. São Paulo: GEN; Guanabara Koogan, 2017. 1.176p.

27. Tipler PA, Mosca G. Física para cientistas e engenheiros. 6. ed. 2009. v. 2, pt. IV, 556p.
28. Montgomery J. Energy storage series: making the case for batteries. Renewable Energy World. 2013. Disponível em: http://www.renewableenergyworld.com/rea/news/article/2013/03/energy-storageseries-making-the-case-for-batteries.
29. Silva MF. Eletricidade. Santa Maria: Universidade Federal de Santa Maria (Rede e-Tec Brasil), 2015. 116p.
30. Hayt Jr WH, Buck JA. Eletromagnetismo. 8. ed. Porto Alegre: AMGH, 2012. 616p.
31. Meyer PF. Investigação sobre possíveis efeitos biológicos in vitro de agentes físicos utilizados em fisioterapia. Tese (Doutorado) – Universidade Federal do Rio Grande do Norte (Natal), 2008. p. 1-52.
32. Oliveira AP, Araujo FL, Araujo JE. Melhora da função motora em pacientes portadores de sequelas crônicas de acidente vascular cerebral após tratamento por acupuntura eletromagnética Hai Hua. A Sobrafisa (Ribeirão Preto). 2003;1(1):87-92.
33. Rossoni MA, Nakayama GK, BertolinI GR. Correntes diadinâmicas de Bernard com e sem iontoforese na DTM: ensaio clínico randomizado. Arq Cienc Saude Unipar. 2009;13(1):3-8.
34. Artioli DP, Nascimento ES, Santos JC, Celeste LF, Santini L, Andrade Junior MC et al. O uso da corrente polarizada na fisioterapia. Rev Soc Bras Clin Med. 2011;9(6):428-31.
35. Dandong Hai Hua Applied Techniques Development. Hai Hua therapeutics apparatus CD-9X user's manual. China, 2015.
36. Arantes CM, Giaretta VM, Posso MB. Hai Hua CD-9X®: um equipamento eletromagnético para aliviar dores crônicas e agudas. In: XVIII Encontro Latino-Americano de Iniciação Científica; XIV Encontro Latino-Americano de Pós-graduação e VIII Encontro Latino-Americano de Iniciação Científica Júnior. São José dos Campos; 2014.
37. Arantes CM, Giaretta VM, Posso MB, Cogo JC. Hai Hua: um aliado para o alívio da dor. In: XIX Encontro Latino-Americano de Iniciação Científica; XV Encontro Latino Americano de Pós-graduação e V Encontro de Iniciação à Docência. São José dos Campos; 2015.
38. Posso MB, Arantes CM, Giaretta VM, Romanek FA. Therapeutic efficacy of Hai Hua technique in acute and chronic neck, shoulder and low back pain: a prospective preliminary study. In: 16th World Congress on Pain; 2016; Yokohama (JP).
39. Lee EW, Maffulli N, Li CK, Chan KM. Pulsed magnetic and electromagnetic fields in experimental Achilles tendonitis in the rat: a prospective randomized study. Arch Phys Med Rehabil. 1997;78(4):399-404.

40. Sutbeyaz ST, Sezer N, Koseoglu BF. The effect of pulsed electromagnetic fields in the treatment of cervical osteoarthritis: a randomized, double-blind, sham-controlled trial. Rheumatol Int. 2006;26(4):320-4.
41. Uzunca K, Birtane M, Tastekin N. Effectiveness of pulsed electromagnetic field therapy in lateral epicondylitis. Clin Rheumatol. 2007;26(1):69-47.
42. Renner T, Sollmann N, Heinen F, Albers L, Trepte-Freisleder F, König H et al. Alleviation of migraine symptoms by application of repetitive peripheral magnetic stimulation to myofascial trigger points of neck and shoulder muscles: a randomized trial. Sci Rep. 2020;10(1):5954.

Métodos Complementares no Tratamento Multidisciplinar da Dor

Felipe Chiodini Machado

Em toda a história da civilização humana sempre esteve presente a arte de curar. Inicialmente legada a sacerdotes e místicos, sempre teve profunda influência cultural, filosófica e social. As técnicas de cura de uma sociedade são derivadas de seus valores e de suas crenças, bem como das doenças mais prevalentes naquela população. O chamado "tratamento convencional" para uma patologia varia muito com o momento cultural vivido por aquele grupo de pessoas. O que era considerado heresia em algumas culturas é, hoje, tratamento mandatório para algumas doenças. Do mesmo modo, outros tratamentos considerados clássicos e indispensáveis pela medicina antiga são, hoje, proscritos.

O que ocorreu ao longo do século XX foi a organização da medicina em torno de ideias científicas, consensos de opiniões de especialistas e experimentação. Esse conjunto define a "medicina baseada em evidência", atualmente aceita pela grande maioria dos profissionais de saúde no mundo. Então, a atenção à saúde evolui de uma miríade de práticas e soluções pessoais para técnicas baseadas em evidência. Aos poucos, o próprio ensino desses profissionais passou da esfera individual caracterizada pelo "mestre professor" para a institucional, representada pelas escolas de saúde. Essa tendência histórica relativamente recente levou a uma separação cultural das técnicas terapêuticas no que se chama de tratamentos convencionais e alternativos.

No entanto, mesmo durante a era dos tratamentos baseados em evidência, ainda é comum que um método de atenção à saúde antes apresentado como empírico, não convencional ou alternativo torne-se convencional, ou mesmo mandatório, à medida que se aprofundam experiências e estudos sobre seu uso. Do mesmo modo, tratamentos usados em grande escala até recentemente são muitas vezes abandonados e substituídos quando pesquisados mais profundamente.

➤ Métodos alternativos e complementares

Não há um consenso nos conceitos de métodos alternativos e complementares. Em geral, "métodos alternativos" expressam a ideia de técnicas usadas em substituição à terapia convencional, enquanto "métodos complementares" remetem mais a técnicas associadas ao tratamento convencional, na tentativa de melhorar seus resultados e não substituí-los. Neste capítulo usaremos essa terminologia ao nos referirmos a métodos alternativos ou complementares (MAC), sem uma distinção formal.

Entende-se que a "medicina baseada em evidência" é um marco histórico na qualidade do tratamento dos pacientes em qualquer lugar do mundo. Substituir um método cientificamente aceito por outro só é ético quando houver suficiente evidência sobre o novo método para considerá-lo igual ou superior ao anterior em algum aspecto. Nesse entendimento, propõe-se uma nova divisão do cuidado à saúde. Não mais a divisão clássica entre tratamento convencional e alternativo; mas sim uma divisão entre tratamentos de que se sabe do resultado e tratamentos que podem ou não ser eficazes. Uma vez que um método de cuidado à saúde é rigorosamente testado e aprovado com base em ensaios clínicos, não importa se ele era considerado alternativo ou não.[1] Se os mesmos princípios e as mesmas exigências de evidência se aplicarem a qualquer técnica, há uma quebra da barreira entre os métodos convencionais e alternativos ou complementares.

Por isso, é justamente a tendência de prática da "medicina baseada em evidência" que, ironicamente, tem ajudado a reconciliar técnicas complementares à prática tradicional de atenção à saúde. Nas últimas décadas, houve proliferação de estudos sobre MAC, vários deles com resultados práticos promissores, embora nem sempre com base fisiopatológica completamente entendida.

As dificuldades de pesquisa com MAC englobam falta de consenso nas terapias e populações variadas. Ainda, o tratamento individualizado dessas técnicas gera grande variabilidade de métodos, o que dificulta a análise estatística. Mesmo assim, seu uso vem se difundindo em vários grupos populacionais, o que inclui o de pacientes com dor.[2,3] Um dado de 2010 mostrava a existência de 1.200 estudos randomizados sobre o tema MAC.[1] Atualmente, em 2017, uma pesquisa no Medline com o termo "terapias alternativas" ou "terapias complementares" resulta em torno de 20 mil ensaios clínicos randomizados sobre MAC. Tais técnicas estão recebendo cada vez mais atenção nas escolas de saúde, e várias delas criaram centros de estudos para o tema nas últimas décadas.

Parte dos pacientes ainda tem vergonha em admitir ao médico ou enfermeiro o uso de terapias complementares; por isso, é importante estabelecer uma relação baseada não em julgamento, mas em orientação. A importância de o profissional de saúde tradicional conhecer os MAC está em fornecer orientações objetivas sobre as terapias, orientar seus efeitos colaterais e suas interações com tratamentos tradicionais. A maioria dos MAC é de baixa tecnologia e com apelo natural, sendo percebida como inócua pelos pacientes. No entanto, há relatos crescentes de efeitos colaterais e interações medicamentosas, em especial entre ervas medicinais e alopatia. Qualquer esforço de construir um tratamento baseado nas melhores evidências sistemáticas tem pouca chance de sucesso se não incluir os valores do paciente, inclusive incorporando-os em nossas pesquisas. Há um significado subjetivo da dor e limitação para cada paciente que se pode ser abordado por MAC, estando muito ligado a crenças individuais.[4]

➤ Diferentes terapias complementares

Alguns MAC são baseados em fundamentos fisiopatológicos reconhecíveis e estudados pelos profissionais de saúde convencionais. Outros se baseiam, em maior ou menor grau, em conceitos filosóficos e relações energéticas, a princípio, invisíveis. No entanto, algumas terapias de cunho filosófico-energético vêm sendo pesquisadas com rigor científico e hoje já têm ao menos parte de seu efeito explicado por mecanismos fisiopatológicos tradicionais, como é o caso da acupuntura.

Poucos estudos abordam o uso de MAC pela população em geral. Em uma recente revisão da Universidade de Helsinki, chegou-se à conclusão de que aproximadamente 26% da população europeia usou pelo menos um tratamento considerado alternativo ou complementar nos últimos 12 meses.[5]

Neste capítulo, abordaremos brevemente os principais temas de medicina complementar, com foco nas evidências científicas disponíveis mais recentes.

Acupuntura e medicina tradicional chinesa

Dentro da medicina oriental, a mais conhecida é a medicina tradicional chinesa (MTC), que engloba acupuntura, herboterapia, massagem e *qi-gong*. É um MAC putativo, ou seja, originalmente se baseia no conceito que o ser humano possui energias não mensuráveis. Várias culturas usaram esse conceito, chamando essa energia de *ki* (*kampo* japonês), *doshas* (medicina aiurvédica), *prana*, *energia etérica*, *fohat*, entre outros. Na MTC, ela é chamada *qi*. Segundo a visão tradicional, no corpo há um equilíbrio de dois princípios, chamados de Yin e Yang. Yin representa o princípio passivo, frio, lento, interior. Yang representa o princípio ativo, quente, rápido, exterior. Dentro da MTC, a saúde é atingida pelo equilíbrio entre essas forças duais que compõem o corpo. Por sua vez, a doença seria causada pelo desequilíbrio entre Yin e Yang, gerando bloqueios, excessos ou deficiências no fluxo de *qi* e sangue ao longo dos meridianos. A MTC, então, faz uso de ervas, acupuntura ou massagem para desbloquear o fluxo energético, na tentativa de retornar o corpo à harmonia.

O principal foco da pesquisa em acupuntura recentemente tem sido o tratamento da dor, tanto com pesquisa clínica como pesquisa básica e de neuroimagem funcional, mostrando efeitos dessa técnica melhores que o placebo.[6,7] Atualmente, há evidência de mecanismos de ação periféricos, espinais e supraespinais da acupuntura, obtidos por experimentação em animais, que aproximam essa técnica do conhecimento da medicina ocidental. Um estímulo de acupuntura ou eletroacupuntura tem seu efeito principal sobre fibras Aδ e C.[6]

- **Efeito local:** acupuntura e eletroacupuntura têm efeito local de analgesia por liberação de opioides em sítios inflamatórios. Após o estímulo, há ativação simpática, que aumenta a migração de células liberadoras de opioides para o local. Além disso, a expressão da enzima conversora de angiotensina (COX-2) é reduzida, levando à diminuição do metabolismo canabinoide e ao aumento da expressão opioidérgica. Também há redução dos níveis de prostaglantinas pró-inflamatórias (PGE2). O aumento de opioides periféricos leva a uma dessensibilização do aferente primário e ao bloqueio de liberação de citocinas pró-inflamatórias (fator de necrose tumoral alfa, interleucinas 1b e 6). Outra evidência de sua ação opioidérgica é que seus efeitos são bloqueados, ao menos em parte, por naloxone.[6,7]

- **Efeitos espinais segmentares:** o estímulo doloroso é traduzido no nociceptor polimodal (fibras C), que estimula células da substância gelatinosa, as quais darão a sensação de dor principalmente pela ativação das células de ampla variação dinâmica e trato espinorreticular. O estímulo de mecanorreceptores de alto limiar (fibras Aδ) pela acupuntura estimula células marginais e pedunculares. As marginais estão ligadas ao trato espinotalâmico e à transmissão supraespinal da dor. As células pedunculares liberam neurotransmissores (NT) opioides, que inibirão as células da substância gelatinosa, levando à analgesia por interromper o trajeto de dor das fibras C. Os principais NT envolvidos são encefalina, dinorfina, serotonina, noradrenalina.[6,7]

- **Efeitos suprassegmentares:** a acupuntura em determinados pontos pode gerar analgesia em outras regiões, com inervação diferente. Isso é explicado pelo estímulo de fibras Aδ gerado pela acupuntura ser conduzido ao córtex cerebral e liberar β-endorfina para os diversos níveis da medula em seu trajeto através de colaterais e interneurônios. Além disso, ao chegar ao córtex, o estímulo da acupuntura ativa vias inibitórias descendentes serotoninérgicas (substância cinzenta periaquedutal, núcleo magno da rafe, células pedunculadas) e noradrenérgicas (projeções do núcleo reticular dorsal, núcleo paragigantocelular e *locus coeruleus*) com papel não só no tratamento da dor, mas também de transtornos psiquiátricos associados.[6,7] Evidências recentes sugerem que essa ativação possa se dar por regulação da expressão de proteínas em áreas suprassegmentares.[8]

Há evidência de que apenas uma única sessão de eletroacupuntura pode aumentar significativamente o limiar de dor inflamatória, suprimir a ativação de cinases pró-inflamatórias ERK 1 e 2, diminuir a expressão de COX-2 e a expressão proteica de receptores de neurocinina 1 em cobaias.[8,9] Também há estudos para receptores envolvidos em dores crônicas, como o de Cheng (2013), que mostrou o efeito da eletroacupuntura de diminuir a resposta de nociceptores P2X3 a seus agonistas.[10]

Nas estimulações elétricas transcutâneas, acredita-se que seu principal mecanismo de ação se dê através de receptores táteis, as fibras Aβ, que por meio de interneurônios gabaérgicos também inibem a condução na substância gelatinosa, contribuindo para a analgesia.[7]

Moxibustão é uma técnica da MTC para tratamento através do calor, a princípio com queima da erva Artemísia e, mais modernamente, com produção elétrica de calor. Para essa técnica, há poucos estudos sobre mecanismos de ação. Existe um estudo de Zhu (2014), de neuroimagem funcional, o qual mostrou que algumas áreas ligadas à dor (córtex pré-frontal, córtex cingulado anterior) ficam menos ativas em pacientes que receberam moxibustão e se desativam mais rapidamente após cessado o estímulo doloroso.[11]

Quanto às indicações de tratamento, acupuntura é colocada como nível B de evidência para tratamento de várias condições de dor crônica.[12] Na maioria dos estudos, tanto a acupuntura verdadeira quanto a acupuntura *sham* tiveram resultados positivos, embora os da acupuntura verdadeira tenham sido melhores, o que mostra que seus resultados diferem de efeito placebo.[12,13]

As principais patologias com indicação de acupuntura foram reunidas na metanálise de Vickers (2012) com quase 18 mil pacientes e incluiu dor cervical, lombar, ombragia, cefaleia e osteoartrite.[14] Ensaios clínicos controlados randomizados mais recentes de boa qualidade confirmam esses resultados[13] e também mostraram evidência de melhora para dor miofascial em pontos gatilho,[15] atrite reumatoide,[16] dor da crise de gota[17] e dor relacionada ao câncer.[18] Também há indicação para tratamento de crises e profilaxia de enxaqueca, por vezes com resultado superior ao tratamento convencional.[19] Em mulheres, uma revisão da Cochrane de 2011 mostrou evidência de acupuntura para tratamento de dispareunia associada a vulvodinia, endometriose e dismenorreia.[20] Em homens, há evidência de melhora de dor pélvica crônica e prostatite.[19,21] O uso de acupuntura e ervas da MTC também está associado à melhora da dor subaguda e crônica de neuralgia pós-herpética,[22] além de vários outros tratamentos analgésicos nos cenários de emergência.[23]

Também há evidência para outras técnicas relacionadas à MTC. O uso de acupressura e auriculoterapia na dor foi abordado pela revisão de 2014 de Chen e Wang. Tais técnicas se mostraram eficazes no tratamento de lombalgia, dismenorreia, cefaleia crônica, dor do trabalho de parto e outras dores traumáticas.[24] O uso de calor através de moxaterapia por períodos 30 a 60 minutos é eficaz no tratamento de dor lombar baixa.[25]

A acupuntura é uma forma eficaz de tratamento em várias síndromes dolorosas agudas e crônicas. Seu baixo custo financeiro e sua pouca demanda tecnológica, aliados a resultados equivalentes ou superiores a tratamentos convencionais, fazem da acupuntura uma importante técnica do arsenal terapêutico da dor. Seu perfil de segurança é considerado excelente, embora alguns dos efeitos adversos mais comumente relatados sejam irritação e hematoma no local de punção. Há raros relatos de infecção de pele, pneumotórax e migração espontânea da agulha.[11]

Terapias herbais

Esses tratamentos incluem suplementos nutricionais e ervas. São usados por terapeutas naturalistas, mas também por praticantes de MTC, *ayurveda* e medicina antroposófica. Frequentemente carecem de evidência científica tradicional. No entanto, nas últimas décadas, pode-se ver um aumento do número de artigos investigando técnicas de medicina natural.

Para o tratamento da dor, glucosamina e condroitina são frequentemente usados em casos de fibromialgia, osteoartrite e artrite reumatoide.[26] Também há evidência de que o uso de glucosamina leva à deterioração cartilaginosa mais lenta e ao alívio da dor de osteoartrite.[26-28] Em lombalgia baixa, há evidência de que *Harpagophytum procumbens*, *Salix alba* e *Capsicum frutescens* melhoram a dor com efeito superior ao placebo. Várias outras terapias herbais têm evidência mais modesta.[29]

Ioga

Ioga é uma prática meditativa originada na Índia, com influências filosóficas budistas e hinduístas. Existem várias linhas de ioga diferentes, com práticas de posturas, respirações, relaxamento, meditação, canto e "práticas de limpeza". Um estudo de recente mostrou que a prática de ioga por 12 semanas leva à redução de fator nuclear kappa B, envolvido na produção de citocinas, no aumento da atividade anti-inflamatória do receptor de glicocorticoide e na redução da atividade de fatores de transcrição para proteína de ligação ao elemento de resposta do AMPc em relação aos controles.[30]

Há evidência de prática da ioga para o tratamento de cefaleia tensional,[31] dor lombar baixa,[12,32,33] dor crônica cervical,[17] artrite reumatoide[16,34] e outras limitações relacionadas à dor.[17,35,36] Nesses estudos, várias foram as vertentes de ioga com resultado positivo, e as mais usadas para obtenção das evidências foram *Iyengar*, *viniyoga*, *hathayoga* e *rajyoga*.[17,18,23,26,35]

Massagem

São várias as técnicas de massagem, em geral usadas com intenção de promover relaxamento muscular, melhor circulação sanguínea e linfática, além de efeitos neuroendócrinos. Um estudo recente mostrou que técnicas de massagem podem aumentar o fator neurotrófico derivado do cérebro (BDNF), além de gerar mudanças na eletroencefalografia dos pacientes (ondas alfa mais predominantes e teta menos predominantes) e reduzir o cortisol salivar.[37]

Sobre o uso da massagem em dor, há evidências em revisões sistemáticas para tratamento de pacientes com dor lombar baixa subaguda e crônica, especialmente se combinada a exercícios e reeducação postural.[37,38] Também há evidência modesta para cefaleia, ombralgia, fibromialgia e síndrome do túnel do carpo.[38] Evidências mais recentes sugerem que algumas técnicas de massagem podem ter benefício para dor de artrite reumatoide.[16]

Meditação e mentalização

Existem inúmeras técnicas de meditação envolvendo posturas, respirações, relaxamento e exercícios mentais. Em geral, a mentalização envolve visualizar resultados positivos para melhorar a reação do paciente a situações estressantes ou dolorosas, por vezes reduzindo longitudinalmente a dimensão afetivo-emocional das respostas cerebrais à dor.[26]

Parte de seu efeito pode ser explicado por mudanças de eletroencefalografia, com maior predomínio de ondas alfa cerebrais.[34] No entanto, ainda há carência de estudos de qualidade sobre os mecanismos de ação cerebrais da meditação. Quanto às indicações para dor, há evidência de uso de meditação e mentalização com resultado positivo em dor pós-operatória, dor abdominal e outras dores musculoesqueléticas;[17] além de dor em membro fantasma.[39] Técnicas de relaxamento por uso de imagens podem ser eficazes como adjuvantes no tratamento da fibromialgia.[40-42]

Hipnose

Um artigo de revisão de 2013 analisou 34 ensaios clínicos com mais de 2.500 pacientes e mostrou o benefício da hipnose nos pacientes submetidos a cirurgias ou outros procedimentos. Há evidência de que a hipnose diminui o consumo de medicação analgésica em adultos no perioperatório ou após outros procedimentos.[43]

Há evidência de que a hipnose tem efeito analgésico na dor moderada e forte de várias etiologias e que a sugestão hipnótica é igualmente eficaz na redução da dor em modelos clínicos (com pacientes) e experimentais (com cobaias).[44]

Toque terapêutico e outras terapias energéticas

Alguns MACs putativos envolvem o tratamento pelo toque com as mãos. A maioria tem algum grau de inserção religioso-espiritual ou não. Alguns exemplos são o *reiki* e o toque terapêutico. Toque terapêutico é uma modalidade de tratamento vinda de práticas antigas e desenvolvida por Dora Kunz e Dolores Krieger. É baseada na premissa de que os seres humanos são compostos por "campos energéticos complexos", e a habilidade de induzir cura no outro é um potencial natural. *Reiki* é uma terapia japonesa desenvolvida por Mikao Usui no século XIX. Acredita-se que a "energia espiritual" é canalizada através do "reikiano", tratando o paciente para aspectos físicos ou não.

Tais formas de MAC têm atraído atenção da medicina convencional e recentemente começaram a surgir ensaios clínicos sobre o tema. Há discreta evidência de uso bem-sucedido de toque terapêutico para dor em idosos, queimados, pacientes com osteoartrite e outras afecções ortopédicas, reduzindo o consumo de opioides e os níveis de dor, além de reduzir a ansiedade relacionada à dor.[45-48] Um estudo de 2014 com ressonância magnética funcional em pacientes com dor lombar mostrou que o tratamento com toque terapêutico tem efeito imediato na conectividade funcional entre os neurônios de regiões cerebrais envolvidas com o processamento e a modulação da experiência dolorosa (córtex somatossensorial, tálamo, córtex cingulados anterior e posterior, ínsula anterior e posterior, substancia cinzenta periaquedutal). Esse resultado sugere que mudanças neurofisiológicas podem compor o mecanismo de alívio da dor nesse caso.[49]

Terapias de cura energética são usadas como complementares em muitas doenças, dado seu baixo risco de resultados negativos.[49] Sua implementação é associada à maior satisfação dos pacientes, aos menores níveis de ansiedade e aos menores custos hospitalares.[50]

Musicoterapia

Algumas metanálises apoiam o uso de musicoterapia em várias áreas clínicas específicas. Em dor, há evidência de eficácia desse método em crianças com enxaqueca e *tinidus* crônico.[51] A musicoterapia estimulante pode elevar o limiar de estímulo tátil e doloroso dos pacientes. Há também evidência de que ouvir música no perioperatório pode reduzir não só o estresse e a ansiedade, mas também os níveis de dor pós-operatória.[52]

Tai chi chuan

Com influências da filosofia taoísta, o *tai chi chuan* é uma arte marcial japonesa que envolve meditação e consciência corporal. Pode ser eficaz no tratamento da dor da osteoartrose[17,53] e artrite reumatoide.[16]

Nem todas as evidências para MAC puderam ser apresentadas neste capítulo. O principal foco foram as evidências mais recentes e relevantes para uso multidisciplinar em pacientes com quadros dolorosos. No entanto, deve-se ressaltar que evidência científica não é garantia de sucesso, e na grande maioria dos casos mais estudos são necessários para que se chegue a um consenso sobre o método que possa, por exemplo, ser publicado em um *guideline* de tratamento. Seu uso deve ser cuidadoso e individualizado para cada paciente. A busca de MAC é cada vez mais comum e válida, principalmente quando usado em associação com a terapia convencional. Muitas dessas terapias estão sendo submetidas às mesmas investigações científicas que as terapias convencionais, e várias estão tendo resultados positivos com rigor científico. Quando apropriadamente indicadas, as crescentes evidências de sua eficácia clínica, sua segurança e seu custo-benefício aumentam sua recomendação.

O fato de terapias MAC incorporarem aspectos de poder da intenção, autoconsciência e interação humana pode ser a chave para se obter um tratamento mais individualizado e humanizado para uma população tão desafiadora como a de pacientes com dor crônica.

➤ Referências bibliográficas

1. Inglis B. Fringe medicine. London: Faber and Faber, 1964.
2. Cramer H, Chung VC, Lauche R et al. Characteristics of acupuncture users among internal medicine patients in Germany. Complement Ther Med. 2015 Jun;23(3):423-9.
3. Simpson CA. Complementary medicine in chronic pain treatment. Phys Med Rehabil Clin N Am. 2015 May;26(2):321-47.
4. Cicerone KD. Evidence-based practice and the limits of rational rehabilitation. Arch Phys Med Rehabil. 2005;86(6):1073-4.
5. Kemppainen LM, Kempainen TT, Reippainen JA et al. Use of complementary and alternative medicine in Europe: health-related and sociodemographic determinants. Scandinavian Journal of Public Health. 2017;1:1-8.
6. Zhang R, Lao L, Ren K, Berman B. Mechanisms of acupuncture: electroacupuncture on persistent pain. Anesthesiology. 2014 Fev;120(2).
7. Filshie J, White A. Acupuntura médica: um enfoque científico do ponto de vista ocidental. Roca. 568p.
8. Gao Y, Chen S, Xu Q et al. Proteomic analysis of differential proteins related to anti-nociceptive effect of electroacupuncture in the hypothalamus following neuropathic pain in rats. Neurochem Res. 2013 Jul;38(7):1467-78.
9. Fang JQ, Fang JF, Liang Y et al. Electroacupuncture mediates extracellular signal-regulated kinase 1/2 pathways in the spinal cord of rats with inflammatory pain. BMC Complement Altern Med. 2014;14:285.
10. Cheng RD, Tu WZ, Wang WS et al. Effect of electroacupuncture on the pathomorphology of the sciatic nerve and the sensitization of P2X3 receptors in the dorsal root ganglion in rats with chronic constrictive injury. Chin J Integr Med. 2013 May;19(5):374-9.
11. Zhu Y, Wu Z, Ma X et al. Brain regions involved in moxibustion-induced analgesia in irritable bowel syndrome with diarrhea: a functional magnetic resonance imaging study. BMC Complement Altern Med. 2014 Dec 16;14:500.
12. Zoorob R, Chakrabarty S, O'Hara H et al. Which CAM modalities are worth considering? J Fam Pract. 2014 Oct;63(10):585-90.
13. McKee MD, Kligler B, Fletcher J et al. Outcomes of acupuncture for chronic pain in urban primary care. J Am Board Fam Med. 2013 Nov-Dec;26(6):692-700.

14. Vickers AJ, Cronin AM, Maschino AC et al. Acupuncture trialists' collaboration acupuncture for chronic pain: individual patient data meta-analysis. Arch Intern Med. 2012;172:1444-53.
15. Wilke J, Vogt L, Niederer D et al. Short-term effects of acupuncture and stretching on myofascial trigger point pain of the neck: a blinded, placebo-controlled RCT. Complement Ther Med. 2014 Oct;22(5):835-41.
16. Shengelia R, Parker SJ, Ballin M et al. Complementary therapies for osteoarthritis: are they effective? Pain Manag Nurs. 2013 Dec;14(4):e274-88.
17. Gamus D. Advances in research of complementary and integrative medicine: a review of recent publications in some of the leading medical journals. Harefuah. 2015 Jan;154(1):9-15,70.
18. Rossi E, Di Stefano M, Firenzuoli F et al. Add-on complementary medicine in cancer care: evidence in literature and experiences of integration. Medicines (Basel). 2017 Jan 24;4(1).
19. Vijayalakshmi I, Shankar N, Saxena A et al. Comparison of effectiveness of acupuncture therapy and conventional drug therapy on psychological profile of migraine patients. Indian J Physiol Pharmacol. 2014 Jan-Mar;58(1):69-76.
20. Schlaeger JM, Xu N, Mejta CL et al. Acupuncture for the treatment of vulvodynia: a randomized wait-list controlled pilot study. J Sex Med. 2015 Apr;12(4):1019-27.
21. Küçük EV, Suçeken FY, Bindayı A et al. Effectiveness of acupuncture on chronic prostatitis-chronic pelvic pain syndrome category IIIB patients: a prospective, randomized, nonblinded, clinical trial. Urology. 2015 Mar;85(3):636-40.
22. Hui F, Boyle E, Vayda E et al. A randomized controlled trial of a multifaceted integrated complementary-alternative therapy for chronic herpes zoster-related pain. Altern Med Rev. 2012 Mar;17(1):57-68.
23. Cohen MM, De Villiers S, Andrianopoulos N et al. Acupuncture for analgesia in the emergency department: a multicentre, randomized, equivalence and non-inferiority trial. Med J Aust. 2017;206(11):494-9.
24. Chen YW, Wang HH. The effectiveness of acupressure on relieving pain: a systematic review. Pain Manag Nurs. 2014 Jun;15(2):539-50.
25. Xu J, Lin R, Wu Y et al. Effect of stimulating acupoint Guanyuan (CV 4) on lower back pain by burning moxa heat for different time lengths: a randomized controlled clinical trial. J Tradit Chin Med. 2015 Feb;35(1):36-40.
26. Holdcraft LC, Assefi N, Buchwald D. Complementary and alternative medicine in fibromyalgia and related syndromes. Best Pract Res Clin Rheumatol. 2003;17:667-83.
27. Clegg DO, Reda DJ, Harris CL et al. Glucosamine, chondroitin sulfate and the two in combination for painful knee osteoarthritis. N Engl J Med. 2006;354(8):795-808.

28. Hochberg MC, Zhan M, Langenberg P. The rate of decline of joint space width in patients with osteoarthritis of the knee: a systematic review and meta-analysis of randomized placebo-controlled trials of chondroitin sulfate. Curr Med Res Opin. 2008.
29. Gagnier JJ, Tulder MW, Berman B et al. Herbal medicine for low back pain: a Cochrane review. Spine (Phila Pa 1976). 2007 Jan 1;32(1):82-92. Erratum in: Spine. 2007 Aug 1;32(17):1931.
30. Bower JE, Greendale G, Crosswell AD et al. Yoga reduces inflammatory signaling in fatigued breast cancer survivors: a randomized controlled trial. Psychoneuroendocrinology. 2014 May;43:20-9.
31. Girgla KK, Chalana H, Singh H et al. Effect of rajyoga meditation on chronic tension headache. Indian J Physiol Pharmacol. 2014 Apr-Jun;58(2):157-61.
32. Patil NJ, Nagarathna R, Tekur P et al. Designing, validation and feasibility of integrated yoga therapy module for chronic low back pain. Int J Yoga. 2015 Jul-Dec;8(2):103-8.
33. Verrastro G. Yoga as therapy: when is it helpful? J Fam Pract. 2014 Sep;63(9):e1-6.
34. Sharpe PA, Wilcox S, Schoffman DE et al. Association of complementary and alternative medicine use with symptoms and physical functional performance among adults with arthritis. Disabil Health J. 2015 Jun 27. pii: S1936-6574(15)00095-3.
35. Ward L, Stebbings S, Cherkin D et al. Components and reporting of yoga interventions for musculoskeletal conditions: a systematic review of randomized controlled trials. Complement Ther Med. 2014 Oct;22(5):909-19.
36. Wu D, Guo X. Is the sham acupuncture group a real sham control group? Acupuncture in patients with acute low back pain: a multicentre randomized controlled clinical trial (comments on Vas J et al.). Pain. 2013 Nov;154(11):2575-6.
37. Furlan AD, Imamura M, Dryden T et al. Massage for low-back pain. Cochrane Back Group. 2008 Oct 8. Disponível em: http://www.cochrane.org/reviews/en/ab001929.html. Acesso em: ago. 2015.
38. Tsao J. Effectiveness of massage therapy for chronic, non-malignant pain: a review. Evid Based Complement Alternat Med. 2007;4(2):165-79.
39. Brunelli S, Morone G, Iosa M et al. Efficacy of progressive muscle relaxation, mental imagery and phantom exercise training on phantom limb: a randomized controlled trial. Arch Phys Med Rehabil. 2015 Feb;96(2):181-7.
40. Onieva-Zafra MD, García LH, Del Valle MG. Effectiveness of guided imagery relaxation on levels of pain and depression in patients diagnosed with fibromyalgia. Holist Nurs Pract. 2015 Jan-Feb;29(1):13-21.
41. Koes B, Tulder M. Low back pain (acute). Clin Evid. 2006;15:1619-33.
42. Muller R, Giles LGF. Long-term follow-up of a randomized clinical trial assessing the efficacy of medication, acupuncture and spinal manipulation

for chronic mechanical spinal pain syndromes. J Manipulative Physiol Ther. 2005;28(1):3-11.

43. Tefikow S, Barth J, Maichrowitz S et al. Efficacy of hypnosis in adults undergoing surgery or medical procedures: a meta-analysis of randomized controlled trials. Clin Psychol Rev. 2013 Jul;33(5):623-36.

44. Montgomery GH, Du Hamel KN, Redd WH. A meta-analysis of hypnotically induced analgesia: how effective is hypnosis? Int J Clin Exp Hypn. 2000 Apr;48(2):138-53.

45. Lu DF, Hart LK, Lutgendorf SK et al. The effect of healing touch on the pain and mobility of persons with osteoarthritis: a feasibility study. Geriatr Nurs. 2013 Jul-Aug;34(4):314-22.

46. Busch M, Visser A, Eybrechts M et al. The implementation and evaluation of therapeutic touch in burn patients: an instructive experience of conducting a scientific study within a non-academic nursing setting. Patient Educ Couns. 2012 Dec;89(3):439-46.

47. Marta IE, Baldan SS, Berton AF et al. The effectiveness of therapeutic touch on pain, depression and sleep in patients with chronic pain: clinical trial. Rev Esc Enferm USP. 2010 Dec;44(4):1100-6.

48. Dinucci EM. Energy healing: a complementary treatment for orthopaedic and other conditions. Orthop Nurs. 2005;24(4):259-69.

49. Gay CW, Robinson ME, George SZ et al. Immediate changes after manual therapy in resting-state functional connectivity as measured by functional magnetic resonance imaging in participants with induced low back pain. J Manipulative Physiol Ther. 2014 Nov-Dec;37(9):614-27.

50. International Center for Reiki Training. Reiki in hospitals. Disponível em: http://www.reiki.org/reikinews/reiki_in_hospitals.html. Acesso em: ago. 2015.

51. Whipple B, Glynn NJ. Quantification of the effects of listening to music as a noninvasive method of pain control. Sch Inq Nurs Pract. 1992;6(1):43-58 [discussion 59-62].

52. Wang Y, Dong Y, Li Y. Perioperative psychological and music interventions in elderly patients undergoing spinal anesthesia: effect on anxiety, heart rate variability and postoperative pain. Yonsei Med J. 2014 Jul;55(4):1101-5.

53. Yan JH, Gu WJ, Sun J et al. Efficacy of tai chi on pain, stiffness and function in patients with osteoarthritis: a meta-analysis. PLoS One. 2013 Apr 19;8(4):e61672.

9

Medidas Físicas no Tratamento da Dor

Raquel Aparecida Casarotto

A dor pode ser modulada através de diferentes agentes físicos de eletroterapia, termoterapia, fototerapia e massagem. Em geral, esses recursos terapêuticos são utilizados dentro de uma abordagem mais ampla no tratamento da dor, que inclui uso de medicação, realização de exercícios, modificação de hábitos posturais e comportamentais, psicoterapia, entre outros. O objetivo deste capítulo é aproximar o leitor dos mecanismos de modulação de dor propiciados por esses recursos, dos principais agentes terapêuticos que promovem analgesia, do conhecimento de alguns parâmetros dosimétricos na aplicação terapêutica e de indicações e contraindicações para o seu uso. São informações básicas para que o leitor tenha uma aproximação inicial com os agentes terapêuticos. Os membros da equipe multidisciplinar que tratam dor se beneficiarão destas informações, podendo, muitas vezes, indicar ou mesmo aplicar alguns dos recursos apresentados.

➤ Uso terapêutico do calor na modulação da dor

Há uma ampla variedade de meios físicos que auxiliam o controle da dor, utilizando o calor como forma de terapia: bolsa de água quente, ondas curtas, ultrassom, banhos de parafina, infravermelho. Esses agentes físicos podem ser divididos em superficiais (infravermelho, banho de parafina e bolsas térmicas ou de água quente) e profundos (ondas curtas e ultrassom). Os agentes de calor superficiais penetram entre 1 e 2 centímetros abaixo da pele, enquanto os profundos podem penetrar até 6 centímetros. Portanto, se quisermos tratar os músculos, a cápsula articular e as articulações, a opção será feita para os agentes profundos, enquanto a pele, o tecido subcutâneo e as estruturas mais externas são tratados com agentes de calor superficial.

PARTE II | TRATAMENTO NÃO FARMACOLÓGICO DA DOR

Como as modalidades de termoterapia modulam a dor?

O calor aplicado aos tecidos biológicos promove alterações nas funções celulares e fisiológicas que geram os seguintes efeitos terapêuticos: aumento do metabolismo celular e do fluxo sanguíneo, modulação da dor, diminuição da viscosidade e aumento da elasticidade dos tecidos, bem como relaxamento muscular.[1]

Quando adicionamos calor de forma intensa ao corpo, em uma temperatura maior que 43 °C, ocorre a transdução do aumento de temperatura para o sistema nervoso através dos receptores TRP vaniloide tipo 1 (TRPV1), que são canais iônicos ativados por calor intenso, presentes nos neurônios aferentes primários, na medula espinhal e em algumas regiões do cérebro.[2] A ativação desses receptores no sistema nervoso central pode estimular os sistemas descendentes de modulação da dor, através do aumento da produção de glutamato, um neurotransmissor excitatório, que ativará o funcionamento das células OFF, fazendo-as exercerem seu papel de inibição da transmissão do estímulo doloroso.[3]

O aumento do fluxo sanguíneo, do metabolismo celular e a vasodilatação produzidos pela adição de calor aos tecidos corporais também pode diminuir a dor através da retirada de substâncias algiogênicas dos tecidos e contribuir para que o processo de cicatrização ocorra de forma mais acelerada na fase crônica das lesões teciduais (em que não há presença de edema), por um aumento na disponibilização de células brancas e outros nutrientes necessários para o processo de cicatrização.[4]

O calor também provoca alterações na atividade dos fusos musculares e no disparo dos órgãos tendinosos de Golgi, estruturas responsáveis pelo tônus muscular.[5] Para que haja diminuição na tensão muscular, é necessário que os aferentes do fuso muscular tipo II, responsáveis por controlar o comprimento muscular, tenham sua atividade diminuída, provocando decréscimo na atividade do motoneurônio α e, consequentemente, diminuição na contratilidade muscular. Ao mesmo tempo, o calor aumenta o disparo dos órgãos tendinosos de Golgi, estruturas responsáveis pela detecção da tensão muscular. Esse disparo faz com que haja também uma minimização na ativação dos motoneurônios α, diminuindo a excitabilidade muscular. A combinação desses efeitos resulta na diminuição da tensão muscular.[6]

Agentes térmicos que podem ser utilizados na modulação da dor

- **Bolsas térmicas ou de água quente:** devem ser aplicadas com água em temperatura variando entre 40 e 42 °C. São utilizadas para dores na coluna ou em articulações sem a presença de edema. O tempo de aplicação, em geral, gira em torno de 20 minutos. Na prática clínica, recomenda-se a utilização de bolsas de água quente de 1 a 2 vezes por dia no local da dor. O maior uso que fazemos da bolsa de água quente relaciona-se às dores na coluna, em qualquer lugar que ela se manifeste. Outros usos indicados na prática clínica são: regiões sem edema e com rigidez articular ou de partes moles, osteoartrose sem edema, cólica menstrual, entre outros.

- **Aparelhos de irradiação infravermelha:** as radiações infravermelhas são aquelas cujo comprimento de onda varia de 760 a 1.500 nm. A aplicação terapêutica deve ser realizada perpendicularmente à área alvo, minimizando a perda por reflexão e refração. Dependendo da potência da lâmpada, ela deve ficar a uma distância determinada para não queimar o paciente (consultar manual do fabricante). O tempo de aplicação terapêutico é de 20 minutos. Sua aplicação na prática clínica acontece em dores na coluna, regiões sem edema e com rigidez articular ou de partes moles, bem como na osteoartrose sem edema.
- **Ondas curtas:** equipamento que emite radiações eletromagnéticas de alta frequência (27,12 MHz). As radiações eletromagnéticas emitidas nessa frequência podem ser utilizadas no modo contínuo ou no modo pulsado. Ambos os modos são utilizados quando se quer aquecer profundamente os tecidos (contínuo), ou para alterar a permeabilidade da membrana celular, produzindo efeitos como diminuição de marcadores inflamatórios e consequente diminuição da dor em paciente (pulsado).[7]

    Há evidências da atuação das ondas curtas na dor e funcionalidade provocada pela osteoartrite de joelho, lombalgia crônica e síndrome do túnel do carpo. Na prática clínica, são utilizadas para tratar ombro congelado, doenças do ombro sem edema e outras articulações que apresentam rigidez articular. A aplicação das ondas curtas é feita na área a ser tratada por um período de 20 minutos.
- **Ultrassom terapêutico:** é uma forma de energia mecânica, que produz vibrações em alta frequência (1, 3 e 5 MHz), e pode ser utilizado nos modos contínuo, quando ser quer um maior efeito térmico, ou pulsado, quando o efeito térmico é menor, prevalecendo o feito mecânico. Os efeitos térmicos são semelhantes aos já citados anteriormente. O diferencial desse equipamento está nos efeitos mecânicos provocados pela sua interação com os tecidos biológicos: cavitação, aumento da permeabilidade celular e vascular, do influxo de Ca^{++} celular e da síntese de fibroblastos. A compressão e rarefação geradas pela propagação do ultrassom nos tecidos biológicos também possui um efeito de quebra de fibrose e contribui para o alinhamento de fibroblastos nos processos de reparo tecidual, contribuindo para uma menor aderência tecidual. O tempo de aplicação varia entre 5 e 10 minutos, dependendo do efeito que se quer alcançar (p. ex., térmico) e da área de tratamento. Sobre o uso do ultrassom no tratamento de dor, encontraram-se os seguintes resultados: a aplicação de ultrassom em doses mais altas foi eficaz para o tratamento de dor miofascial; a dor e a mobilidade articular foram melhores em pacientes com trauma cervical que utilizaram US com frequência de 1 MHz no modo contínuo; osteoartrite de joelho; entorse de tornozelo; lombalgia; epicondilite lateral.

Contraindicações na aplicação terapêutica do calor

Os bioefeitos provocados pela interação do calor com os tecidos biológicos apresentam contraindicações e cuidados na sua utilização. As recomendações a seguir seguem as recomendações da Chartered Society of Physiotherapy (CSP – Associação Inglesa de Fisioterapia):[8]

- **Gravidez:** não se deve utilizar as ondas curtas e o ultrassom sobre a região fetal. Em outros locais, somente as ondas curtas devem ser evitadas. Não há estudos conclusivos sobre a segurança da utilização desses agentes em gestantes, contraindicando seu uso.
- **Tumores:** não é indicada a aplicação de nenhuma forma de calor terapêutico sobre os tecidos que apresentam malignidade, uma vez que o calor acelera o metabolismo celular, um efeito indesejado em células malignas.
- **Tecidos especializados:** todos os recursos térmicos não devem ser utilizados sobre os olhos, pois a capacidade de dissipação do calor é limitada pela pequena vascularização em algumas estruturas do olho.
- **Implantes metálicos ativos (marca-passo):** as ondas curtas são contraindicadas para pacientes que utilizam esse equipamento, em qualquer região corporal. O correto é que esses pacientes não permanecessem em salas que tais equipamentos sejam utilizados, pois o campo eletromagnético desses equipamentos pode alcançar 3 metros. Sobre o uso do ultrassom, deve-se evitar sua aplicação sobre o marca-passo. As demais regiões corporais podem receber ultrassom.
- **Implantes metálicos no corpo:** as ondas curtas continuam sendo contraindicadas e o ultrassom pode ser utilizado em doses adequadas.
- **Epífises de crescimento:** crianças podem receber a utilização de formas de calor superficial, como infravermelho e bolsas de água quente (com precaução). As ondas curtas devem ser evitadas e o ultrassom pode ser utilizado em intensidades baixas e com poucas repetições apenas.
- **Insuficiência circulatória local:** formas de calor mais intenso, como bolsas de água quente e as ondas curtas, não devem ser aplicadas nesses pacientes. O ultrassom pode ser utilizado se aplicado em intensidades mais baixas.
- **Sangramento:** todos os recursos de termoterapia devem ser evitados nesse caso, pois a vasodilatação produzida pelo calor aumentará o sangramento.
- **Trombose:** embora não haja recomendação da CSP para tal situação clínica, os recursos de termoterapia não devem ser utilizados em pacientes com essa alteração, pois podem aumentar o edema no local. O ultrassom, com seu efeito mecânico, pode deslocar o trombo.

➤ Crioterapia no tratamento da dor

O uso terapêutico do gelo na modulação da dor já é reportado há 2.500 anos antes de Cristo pelos egípcios, que o utilizavam para tratar lesões e inflamações.[9]

A aplicação terapêutica do gelo pode ser feita nas situações de lesões ou traumas agudos, processos inflamatórios agudos ou crônicos, controle da espasticidade, dor e edema.[10]

O uso terapêutico do frio pode ser realizado nas seguintes formas: compressas aplicadas com sacos contendo gelo picado ou bolsas de gel, massagem com gelo, *spray* para resfriamento, equipamentos que mantém a água gelada em baixas temperaturas para aplicação em segmentos corporais (Cryo Cuff e Polar Care) e imersão em água gelada.

A diminuição da dor após a aplicação do gelo pode acontecer pelos seguintes mecanismos:

- **Diminuição do metabolismo celular:** durante o trauma agudo, esse mecanismo auxilia a diminuição de morte celular devido à hipóxia tecidual decorrente da lesão nos vasos sanguíneos. Com a diminuição da atividade celular, há menor necessidade de oxigênio e outros nutrientes enquanto não ocorre a revascularização da área.
- **Diminuição da velocidade de condução nervosa:** a aplicação da crioterapia diminui a ativação dos nociceptores e a velocidade de condução nervosa dos neurônios que levam a informação dolorosa para a medula espinhal e o cérebro.
- **Vasoconstrição:** a diminuição do fluxo sanguíneo nas áreas lesadas diminui a permeabilidade vascular, o edema e a liberação de mediadores químicos do processo inflamatório, resultando na diminuição do tamanho da inflamação.
- **Diminuição do espasmo muscular:** a inibição do arco reflexo medular, realizada pela diminuição da temperatura muscular através do uso da crioterapia, reduz o espasmo muscular.

A aplicação terapêutica do gelo na fase aguda da lesão deve ser realizada por 20 minutos e reaplicada a cada 2 horas nas primeiras 48 horas da lesão tecidual.

Assim como o calor, o gelo também apresenta contraindicações, que são:[11]

- alterações vasoespásticas (doença de Raynaud, síndrome de dor complexa regional, acrocianose e livedo reticular);
- crioglobulinemia;
- hemoglobinúria paroxística ao frio;
- reação alérgica ou urticária induzida pelo frio.

Cuidados

- A aplicação de gelo sobre os nervos superficiais, por exemplo, nervos ulnar e fibular, pode provocar lesões nos nervos periféricos (neuropraxia e axomotmese).
- A crioterapia deve ser aplicada com cuidado em pacientes com hipertensão arterial, pois pode provocar um aumento transiente da pressão, principalmente quando há imersão de grandes superfícies corporais.
- Cuidado com aplicações prolongadas que podem causar ulcerações na pele, principalmente se forem associadas à compressão.

- Não se deve aplicar o gelo por mais de 1 hora, com o risco de produzir ulcerações.
- Pacientes com aversão ao uso de gelo não devem receber esse tipo de aplicação terapêutica.

O frio terapêutico mostra efetividade no controle de dor nas seguintes situações clínicas: dor muscular tardia decorrente de atividades físicas; dor perineal pós-parto; reabilitação pós-operatória de artroplastia de joelho; lesões em partes moles.

➤ Estimulação elétrica e controle da dor

Neste capítulo, abordaremos duas formas de estimulação elétrica no controle da dor: estimulação elétrica nervosa transcutânea, popularmente conhecida por sua sigla em inglês – TENS (*transcutaneous electrical nerve estimulation*), e a corrente interferencial – CI.

Mecanismos de analgesia produzidos pela TENS

A analgesia promovida pela TENS pode ser modulada nos receptores periféricos, no nível medular (segmentar) e suprassegmentar (central).

Modulação periférica da dor

Os receptores α2-adrenérgicos (α2A) são receptores periféricos que medeiam a antinocicepção quando ativados por noradrenalina endógena. Eles estão presentes em neurônios aferentes primários e macrófagos próximos aos sítios de lesão. Esses receptores também produzem antinocicepção sinérgica quando ativados simultaneamente com receptores de opioides. Estudos mostram que tanto a estimulação da TENS de alta frequência (AF) quanto a de baixa frequência (BF) produzem analgesia via liberação de noradrenalina nos receptores α2A. TENS de BF também ativam receptores periféricos μ opioides na produção de analgesia. Esse efeito não ocorre quando AF é utilizada.[12]

Modulação espinhal da dor

O GABA (ácido gama-aminobutírico) é um neurotransmissor inibitório que está envolvido com analgesia no nível espinhal e supraespinhal. A utilização da TENS aumenta a síntese extracelular de GABA no corno dorsal da medula espinhal. Tanto a TENS de AF quanto a de BF ativam receptores espinhais de GABA A.[13] A concentração espinhal de serotonina aumentou após aplicação de TENS BF, mas não com AF.[14] A serotonina exerce um papel inibitório na transmissão dos estímulos dolorosos. A inibição da dor no nível segmentar também foi realizada utilizando TENS de AF, mas não com a BF, através da diminuição da liberação de glutamato e aspartato no corno dorsal da medula espinhal. O glutamato e o aspartato são aminoácidos neurotransmissores excitatórios envolvidos na sinalização nociceptiva no corno dorsal da medula espinhal. Receptores colinérgicos também estão envolvidos na analgesia mediada pela TENS. Os receptores muscarínicos espinhais M1 e M3 medeiam a analgesia com a aplicação da TENS AF. Os receptores nicotínicos não são ativados por essa forma de TENS. Os receptores muscarínicos espinhais têm atuação importante na inibição da dor, ativando os receptores opioides e serotoninérgicos nessa região.[15]

Modulação central da dor

Diferentes estruturas do SNC estão envolvidas com a modulação da dor através da TENS. Estudos experimentais mostram que tanto a AF quanto a BF provocam efeitos analgésicos em processos inflamatórios através da estimulação da região ventrolateral da substância cinzenta periaquedutal (SCP), que envia projeções através do bulbo rostroventral para a medula espinhal a fim de produzir uma analgesia mediada por opioides. A TENS BF aumenta a síntese de metaencefalina, enquanto a AF aumenta a síntese de dinorfina no líquido cefalorraquidiano em humanos submetidos a TENS.[16] Estudos recentes com humanos confirmam a produção de analgesia envolvendo receptores δ (delta) opioides com estimulação de AF.[17] Receptores colinérgicos também estão envolvidos na analgesia mediada pela TENS.

A efetividade da TENS na prática clínica depende de alguns fatores relacionados à forma como ele é aplicado. Um dos fatores que mais influenciam a efetividade da TENS está relacionado à intensidade ou amplitude da estimulação. Aplicações da TENS mais efetivas são aquelas em que o paciente recebe a maior intensidade de corrente elétrica que ele tolera (estimulação forte, mas não dolorosa). As doses em que o paciente sente apenas um formigamento suave ou fraco mostram-se inefetivas para analgesia.[18] O uso de opioides interfere na efetividade da TENS de baixa frequência. Os estudos experimentais mostram que animais tolerantes à morfina não respondem bem à aplicação de TENS de BF. Esse fato, no entanto, não é observado com a AF.[19] O uso prolongado da TENS também pode provocar tolerância analgésica,[20] porém modular a corrente, com variação de frequência entre alta e baixa, e aplicar a intensidade no nível motor atrasa o desenvolvimento de tolerância analgésica.[20] Outro aspecto importante na aplicação da TENS é a duração do tratamento. As aplicações devem ter no mínimo 30 minutos.[21,22] O ajuste da intensidade durante a aplicação deve ser feito, pois aumenta a efetividade da analgésica da TENS.

As dores relacionadas ao movimento, decorrente de problemas musculoesqueléticos ou de condições dolorosas agudas em situações como osteoartrite, fibromialgia, dor pós-toracotomia, dor de parto; venocanulação, queimaduras; dor na articulação temporomandibular, dor em ombro de pacientes hemiplégicos e dor oncológica, são diminuídas com o uso da TENS. Em portadores de lombalgia, além da diminuição da dor, houve também uma quantidade menor de consumo de medicação analgésica nos pacientes que fizeram uso da TENS.[23]

Mecanismos de analgesia produzidos pela corrente interferencial (CI)

Os mecanismos de modulação de dor provocados pela corrente interferencial são pouco estudados. Jorge et al. (2006) demonstraram que a corrente interferencial reduziu significativamente a resposta nociceptiva evocada por formalina quando aplicada na pata de ratos imediatamente após a aplicação de injeção de formalina; a hiperalgesia mecânica induzida por carragenina aumentou significativamente apenas após a descontinuação da aplicação de corrente elétrica.[24]

Do ponto de vista da produção de analgesia, há resultados controversos sobre a aplicação da CI. Não houve melhora da aplicação da CI para dor decorrente de síndrome do impacto em ombro, para dor lombar, dor neuropática induzida por quimioterapia. No entanto, Gundog et al. (2012) encontraram diferenças significativas na dor e nas disfunções em pacientes cm osteoartrite de joelho.[25]

Contraindicações e cuidados no uso da TENS e CI

Não se deve utilizar a TENS e a CI nas seguintes situações clínicas ou ambientais:
- Em abcessos, tuberculose ou feridas com osteomielite subjacente.
- Em tecidos recentemente irradiados.
- Na região do tórax em pessoas com doença cardíaca, arritmias ou insuficiência cardíaca para CI (a aplicação da TENS para analgesia pode ser realizada com cuidado, observando-se os sinais clínicos do paciente).
- Na região do pescoço ou da cabeça (pessoas que apresentem convulsões, pois essas correntes podem desencadear uma crise convulsiva).
- Não estimular portadores de marca-passo cardíaco e outros equipamentos elétricos implantados (estimuladores do nervo frênico, desfibriladores), pois pode haver interferência no funcionamento desses aparelhos.
- Não estimular a parte inferior das costas, pelve ou abdômen das mulheres grávidas (após 36 semanas não mostrou problemas para a gestante e o bebê; durante o trabalho de parto, a TENS pode ser utilizada para alívio da dor. Pontos de acupuntura também devem ser evitados em gestantes).
- Sobre regiões de suspeita ou malignidade conhecida, as correntes não devem ser aplicadas. A TENS pode ser utilizada em cuidados paliativos de pacientes oncológicos.
- Em indivíduos com sangramento ativo ou para pessoas com transtornos hemorrágicos não tratados. Pacientes hemofílicos podem se beneficiar do uso da TENS para controle da dor quando tratados e controlados.
- A aplicação transcraniana deve ser evitada sem realização de treinamento adequado.
- Em áreas próximas a órgãos reprodutivos ou genitais sem treinamento especializado.
- Em áreas próximas aos olhos ou sobre eles.
- Na região anterior do pescoço ou do seio carotídeo. A aplicação da corrente nessa região pode estimular o nervo vago ou frênico e causar queda na pressão arterial. Também pode ocorrer espasmo de laringe.
- Em áreas de pele danificadas ou em risco de danificação, que resultariam em uma condução desigual de corrente (excluindo feridas abertas onde há

intenção específica de usar estimulação elétrica para cicatrização de tecido), podendo ocorrer queimadura por excesso de eletricidade.

- Não usar aparelhos de EE de baixa frequência próximo a equipamentos de diatermia (ondas curtas e micro-ondas), pois há risco de perder o controle dos parâmetros de estimulação e de o paciente tomar choque de intensidade alta.
- Cuidado com pacientes incapazes de fornecer informações claras sobre os níveis de estimulação, como crianças, sujeitos senis, com problemas cognitivos e regiões anestésicas.

➤ Laserterapia de baixa intensidade na modulação da dor

A laserterapia de baixa intensidade (LTBI) atua principalmente na cicatrização e modulação da dor, porém, novos usos têm sido descobertos, como controle de fadiga muscular,[26] melhora de desempenho esportivo,[27] retardo da progressão de distrofia muscular e outras aplicações que estão fora do escopo deste capítulo.

O *laser* é uma luz colimada, que apresenta coerência espacial e um único comprimento de onda. Os aparelhos que emitem luz *laser* podem ser compostos por um único comprimento de onda, como as ponteiras de *laser* utilizadas em aulas e apresentações; ou vários comprimentos, formando *clusters* (conjunto de luzes) para a aplicação terapêutica.

Como a LTBI modula a dor?

Ainda não há uma compreensão total dos mecanismos que modulam a dor através da LTBI. Estudos apontam que a LTBI reduz a síntese de marcadores inflamatórios, como prostaglandina E2, interleucina β, fator de necrose tumoral α, que provocam o aumento da excitabilidade nervosa e a sensibilidade de neurônios a estímulos dolorosos, térmicos e mecânicos. Ela também diminui o estresse oxidativo e a fadiga muscular, diminui a transmissão nervosa das fibras Aδ e C,[28] contribui para o aumento na síntese de endorfina e para o aumento no nível de serotonina plasmática.

Efetividade da laserterapia de baixa intensidade no controle da dor

A LTBI é utilizada para controle de dor em condições clínicas e odontológicas: alterações musculoesqueléticas; fasciíte plantar; dor pós-operatória de cirurgia de terceiro molar; dor de mastigação após ajustes em aparelhos ortodônticos, osteoartrite de joelho; dor crônica articular em tornozelo e pé; dor neuropática, lombalgia crônica; lesões esportivas.

Contraindicações no uso da laserterapia de baixa intensidade

As contraindicações da LTBI são: não irradiar diretamente em câncer, tireoide com hipertireoidismo, retina, útero gravídico, pacientes que utilizam produtos fotossensibilizantes, sangramento, epífises de crescimento e fontanela.[29] Em pacientes com epilepsia deve-se ter cuidado na aplicação. Cabe aqui uma nota sobre a aplicação da LTBI em pacientes oncológicos. Essa forma de terapia é utilizada com sucesso para complicações do tratamento oncológico como mucosite, radiodermite, linfedema, osteonecrose de mandíbula e neuropatia periférica induzida por quimioterapia.[30]

➢ Massagem na modulação da dor

A massagem terapêutica provoca efeitos mecânicos, reflexos e psicológicos nos pacientes. Sob efeito da massagem, o sistema circulatório apresenta aumento do fluxo sanguíneo arterial, melhora as drenagens venosa e linfática, diminui o edema através da drenagem do fluido intersticial, diminui a congestão arteriolar e leva à normalização da pressão oncótica nos tecidos. Os tecidos epitelial, conjuntivo e muscular melhoram em sua flexibilidade, diminuem as aderências e podem ser alongados após a aplicação da massagem sobre eles. Todos esses efeitos associados podem levar a um relaxamento muscular.[31] A massagem também diminui a atividade do sistema nervoso simpático e parassimpático, e os níveis de cortisol, contribuindo para um equilíbrio do sistema nervoso autônomo.[32] Os efeitos psicológicos da massagem compreendem a diminuição de ansiedade[33] e depressão,[34] entre outros.

As técnicas de massagem são variadas e apenas algumas serão citadas neste capítulo:

- **Deslizamento:** movimento de deslizamento das mãos sobre a pele, sem tentar mover tecidos mais profundos, geralmente utilizados no início e no final da sessão de massagem.
- **Amassamento:** nas regiões corporais com mais tecidos muscular e subcutâneo, o terapeuta faz um rolo desses tecidos com as mãos e os mobiliza em diferentes direções.
- **Fricção:** pressão realizada com a ponta dos dedos de forma circular ou transversal.
- **Tapotagem ou percussão:** são realizadas batidas com as mãos em concha, com a região hipotenar, ou com a mão espalmada.
- **Vibração:** as mãos se posicionam fortemente no tecido massageado, fazendo pressão vibratória contra ele.[35]

Estudos em modelos animais dão suporte ao uso da massagem na modulação de dor. A massagem ativou os sistemas de modulação da dor através do aumento da ocitocina na substância cinzenta periaquedutal. A ocitocina é produzida no hipotálamo (neurônios magnocelulares e núcleo supraóptico) e é transportada para o hipocampo, a amígdala e o núcleo *accumbens*, onde é liberada e atua como neurotransmissor. A atuação da ocitocina na amígdala contribui para a modulação da dor, uma vez que ela está envolvida no processamento do estresse e da ansiedade, na atenuação da atividade no eixo hipotalâmico-pituitário-adrenal e na diminuição na produção de cortisol, influenciando assim a sinalização nociceptiva.[36] Estudos em humanos confirmam o papel da massagem na diminuição do cortisol e no aumento da serotonina e dopamina.[37] O controle da dor também pode acontecer por diminuição de citocinas inflamatórias na região massageada após a realização da massagem. O estudo de Crane et al. (2012), aponta uma diminuição na quantidade de IL-6 e um precursor da TNF-α, após a realização da massagem.[38] Essas citocinas inflamatórias são responsáveis por redução do limiar de ativação das fibras nervosas periféricas tipo C (TNF-α) e pela estimulação à síntese de substância P, um neurotransmissor excitatório para dor (IL-6).[39] A massagem também provoca mudanças na aferência à medula espinhal, provocando inibição reflexa, devido provavelmente à inibição pré-sináptica do motoneurônio Ia, diminuindo a excitabilidade espinhal.[40] Esses efeitos contribuem para o aumento da amplitude de movimento e do limiar de dor a pressão, que pode ajudar na restauração de padrões normais de movimento e na redução da dor por tensão ou espasmo muscular.

Efetividade da massagem no controle da dor

Há evidências do efeito da massagem nas seguintes situações clínicas: lombalgia; dor cervical; dor muscular pós-exercício físico; dor pós-operatória (cirurgia cardíaca, colorretal, vitrectomia, cirurgia abdominal, torácica e ginecológica); dor em pacientes com demência; trabalho de parto; cicatrizes hipertróficas pós-queimadura; dor oncológica em crianças e adultos; dor em ombro e fibromialgia.

Cuidado e contraindicações no uso da massagem

- **Condições clínicas:** ligadas a processo inflamatórios, infecciosos, vasculares e oncológicos contraindicam o uso da massagem.
- **A massagem não deve ser aplicada em pacientes com arteriosclerose sem indicação médica:** que deve avaliar a condição de obstrução dos vasos sanguíneos e indicar se a massagem suave pode ser realizada nesse paciente.
- **Trombose e embolia:** paciente com trombose não devem realizar a aplicação da massagem, uma vez que pode haver deslocamento do trombo ou embolo.
- **Veias varicosas:** a massagem só pode ser realizada com indicação médica, que inclui a intensidade da massagem nesses pacientes.
- **Flebite aguda:** o processo inflamatório nas veias pode piorar com a aplicação de massagens, uma vez que, dependendo da técnica, haverá compressão no vaso inflamado.
- **Celulite:** aqui não estamos falando em fibroedema geloide, e sim de uma infecção bacteriana. A celulite poderá atingir outras regiões e espalhar a infecção caso manobras que ativam o sistema circulatório sejam empregadas.
- **Sinovite:** o processo inflamatório das membranas sinoviais também pode piorar com o atrito e aumento de circulação promovidos pela massagem.

- **Abcessos e infecções cutâneas:** o processo infeccioso pode aumentar com o atrito e aumento de circulação promovidos pela massagem, além de poder disseminar a infecção para outros locais.
- **Câncer:** a massagem é contraindicada sobre tumores ativos e em pacientes em tratamento que apresentam risco de disseminação de metástase. Pode ser utilizada em cuidados paliativos, dependendo do tipo de técnica executada.

➤ Referências bibliográficas

1. Watson T. Eletroterapia: prática baseada em evidências. 12. ed. Rio de Janeiro: Elsevier, 2009. 349p.
2. Malanga GA, Yan N, Stark J. Mechanisms and efficacy of heat and cold therapies for musculoskeletal injury. Postgrad Med. 2015 Jan;127(1):57-65.
3. Palazzo E, Rossi F, Maione S. Role of TRPV1 receptors in descending modulation of pain. Mol Cell Endocrinol. 2008 Apr 16;286(1-2 Suppl 1):s79-83.
4. Kitchen S. Efeitos térmicos. In: Eletroterapia: prática baseada em evidências. 12. ed. Rio de Janeiro: Elsevier, 2009. p. 87-99.
5. Mense S. Effects of temperature on the discharges of muscle spindles and tendon organs. Pflugers Arch. 1978 May 18;374(2):159-66.
6. Wright V, Johns RJ. Quantitative and qualitative analysis of joint stiffness in normal subjects and in patients with connective tissue diseases. Ann Rheum Dis. 1961 Mar;20:36-46.
7. Pilla AA. Nonthermal electromagnetic fields: from first messenger to therapeutic applications. Electromagn Biol Med. 2013 Jun;32(2):123-36.
8. Bazin S, Kitchen S, Maskill D et al. Orientação para o uso clínico de agentes eletrofísicos. In: Eletroterapia: prática baseada em evidências. 12. ed. Rio de Janeiro: Elsevier, 2009. p. 313-34.
9. Freiman A, Bouganim N. History of cryotherapy. Dermatology Online Journal. 2005;11(2):9.
10. Malanga GA, Yan N, Stark J. Mechanisms and efficacy of heat and cold therapies for musculoskeletal injury. Postgrad Med. 2015 Jan;127(1):57-65.
11. Kitchen S. Efeitos térmicos. In: Eletroterapia: prática baseada em evidências. 12. ed. Rio de Janeiro: Elsevier, 2009. p. 87-99.
12. Vance CG, Radhakrishnan R, Skyba DA et al. Transcutaneous electrical nerve stimulation at both high and low frequencies reduces primary hyperalgesia in rats with joint inflammation in a time-dependent manner. Phys Ther. 2007 Jan;87(1):44-51.
13. Maeda YL, Lisi TL, Vance CG, Sluka KA. Release of GABA and activation of GABA(A) in the spinal cord mediates the effects of TENS in rats. Brain Res. 2007 Mar 9;1136(1):43-50.

14. Sluka KA, Lisi TL, Westlund KN. Increased release of serotonin in the spinal cord during low, but not high, frequency transcutaneous electric nerve stimulation in rats with joint inflammation. Arch Phys Med Rehabil. 2006 Aug;87(8):1137-40.
15. Radhakrishnan R, Sluka KA. Spinal muscarinic receptors are activated during low or high frequency TENS: induced antihyperalgesia in rats. Neuropharmacology. 2003 Dec;45(8):1111-9.
16. Han JS, Chen XH, Sun SL et al. Effect of low-and high-frequency TENS on Met-enkephalin-Arg-Phe and dynorphin A immunoreactivity in human lumbar CSF. Pain. 1991 Dec;47(3):295-8.
17. Léonard G, Cloutier C, Marchand S. Reduced analgesic effect of acupuncture-like TENS but not conventional TENS in opioid-treated patients. J Pain. 2011 Feb;12(2):213-21.
18. Moran F, Leonard T, Hawthorne S et al. Hypoalgesia in response to transcutaneous electrical nerve stimulation (TENS) depends on stimulation intensity. J Pain. 2011 Aug;12(8):929-35.
19. Liebano RE, Rakel B, Vance CG et al. An investigation of the development of analgesic tolerance to TENS in humans. Pain. 2011 Feb;152(2):335-42.
20. Lima LV, Cruz KM, Abner TS et al. Associating high intensity and modulated frequency of TENS delays analgesic tolerance in rats. Eur J Pain. 2015 Mar;19(3):369-76.
21. Cheing GL, Tsui AY, Lo SK et al. Optimal stimulation duration of tens in the management of osteoarthritic knee pain. J Rehabil Med. 2003 Mar;35(2):62-8.
22. Bertalanffy A, Kober A, Bertalanffy P et al. Transcutaneous electrical nerve stimulation reduces acute low back pain during emergency transport. Acad Emerg Med. 2005;12(2005):607-11.
23. Jauregui JJ, Cherian JJ, Gwam CUL et al. A meta-analysis of transcutaneous electrical nerve stimulation for chronic low back pain. Surg Technol Int. 2016 Apr;28:296-302.
24. Jorge S, Parada CA, Ferreira SH et al. Interferential therapy produces antinociception during application in various models of inflammatory pain. Phys Ther. 2006 Jun;86(6):800-8.
25. Gundog M, Atamaz F, Kanyilmaz S et al. Interferential current therapy in patients with knee osteoarthritis: comparison of the effectiveness of different amplitude-modulated frequencies. Am J Phys Med Rehabil. 2012 Feb;91(2):107-13.
26. Vanin AA, Verhagen E, Barboza SD et al. Photobiomodulation therapy for the improvement of muscular performance and reduction of muscular fatigue associated with exercise in healthy people: a systematic review and meta-analysis. Lasers Med Sci. 2018 Jan;33(1):181-214.

27. De Marchi T, Leal Junior EC, Bortoli C et al. Low-level laser therapy (LLLT) in human progressive-intensity running: effects on exercise performance, skeletal muscle status, and oxidative stress. Lasers Med Sci. 2012 Jan;27(1):231-6.
28. Chow RT, Johnson MI, Lopes-Martins RA et al. Efficacy of low-level laser therapy in management of neck pain: a systematic review and meta-analysis of randomized placebo or active-treatment controlled trials. Lancet. 2009 Dec 5;374(9705):1897-908.
29. Navratil L, Kymplova J. Contraindications in noninvasive laser therapy: truth and fiction. J Clin Laser Med Surg. 2002 Dec;20(6):341-3.
30. Robijns J, Censabella S, Bulens P et al. The use of low-level light therapy in supportive care for patients with breast cancer: review of the literature. Lasers Med Sci. 2017 Jan;32(1):229-42.
31. Goats GC. Massage: the scientific basis of an ancient art – Part II: physiological and therapeutic effects. Br J Sports Med. 1994 Sep;28(3):153-6.
32. Lindgren L, Rundgren S, Winsö O et al. Physiological responses to touch massage in healthy volunteers. Auton Neurosci. 2010 Dec 8;158(1-2):105-10.
33. Noto Y, Kudo M, Hirota K. Back massage therapy promotes psychological relaxation and an increase in salivary chromogranin A release. J Anesth. 2010 Dec;24(6):955-8.
34. Hou WH, Chiang PT, Hsu TY et al. Treatment effects of massage therapy in depressed people: a meta-analysis. J Clin Psychiatry. 2010 Jul;71(7):894-901.
35. Goats GC. Massage: the scientific basis of an ancient art – Part I: the techniques. Br J Sports Med. 1994 Sep;28(3):149-52.
36. Tracy LM, Georgiou-Karistianis N, Gibson SJ et al. Oxytocin and the modulation of pain experience: implications for chronic pain management. Neurosci Biobehav Rev. 2015 Aug;55:53-67.
37. Field T, Hernandez-Reif M, Diego M et al. Cortisol decreases and serotonin and dopamine increase following massage therapy. Int J Neurosci. 2005 Oct;115(10):1397-413.
38. Crane JD, Ogborn DI, Cupido C et al. Massage therapy attenuates inflammatory signaling after exercise-induced muscle damage. Sci Transl Med. 2012 Feb 1;4(119):119ra13.
39. Oliveira CM, Sakata RK, Issy AM et al. Cytokines and pain. Rev Bras Anestesiol. 2011 Mar-Apr;61(2):255-9, 260-5, 137-42.
40. Young JD, Spence AJ, Behm DG. Roller massage decreases spinal excitability to the soleus. J Appl Physiol (1985). 2018 Jan 4.

10

Adesão ao Tratamento da Dor e Ações Educativas para Melhor Controle

Magda Aparecida dos Santos Silva

A adesão às estratégias de tratamento tem sido uma fonte de preocupação nos diversos grupos de doença, especialmente nas condições crônicas, devido ao seu impacto nos resultados. Adesão pode ser entendida como a situação em que o paciente está de acordo com a proposta terapêutica;[1] está relacionada à capacidade cognitiva e motivacional dele, no qual o paciente é também responsável e trabalha em colaboração com a equipe de saúde.[2] Assim, a aderência é um processo dinâmico de cuidado, no qual o paciente deve ser empoderado e reavaliado com frequência.

O perfil da doença crônica exige uma mudança de modelo de cuidado de saúde que seja diferente da aguda. Em geral, a doença aguda é autolimitada e foca-se no diagnóstico e no tratamento em busca de cura. Na doença crônica, a cura, na maioria dos casos, não é uma realidade. Assim, toda a atenção do cuidado direciona-se para o controle, ou seja, reduzir a incapacidade do paciente, melhorar a funcionalidade e a qualidade de vida dos indivíduos que sofrem dessa condição.

É de extrema importância não criar expectativas enganosas e reforçar no doente uma crença errônea de busca incessante por um tratamento milagroso para uma cura ainda não possível. O tempo prolongado de tratamento produz impacto na adesão. Segundo a Organização Mundial da Saúde (OMS), a baixa adesão ao tratamento ocorre em torno de 50% dos doentes.[3] Segundo o Ministério da Saúde, dentre as formas de adesão inadequada estão listados o abandono do tratamento, a omissão de doses, a automedicação, o uso do medicamento em horários incorretos, o aumento nas doses não prescritas, entre outras.[4]

Entre os pacientes que apresentam condições dolorosas, a adesão parece variar conforme sua etiologia e agressividade.

Uma revisão sistemática indicou que de 50% a 91% dos pacientes com dor oncológica aderiram aos regimes de horário das medicações opioides e que de 22% a 27% aderiram ao regime de opioide prescrito se necessário.[5]

Uma metanálise de pacientes com dor crônica não oncológica identificou que a prevalência de não adesão medicamentosa variou de 7,7% a 52,9%. Dentre as análises, verificou-se que 30% dos pacientes subutilizavam os medicamentos para dor e 13,7% utilizavam doses acima das prescritas.[6] Por questões de segurança do paciente, é importante identificar o tipo de não adesão às doses recomendadas de opioides, principalmente em relação ao aumento das doses.

O tratamento não medicamentoso, estratégia de cuidado que ocupa papel central nos resultados da dor crônica não maligna, traz benefícios significativos na funcionalidade, mas também apresenta relatos de dificuldades na adesão. Alguns estudos apontam que a taxa de adesão ao tratamento não medicamentoso chegou até 30%, parecendo menor do que a medicamentosa.[7-9]

O resultado do tratamento proposto depende, em grande parte, da adesão do paciente, mas não somente isso; o familiar, quando está envolvido no processo de decisão, exerce influência no cuidado.

A Agency for Health Care Policy and Research (AHCPR) aponta que os problemas relacionados ao paciente e à família envolvem crenças errôneas e atitudes negativas sobre dor e medicação para a dor.[10]

O medo de efeito colateral, relutar em administrar analgésicos, não aderir aos regimes da prescrição médica de analgésicos, hesitar no relato de dor, considerar que a dor no câncer seja inevitável ou intratável são exemplos de barreiras que dificultam o gerenciamento da dor e estão presentes no paciente e no familiar.[10-16]

Um estudo com 156 cuidadores mostrou que 40% deles relataram preocupação com adição, tolerância e efeitos colaterais das medicações. Além disso, eles tinham dificuldade na administração dos medicamentos que foi explicada pelo medo de fazer algo errado e em decidir qual ou quanto de medicação deveria ser ofertada. Os cuidadores com maior preocupação sobre adição e tolerância e mais dificuldade em administrar analgésicos resultaram em pacientes com maior relato de dor devido ao seu manejo inadequado. Foi demonstrado que 20% a 30% dos cuidadores relataram no mínimo alguma preocupação em administrar medicações, sendo 31% relacionada à tolerância, 23% a efeitos colaterais e 21% à adição. O nível educacional do cuidador foi associado negativamente com as barreiras.[16]

Preocupação em desviar a atenção do médico para o tratamento da doença, de não ser considerado um bom paciente, medo de adição ou de ser tomado por um adicto, a tensão em não conseguir manejar os efeitos colaterais dos analgésicos prescritos, de se tornar tolerante aos medicamentos,[16] de acreditar que a dor do câncer é um sintoma útil e necessário que funciona como um indicador de progressão da doença,[17] entre outros relatos, são exemplos de barreiras comuns e que influenciam negativamente a experiência dolorosa.

Sendo assim, na prática clínica é relevante investigar a existência de barreiras para o manejo adequado da dor.

É possível mensurar as crenças e preocupações que agem como barreiras por meio de instrumento de autorrelato, como o questionário de barreiras, a escala de conhecimento sobre a dor do paciente[17] ou o questionário de medicamento para dor do cuidador (CPMQ).[16] De acordo com o instrumento CPMQ, é possível identificar as preocupações, como o relato de dor (informação sobre dor, fatalismo e estoicismo), preocupação sobre administração dos analgésicos (adição, tolerância e efeitos colaterais) e dificuldade na administração do analgésico. Este último domínio investiga se algumas barreiras estão presentes, como o medo em fazer algo errado, dificuldade em decidir qual medicamento escolher, dificuldade em decidir a quantidade de medicamento a ser administrado, dificuldade de decidir qual o momento para administrar o analgésico. Dessa forma, os profissionais podem identificar sistematicamente as dificuldades e barreiras relacionadas a crenças errôneas dos pacientes e cuidadores para, assim, realizar a intervenção adequada e individualizada. Porém, não foi encontrada até o momento validação transcultural desses instrumentos para a realidade brasileira.

Dentre outras barreiras que podem ser destacadas está a autoeficácia, que auxilia no manejo da dor e dos sintomas, quando considerada alta.[18] Por outro lado, a autoeficácia baixa afeta adversamente no manejo da dor.[18]

Existem barreiras relacionadas ao sistema de saúde (institucional e profissional), como a burocracia na regulação do fornecimento, prescrição e administração de opioide. E, até mesmo, a dificuldade na continuidade de cuidados quando o paciente é acompanhado por diferentes contextos de cuidados de saúde, no qual carece de um profissional de saúde que se responsabilize ou lidere o controle da dor. Somados ao cenário, engloba-se as barreiras relacionadas ao profissional de saúde, como a falta de conhecimento, as crenças errôneas, a insuficiente avaliação da dor e a terapêutica analgésica insuficiente.

Aliado a esse contexto de barreiras que limitam o manejo da dor, inclui-se a comunicação ineficaz entre paciente, familiar e profissional de saúde. Comunicação deficiente resulta em dificuldade de obtenção adequada de avaliação/relato da dor, influenciam na correção de barreiras e limitam o ajuste terapêutico.[19,20] Evidência científica aponta que essa pode ser uma barreira-chave para o manejo da dor.[21]

Um estudo apontou que a comunicação empática do profissional combinada com a oferta de expectativa positiva pode levar à redução do estado de ansiedade e melhor possibilidade de alívio da dor; portanto, à melhor aderência ao tratamento.[22]

A não aderência às estratégias de tratamento da dor é complexa e um problema multidimensional no cuidado à saúde.

O doente, o familiar e o profissional de saúde são os principais alvos para a intervenção educativa (IE) sobre dor. Modificar crença errônea, corrigir o déficit de conhecimento acerca da dor e seu manejo são focos de ações corretivas da IE que visam adequar comportamentos e atitudes negativas que influenciam a experiência dolorosa. Particularmente, se reconhece que os desfechos são desafiadores para as IEs, pois se espera melhora do conhecimento da dor, da conduta terapêutica, da documentação, do aumento da adesão ao tratamento, da redução da dor e incapacidade, dentre outros desfechos. Contudo, o gerenciamento de qualidade da dor está ainda deficiente nessas ações.

Programas educativos contribuem para o controle de dor aguda.[23,24] Estudo longitudinal, antes e depois de intervenção, verificou a efetividade de uma intervenção estruturada para enfermeiros na avaliação e no manejo da dor em idosos hospitalizados. Melhora da intensidade da dor em repouso e movimento foi identificada até três meses após a aplicação da intervenção. Os autores relataram que houve maior tendência de prescrição de analgésicos em dose fixa.[23]

Um ensaio clínico não randomizado avaliou os efeitos do treinamento e registro sistematizado da dor e dos sintomas nas primeiras 30 horas do período pós-operatório de cirurgia cardíaca. Os achados do estudo mostraram que os enfermeiros aumentaram os registros sistemáticos de dor e dos sintomas, mantiveram o protocolo de analgesia de horário, houve maior número de administração de morfina, se necessária, resultando em diminuição da dor nos pacientes cuidados pelos enfermeiros treinados.[24] Resultado similar foi relatado em outro estudo com pacientes pós cirurgia de artroplastia de joelho. Houve redução da intensidade da dor e os pacientes melhoraram o desempenho e a regularidade nos exercícios de reabilitação, propiciando uma rápida recuperação da funcionalidade física.[25]

Enfermeiros desempenham papel fundamental no manejo da dor, implementam a estratégia analgésica proposta, garantem a continuidade do cuidado, propiciam ajustes analgésicos e educam os pacientes e sua equipe na temática dor.

Revisão sistemática verificou os efeitos da intervenção educativa para enfermeiros sobre os desfechos clínicos no gerenciamento da dor aguda em pacientes hospitalizados. Os autores verificaram relatos de melhora nos registros de dor, intensidade de dor, satisfação do paciente com o manejo da dor e, interessantemente, os enfermeiros aplicaram técnicas não medicamentosas para auxiliar no alívio da dor.[26]

A dor do câncer é de grande complexidade e a estratégia educativa parece auxiliar na sua redução.

Uma revisão sistemática analisou estudos que abordassem intervenções para o controle da dor no câncer e os desfechos eram relacionados a atitudes, conhecimento, manejo e intensidade acerca da dor. Foram incluídos 33 estudos, sendo 25 de intervenção educacional, das quais quatro eram de ensaio clínico randomizado (ECR). Os achados foram que a IE melhorou o conhecimento e as atitudes do profissional de saúde frente à dor, mas não houve clareza se esses achados apresentaram impacto na sua intensidade. Os autores sugeriram que houve efeitos positivos da IE em pacientes ambulatoriais com a atuação da enfermagem combinadas com o diário de dor.[27]

Goldberg et al. (2007)[28] obtiveram resultados semelhantes em sua revisão sistemática em pacientes com câncer hospitalizados. Os autores relataram que apesar da melhora no conhecimento e nas atitudes dos enfermeiros frente a dor e nos registros, não houve impacto no controle da dor.

Estudos de revisão sistemática mais recentes mostraram melhores resultados aos supracitados.[29,30] Oldenmenger et al. (2009)[29] realizaram revisão sistemática e identificaram onze ECRs que utilizaram a intensidade de dor como desfecho para analisar os efeitos da intervenção educativa em paciente oncológico. Os autores verificaram que cinco desses ECRs relataram redução de dor no grupo intervenção, oito estudos mostraram melhora do conhecimento sobre a dor no câncer e três relataram maior adesão aos analgésicos.

Outra revisão sistemática avaliou os efeitos da IE sobre a qualidade de vida (QV), intensidade de dor e interferência da dor em pacientes oncológicos. Foram incluídos na análise quatro ECRs. Os achados foram redução significativa da dor em apenas dois estudos e nenhum dos estudos incluídos demonstrou melhora na interferência da dor ou na qualidade de vida.[30]

Estudos de revisão sistemática com metanálise foram realizados para verificar o impacto da IE na dor,[31-33] na interferência da dor,[31] na qualidade de vida,[31] no conhecimento e nas atitudes de paciente e familiar frente a dor.[33] O conjunto analisado permitiu verificar que a intervenção educativa possibilitou redução da dor,[31-33] melhora do conhecimento e das atitudes, mas nenhuma dessas metanálises conseguiu demonstrar melhora na qualidade de vida ou das limitações causadas pela dor.

No geral, as intervenções educativas variaram quanto ao seu conteúdo e teve como alvo o profissional de saúde (médico ou enfermeiro), paciente ou familiar. A estratégia implementada como intervenção foram aula, folheto, livreto, vídeo, website, estratégia cognitiva comportamental e informação geral sobre a dor.[26-33] A maioria dos estudos atuou em um dos componentes que necessitavam de correção para adequação da dor e seu manejo.

Os estudos de revisões sistemáticas com e sem metanálise apontam fragilidades na composição da evidência sobre a IE. As razões apontadas são os pequenos tamanhos das amostras, intervenção educativa não clara, variabilidade dos instrumentos de medida, heterogeneidade da população estudada, falta da verificação do tamanho do efeito das intervenções, ação em apenas um dos componentes de barreiras ou população (paciente, família, médico ou enfermeiro) para a aplicação da IE, não especificação do modelo teórico para avaliar a mudança comportamental. Os efeitos verificados na intensidade de dor eram suaves, entre outros, o que dificultou a elaboração de evidência com maior consistência.[26-33]

As dores agudas e crônicas constituem-se em desafio para o seu adequado controle. As razões são variadas e os estudos científicos buscam estratégias que ofereçam resultados clinicamente relevantes. Embora nas últimas décadas tenha ocorrido avanço no conhecimento da fisiopatologia da dor e seu tratamento, até o momento não há tratamento curativo para a dor crônica. A intervenção educativa tem sido considerada uma estratégia que propicia qualidade no controle de dor nas diversas condições de saúde. Apesar de as evidências científicas apontarem melhora estatisticamente significativas sobre o relato de dor, é necessária atenção para que essa melhora também seja clinicamente relevante. Não há consenso sobre qual estratégia educativa oferece superioridade sobre as outras e há um degrau a ser superado quanto ao tempo de exposição (dose) e intervalos para a aplicação da IE nas diversas populações e barreiras.

Depreende-se que, na prática clínica, as barreiras que impedem o adequado manejo da dor devem ser identificadas conforme a população, conscientizar que a intervenção educativa é um processo dinâmico que requer reavaliações em intervalos frequentes. O controle da dor é complexo e multidimensional, portanto, uma equipe multiprofissional e treinada deve estar envolvida nesse cuidado. Ter como premissas de ação que a não adesão ao tratamento é um fato real, prestar o cuidado centrado no paciente (e conforme a etiologia da dor e barreiras), verificar o tipo de não adesão e estabelecer comunicação empática são todos elementos a serem considerados no processo de cuidado.

Empoderar o paciente e prepará-lo adequadamente para o autocontrole e automonitoramento de sua dor exige que esses sejam parte do cuidado prestado, o que demanda esforço contínuo e incansável da equipe de saúde que busca o alívio da dor dos doentes. Portanto, qualidade de gerenciamento na dor envolve melhor entendimento do fenômeno relacionado às barreiras[9] do paciente, do familiar e do profissional de saúde.

➤ Referências bibliográficas

1. National Institute for Health and Clinical Excellence. Medicines adherence (CG76). 2009. Disponível em: http://publications.nice.org.uk/medicinesadherence-cg76. Acesso em: 20 nov. 2017.
2. Kyngas H, Duffy M, Kroll T. Conceptual analysis of compliance. J Clin Nurs. 2000;9:5-12.
3. World Health Organization. Adherence to longe-term therapies: evidence for action. Geneva: World Health Organization, 2003.
4. Brasil. Ministério da Saúde, Secretaria de Ciência T e IE, Departamento de Assistência Farmacêutica e Insumos Estratégicos. Resultados do projeto de implantação do cuidado farmacêutico no município de Curitiba. Brasília: Ministério da Saúde, 2015.
5. Jacobsen R, Moldrup C, Christrup L et al. Patient-related barriers to cancer pain management: a systematic exploratory review. Scand J Caring Sci. 2009;23:190-208.
6. Broekmans S, Dobbels F, Milisen K et al. Medication adherence in patients with chronic non-malignant pain: is there a problem? Eur J Pain. 2009;13:777.
7. Göhner W, Selbaständiges M. Adherence to physiotherapy: a sport motivation model as predictor of exercise compliance in physiotherapy patients. Psychol Sport. 2001;8:3-18.

8. Nicholas MK, Asghari A, Corbett M et al. Is adherence to pain self-management strategies associated with improved pain, depression and disability in those with disabling chronic pain? Eur J Pain. 2012;16:93-104.
9. Kurita G, Pimenta CAM. Adesão ao tratamento da dor crônica: estudo de variáveis demográficas, terapêuticas e psicossociais. Arq Neuropsiquiatr. 2003;61(2-B):416-25.
10. Nicholas MK, Asghari A, Sharpe L et al. Addressing the challenge of improving CBT outcomes: a randomized controlled trial of two methods for reducing the threat value of pain, with 1-year follow-up. Eur J Pain. [Revision currently under review].
11. Jacox A, Carr D, Payne R et al. Management of cancer pain – Clinical practice guideline. Rockville (MD): Agency for Health Care Policy and Research; U.S. Department of Health and Human Services, 1994.
12. Breitbart W, Passik S, McDonald M et al. Patient related barriers to pain management in ambulatory aids patients. Pain. 1998;76:9-16.
13. Ward S, Carlson-Dakes K, Hughes S et al. The impact of quality of life on patient-related barriers to pain management. Research in Nursing and Health. 1998;21:405-13.
14. Ward S, Gatwood J. Concerns about reporting pain and using analgesics: a comparison of persons with and without cancer. Cancer Nursing. 1994;17:200-6.
15. Ward S, Goldberg N, Miller-McCauley C et al. Patient-related barriers to management of cancer pain. Pain. 1993;52(1):319-24.
16. Wells N, Johnson R, Wujcik D. Development of a short version of the barriers questionnaire. J Pain Symptom Manage. 1998;15(5):294-8.
17. Letizia M, Creech S, Norton E, Shanahan M et al. Barriers to caregivers administration of pain medication in hospice care. J Pain an Symptom Managgement. 2004;27(2):114-25.
18. Chih-Yi SV, Borneman T, Ferrell B et al. Overcoming barriers to cancer pain management: an institutional change model. J Pain and Symptom Management. 2007;34(4):359-69.
19. Porter LS, Keefe FJ, Garst J et al. Self-efficacy for managing pain, symptoms and function in patients with lung cancer and their informal caregivers: associations with symptoms and distress. Pain. 2008;137:306-15.
20. Redmond K. Organizational barriers in opioid use. Support Care Cancer. 1997;5:451-6.
21. Kimberlim C, Brushwood D, Allen W et al. Cancer patient and caregiver experiences: communication and pain management issues. J Pain and Symptom Management. 2004;28(6):566-79.
22. Verheul W, Sanders A, Bensing J. The effects of physicians' affect-oriented communication style and raising expectations on analogue patients' anxiety, affect and expectancies. Patient Educ Counsel. 2010;80:300-6.

23. Manias E, Gibson SJ, Finch S. Testing an educational nursing intervention for pain assessment and management in older people. Pain Medicine. 2011;12:1199-215.
24. Silva MAS, Pimenta MAS. Pain assessment and training: the impact on pain control after cardiac surgery. Rev Esc Enferm USP. 2013;47(1):83-91.
25. Su-Ru C, Chyang-Shiong C, Pi-Chu L. The effect of educational intervention on the pain and rehabilitation performance of patients who undergo a total knee replacement. Journal of Clinical Nursing. 23:279-87. doi: 10.1111/jocn.12466.
26. Drake G, Williams ACC. Nursing education interventions for managing acute pain in hospital settings: a systematic review of clinical outcomes and teaching methods. Pain Management Nursing. 2017;18(1):3-15.
27. Allard P, Maunsell E, Labbe J et al. Educational interventions to improve cancer pain control: a systematic review. J Palliat Med. 2001;4:191-3.
28. Goldberg GR, Morrison RS. Pain management in hospitalized cancer patients: a systematic review. J Clin Oncol. 2007;25:1792-801.
29. Oldenmenger WH, Smitt PAS, Dooren S, Stoter G, Rijt CC. A systematic review on barriers hindering adequate cancer pain management and interventions to reduce them: a critical appraisal. Eur J Cancer. 2009;45:1370-80.
30. Ling C, Lui LY, So WK. Do educational interventions improve cancer patients' quality of life and reduce pain intensity? Quantitative systematic review. J Adv Nurs. 2012;68:511-20.
31. Bennet MI, Bagnall Anne-Marie, Closs SJ. How effective are patient-based educational interventions in the management of cancer pain? Systematic review and meta-analysis. Pain. 2009:192-9.
32. Jho HJ, Myung SK, Chang YJ et al. Efficacy of pain education in cancer patients: a meta-analysis of randomized controlled trials. Support Care Cancer. 2013;21:1963-71.
33. Cummings GG, Olivo SA, Biondo PD et al. Effectiveness of knowledge translation interventions to improve cancer pain management. J Pain Symptom Manage. 1(5):915-39.

11

Terapia Cognitivo-Comportamental

Marina de Góes Salvetti

Embora tenha sido desenvolvida originalmente para tratar a depressão, a terapia cognitivo-comportamental (TCC) vem sendo utilizada, há muitos anos, para o controle de diferentes síndromes dolorosas. Atualmente, a TCC é considerada o principal tratamento psicológico para dor crônica, e sua aplicação tem sido realizada também por outros profissionais de saúde, desde que adequadamente treinados.[1]

O uso da TCC para dor crônica pretende reduzir a dor e a angústia psicológica, melhorar a funcionalidade física e ajudar as pessoas a identificar e corrigir pensamentos, crenças e comportamentos disfuncionais, melhorando a percepção de autoeficácia no controle da dor.[1,2]

A TCC tem mostrado bons resultados de modo individual ou em grupo, com a aplicação de diferentes estratégias, variados números de sessões e em diversas populações.[1,3-10]

As estratégias mais utilizadas nos programas de TCC são: educação sobre manejo da dor, reestruturação cognitiva, técnica de resolução de problemas, treino de relaxamento, estabelecimento de metas e aumento gradativo de exercícios/atividades.[1,11,12] A TCC inclui ainda a prática de novas habilidades entre as sessões, como relaxamento e registro de pensamentos/sentimentos.[1,11]

Há evidências moderadas da eficácia da TCC no manejo de diferentes tipos de dor crônica, incluindo dor lombar e artrite reumatoide.[3,13,14]

Revisão da Cochrane que avaliou os efeitos das terapias psicológicas para controle da dor crônica em adultos, exceto cefaleia, mostrou que a TCC tem benefícios claros quando comparada ao tratamento usual ou à lista de espera para controle da dor, incapacidade, humor e catastrofização.[15] Por outro lado, para migrânea e outros tipos de cefaleias, as evidências da eficácia da TCC são limitadas.[16]

Estudo quase experimental desenvolvido no Brasil utilizou TCC associada a alongamento/fortalecimento muscular em um programa multiprofissional com 8 semanas de duração e mostrou redução significativa da intensidade da dor, incapacidade e sintomas depressivos em pacientes com dor crônica de diferentes etiologias.[5]

A TCC tem sido aplicada também via *internet*, o que pode ampliar o acesso de pacientes com dor crônica a esse tipo de tratamento. Resultados positivos foram observados com a aplicação de TCC via *internet* no controle da dor e incapacidade em pacientes com cefaleia e outros tipos de dor crônica, mas ainda há poucas evidências para recomendar essa forma de aplicação.[17]

Ensaio clínico randomizado testou os exercícios e a lista de espera para idosos com dor crônica. Os autores concluíram que em curto prazo, o programa de TCC com exercícios foi mais efetivo do que exercícios e lista de espera para idosos com dor crônica.[8]

Pesquisa que avaliou a estabilidade de um programa intensivo de TCC para dor lombar crônica mostrou que 2 anos depois, 81% dos participantes estavam trabalhando, 73% não buscaram serviços de saúde no ano anterior, 57% não estavam usando medicação para a dor e entre os que utilizavam medicação, houve redução no uso de opioides.[18]

Revisão de literatura com metanálise avaliou os efeitos da TCC para dor crônica de diferentes etiologias, que tivessem como desfecho a utilização do serviço de saúde e/ou perdas relacionadas ao trabalho. Os resultados mostraram efeitos moderados das intervenções psicológicas na redução da utilização do sistema de saúde em comparação a tratamentos ativos, cuidado usual e lista de espera. Já com relação às perdas no trabalho, as intervenções psicológicas não mostraram benefícios significativos.[7]

Estratégias de manejo do estresse, como a meditação *mindfulness*, também têm mostrado resultados interessantes no controle da dor. Ensaio clínico randomizado desenvolvido nos Estados Unidos comparou a TCC à meditação *mindfulness* e ao cuidado usual para adultos com dor lombar crônica. Os resultados indicaram que as duas abordagens produziram melhora significativa na dor e nas limitações funcionais, e não foram diferentes entre si.[13]

Pesquisa que investigou os efeitos da TCC comparada à educação sobre dor, ambas aplicadas por telefone, para manejo da dor em militares veteranos concluiu que não houve diferença significativa entre as duas abordagens.[19] Os dois grupos apresentaram melhora modesta, mas significativa, na qualidade de vida (aspecto físico e mental), com redução significativa na intensidade da dor e nos sintomas depressivos.[19] Os autores atribuíram os resultados à redução dos pensamentos catastróficos e ao aumento da percepção de controle sobre a dor.[19]

Mais estudos são necessários, no entanto, para identificar quais os elementos da TCC funcionam melhor para que tipo de paciente, quais os melhores métodos de aplicação para quais desfechos e porquê.[1,15]

Características pessoais, crenças e fatores interpessoais podem influenciar a receptividade dos pacientes à TCC, e intervenções que integram abordagens multidisciplinares parecem muito promissoras.[3]

Pesquisa com enfoque qualitativo investigou os elementos terapêuticos da TCC a partir das experiências de 34 participantes de um programa para controle da dor crônica.[11] Os autores concluíram que os principais elementos para o sucesso no autocontrole da dor foram: participação ativa no grupo por meio da aquisição de novos conhecimentos e novas percepções, expressão de pensamentos e sentimentos, *feedback* dos demais participantes e sensação de apoio proporcionada pelo grupo.[11]

Estudo desenvolvido na Austrália descreveu a percepção de 33 participantes de TCC para reduzir a incapacidade para o trabalho relacionada à dor. A intervenção foi aplicada em grupo e utilizou estratégias educativas, livreto informativo, técnicas de relaxamento, alongamento/exercícios, técnica de resolução de problemas, habilidades de comunicação, controle da irritação/raiva, estratégias para melhorar o sono e manejo das crises de dor. Os resultados indicam que os pacientes gostariam de ter mais tempo para relaxamento, domínio de estratégias para melhorar o sono, controle da irritação/raiva e manejo das crises de dor. De modo geral, os pacientes consideraram a intervenção útil para autocontrole da dor, atividade geral e retorno ao trabalho, mas alguns pacientes expressaram o desejo de ter mais atenção individual.[20]

Pesquisa investigou duas modalidades de TCC: TCC padrão e TCC personalizada (estratégias motivacionais e maior foco nas preferências do paciente) e concluiu que os pacientes de ambos os grupos apresentaram elevados índices de participação e adesão, e não houve diferença significativa entre os grupos quanto ao envolvimento e à adesão ao tratamento, indicando que estratégias personalizadas não influenciaram a participação dos pacientes no tratamento.[21]

Revisão que analisou estudos brasileiros sobre os efeitos da TCC em grupo para dor crônica, publicados nos últimos 20 anos, concluiu que há poucos estudos nacionais nessa área, com predomínio de avaliações subjetivas e utilização de escalas unidimensionais para avaliação da dor.[22] Para ampliar o acesso de pacientes com dor crônica à TCC, é fundamental que se desenvolvam mais estudos em nosso meio, como forma de mostrar os benefícios dessa abordagem e facilitar a implementação desse tipo de tratamento nos serviços de saúde.[22]

➤ Referências bibliográficas

1. Ehde DM, Dillworth TM, Turner JA. Cognitive-behavioral therapy for individuals with chronic pain: efficacy, innovations and directions for research. Am Psychol. 2014;69(2):153-66.
2. Nash VR, Ponto J, Townsend C et al. Cognitive behavioral therapy, self-efficacy and depression in persons with chronic pain. Pain Management Nursing. 2013;14(4):e236-43.

3. Sveinsdottir V, Eriksen HR, Reme SE. Assessing the role of cognitive behavioral therapy in the management of chronic nonspecific back pain. Journal of Pain Research. 2012;5:371-80.
4. Fullen BM, Blake C, Horan S et al. Ulysses – The effectiveness of a multidisciplinary cognitive behavioral pain management programme: an 8-year review. Ir J Med Sci. 2014;183:265-75.
5. Salvetti MG, Cobelo A, Vernalha PM et al. Efeitos de um programa psicoeducativo no controle da dor crônica. Revista Latino-Americana de Enfermagem. 2012;20(5):896-902.
6. Dysvik E, Kvaløy JT, Natvig GK. The effectiveness of an improved multidisciplinary pain management programme: a 6-and 12-month follow-up study. Journal of Advanced Nursing. 2012;68(5):1061-72. doi: 10.1111/j.13652648. 2011.05810.x.
7. Pike A, Hearn L, Williams ACC. Effectiveness of psychological interventions for chronic pain on health care use and work absence: systematic review and meta-analysis. Pain. 2016;157(4):777-85.
8. Nicholas MK, Asghari A, Blyth FM et al. Self-management intervention for chronic pain in older adults: a randomized controlled trial. Pain. 2013;154: 824-35.
9. Darnall BD, Roy A, Chen AL et al. Comparison of a single-session pain management skills intervention with a single-session health education intervention and 8 sessions of cognitive behavioral therapy in adults with chronic low back pain: a randomized clinical trial. JAMA network open 2021;4(8):e2113401-e2113401. 2021.
10. Murphy JL, Cordova MJ, Dedert EA. Cognitive behavioral therapy for chronic pain in veterans: Evidence for clinical effectiveness in a model program. Psychological Services 2022;19(1):95.
11. Furnes B, Natvig GK, Dysvik E. Therapeutic elements in a self-management approach: experiences from group participation among people suffering from chronic pain. Patient Preference and Adherence. 2014;8:1085-92.
12. Ali YCMM, Gouvêa ÀL, Oliveira MSD et al. Brief interprofessional intervention for chronic pain management: a pilot study. Revista da Escola de Enfermagem da USP 2022;56(spe).
13. Cherkin DC, Sherman KJ, Balderson BH et al. Effect of mindfulness-based stress reduction vs. cognitive behavioral therapy or usual care on back pain and functional limitations in adults with chronic low back pain: a randomized clinical trial. JAMA. 2016;315(12):1240-9.
14. Sharpe L. Psychosocial management of chronic pain in patients with rheumatoid arthritis: challenges and solutions. Journal of Pain Research. 2016;9:137-46.

15. Williams ACDC, Eccleston C, Morley S. Psychological therapies for the management of chronic pain (excluding headache) in adults. Cochrane Database of Systematic Reviews. 2012;(Issue 11):CD007407. doi: 10.1002/14651858. CD007407.pub3.
16. Harris P, Loveman E, Clegg A et al. Systematic review of cognitive behavioral therapy for the management of headaches and migraines in adults. British Journal of Pain. 2015;9(4):213-24.
17. Eccleston C, Fisher E, Craig L et al. Psychological therapies (internet-delivered) for the management of chronic pain in adults. Cochrane Database of Systematic Reviews. 2014;(Issue 2):CD010152. doi: 10.1002/14651858. CD010152.pub2.
18. Hooff ML, Avest W, Horsting PP et al. A short, intensive cognitive behavioral pain management program reduces health-care use in patients with chronic low back pain: two-year follow-up results of a prospective cohort. Eur Spine J. 2012;21:1257-64.
19. Carmody TP, Duncan CL, Huggins J et al. Telephone-delivered cognitive-behavioral therapy for pain management among older military veterans: a randomized trial. Psychological Services. 2013;10(3):265-75.
20. Dunstan DA. Participant's evaluation of a brief intervention for pain related work disability. International Journal of Rehabilitation Research. 2014;37:368-70.
21. Kerns RD, Burns JW, Shulman M et al. Can we improve cognitive-behavioral therapy for chronic back pain treatment engagement and adherence? A controlled trial of tailored versus standard therapy. Health Psychology. 2014 Sep;33(9):938.
22. Kirchner LF, Jorge CC, Reis MJD. Terapia cognitivo-comportamental em grupo para adultos com dor crônica: uma revisão de estudos brasileiros. Rev Dor. 2015;16(3):210-4.

12

Meditação *Mindfulness* – Atenção Plena

Shirlene Aparecida Lopes ▪ Maria do Patrocínio Tenório Nunes

➤ *Mindfulness* no contexto da saúde

Meditação pode ser entendida como uma concentração em algum foco de atenção, uma habilidade que todo ser humano possui, sendo fundamental não apenas para a sobrevivência, mas também para o sucesso em qualquer aspecto da vida.[1]

No Brasil, a partir de 2006, as abordagens meditativas foram reconhecidas e inseridas pela Política Nacional de Práticas Integrativas e Complementares no Sistema Único de Saúde como instrumento terapêutico que traz benefícios cognitivos, físicos e emocionais ao praticante.[2] É assim, como uma técnica sem vínculo espiritual ou religioso, que a meditação vem conquistando seu espaço dentro das pesquisas na área da saúde.

As intervenções baseadas em *mindfulness* (IBMs) ou atenção plena tem sido alvo de inúmeras evidências científicas nas últimas quatro décadas, com resultados cada vez mais promissores. Estudos documentam a eficácia das práticas no tratamento de uma série de condições clínicas e não clínicas atuando na promoção e proteção da saúde.[3]

A palavra *mindfulness* é uma tradução da palavra *sati*, do idioma páli, e tem suas raízes nas mensagens de Buda, escritas há cerca de 2.500 anos. Trata-se de uma palavra polissêmica de difícil tradução por se tratar de um conceito mais aprofundado do budismo. No Ocidente, *mindfulness* tem sido traduzido para o português como "atenção plena" ou "consciência plena".[4]

Nos atuais contextos de pesquisa, meditação *mindfulness* é geralmente definida como o cultivo da atenção, sem julgamento das experiências, no momento presente, em uma abordagem não religiosa. As práticas são baseadas em um modelo de dois componentes da atenção, onde o primeiro é a regulação da atenção, de modo a mantê-la no momento presente; e o segundo envolve a aproximação da experiência com uma orientação de abertura, curiosidade e aceitação.[1]

A primeira intervenção no Ocidente utilizando técnicas da atenção plena ou *mindfulness* como abordagem terapêutica se iniciou na década de 1970 por Jon Kabat-Zinn e colegas na Universidade de Massachusetts, Estados Unidos. Os pesquisadores fomentaram um programa estruturado para redução de estresse incluindo a dor crônica, chamado de programa *mindfulness* baseado na redução de estresse (*mindfulness based stress reduction* – MBSR).[4]

Naquele estudo, os pacientes apresentavam quadro crônico de dor nas costas, no pescoço, no ombro e dor de cabeça. Os participantes se reuniam toda semana por aproximadamente duas horas e meia para a prática de um conjunto de técnicas ou exercícios mentais. Os resultados sugeriram que as práticas da meditação facilitaram a melhora do quadro álgico, promovendo redução da dimensão sensorial da dor e do sofrimento frente ao estímulo doloroso, adotando uma postura mais consciente ao lidar com a dor.[4]

As principais técnicas se baseiam na atenção plena na respiração, no escaneamento corporal, na caminhada meditativa e nos movimentos conscientes baseados na ioga e no pilates, podendo ser realizadas por indivíduos com diferentes níveis de capacidade e limitações físicas. Essas práticas englobam a experiência no momento presente, nos pensamentos, nas emoções e sensações corporais ao observar as sensações que surgem e desaparecem.[1]

A partir do MBSR, outros programas baseados nas práticas da atenção ou consciência plena foram elaborados com enfoques específicos para determinadas situações e faixas etárias.

No estudo *How does Mindfulness Meditation Work?*, os autores verificaram na literatura alguns mecanismos emocionais que sofrem alteração com a prática da atenção plena:

- regulação de atenção;
- consciência do corpo;
- regulação emocional; e
- mudança de perspectiva sobre o eu.

Os autores também apontam que estudos de neuroimagem funcional e estrutural começaram a explorar os processos neurocientíficos subjacentes a esses componentes com mudanças na neuroplasticidade em diferentes regiões cerebrais, ilustradas no Quadro 12.1.[5]

O instituto Breathworks, na Inglaterra, desenvolveu um programa baseado no modelo biopsicossocial com abordagens da atenção plena para o manejo da dor e da doença. Burchand Penman[1] defende que as técnicas podem auxiliar o praticante a reagir de modo construtivo à sensação dolorosa ao considerar que os aspectos biológicos, sociais e psicológicos afetam diretamente a percepção e a forma com que a pessoa lida com a dor ou qualquer condição crônica.

MEDITAÇÃO *MINDFULNESS* – ATENÇÃO PLENA

Quadro 12.1. Mecanismos, instruções das práticas e áreas associadas no cérebro estimuladas pela prática da atenção plena.

Mecanismos	Instruções das práticas	Áreas associadas no cérebro
Regulação da atenção	Manter a atenção em determinados pontos	Córtex cingulado anterior
Consciência corporal	Sustentar a atenção nas sensações corporais: respiração, emoções, entre outras	Ínsula – junção têmporo-parietal
Regulação emocional	Criar novas formas de reações diante das emoções: sem julgar, aceitação	Córtex pré-frontal (dorsal)
	Exposição aos eventos da consciência: manter distância, sem se envolver com as experiências internas	Amígdala e hipocampo
Mudança da perspectiva do eu	Desapego de uma imagem fixa de si mesmo	Córtex cingulado posterior, ínsula

Fonte: Hölzel BK, Lazar SW, Gard T et al. 2011.

As práticas de *mindfulness* podem influenciar diretamente a capacidade da pessoa para extinguir o medo condicionado, melhorando a integridade estrutural e funcional da rede do cérebro envolvida na sinalização de segurança. As considerações neurocientíficas dão suporte à visão de que a extinção do medo e a aceitação com uma atitude amorosa consigo mesmo são requisitos que podem se desenvolver durante as práticas da atenção plena.[1]

Em 2010, Schütze et al.[6] examinaram a influência da prática de *mindfulness* na dor aguda em adolescentes, com ou sem experiência de dor prévia. A Figura 12.1 mostra a transformação um ciclo vicioso, com aspectos de disfunção emocional e funcional, em um ciclo virtuoso, por meio das práticas da meditação *mindfulness* – atenção plena. O estudo aponta que a maneira de encarar a sensação dolorosa interfere positiva ou negativamente no processo de recuperação da dor crônica e que a prática contribui positivamente nesse processo.

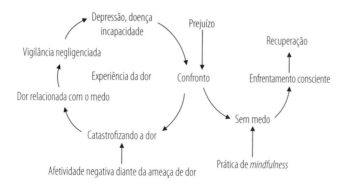

Figura 12.1. Versão revisada e traduzida do modelo de medo e esquiva da dor crônica e a regra da meditação da mente alerta sendo mediador entre a experiência dolorosa e a dor catastrófica.
Fonte: Adaptada de Schütze R, Rees CS, Preece M et al.; 2010.

A prática da atenção plena permite conhecer o mundo interno e externo com mais clareza, o que facilita atitudes mais sábias na decisão de transformar o que precisa ser transformado. Trata-se de um estado ou característica da mente humana que pode ser (re)adquirido ou aprimorado, sendo uma condição presente em todas as pessoas. Nas IBMs, as técnicas meditativas são utilizadas como meios mais comuns para alcançar esse estado de consciência, inerente ao ser humano.[4]

➤ Dor – uma realidade prevalente na enfermagem

A dor pode ser definida como experiência sensorial e emocional desagradável, decorrente da lesão real ou potencial dos tecidos do organismo. Trata-se de uma manifestação subjetiva, variando de indivíduo para indivíduo. Conforme a International Association for the Study of Pain (IASP), sentir dor envolve mecanismos multidimensionais: afetivo-emocional, sensorial-discriminativo e avaliativo-cognitivos.[7] As experiências prévias, culturais e crenças também podem influenciar na percepção subjetiva do processo da dor.

A dor tende a aumentar os níveis de vigilância sobre a sensação desagradável, comprometendo a atenção para as atividades rotineiras bem como o comprometimento da efetividade no trabalho e nos índices de absenteísmos, que têm sido alarmantes.[8]

Grande parte do que o corpo sente é influenciado pelos pensamentos e pelas emoções. Da mesma forma, tudo o que se pensa é refletido pelo que está ocorrendo no corpo. No caso da sensação da dor, desencadeiam-se padrões de pensamentos, sentimentos e comportamentos que, muitas vezes, são negativos e nocivos, mas difíceis de evitar.

A dor é o sintoma mais prevalente em indivíduos com distúrbios músculo esqueléticos (DMEs) causados por esforços excessivos e recorrentes. Esses sintomas são comuns entre profissionais de saúde em todo o mundo, sendo altamente prevalentes na categoria de enfermagem. A alta exigência física e psicossocial no ambiente laboral e não laboral aumentam as chances de desenvolver desconfortos musculoesqueléticos em algumas partes do corpo. Em estudo multicêntrico envolvendo cerca de 12 mil profissionais de diversas áreas, o pessoal de enfermagem foi o grupo que apresentou maior prevalência de DME.[9] No Brasil, Lelis et al.[10] realizaram um estudo de revisão sobre a prevalência de dor ou desconforto musculoesquelético na enfermagem. Foi constatado que 96,3% dos trabalhadores de enfermagem referiram dor nos últimos doze meses, e 73,1% referiu nos últimos sete dias.

Estando nessa condição, o profissional da enfermagem muitas vezes necessita de fazer escolhas como cuidar-se ou cuidar do seu próximo, situação incompatível que pode gerar sofrimento.

Relato de uma experiência com trabalhadoras da enfermagem

No Brasil, apesar da crescente expansão, estudos avaliando o impacto das IBMs na dor crônica da categoria da enfermagem ainda são considerados incipientes.

Um estudo recente avaliou a eficácia de um programa adaptado para as práticas de *mindfulness* (PAM) como estratégia complementar no manejo da dor osteomuscular em 64 auxiliares e técnicas de enfermagem, trabalhadoras de um hospital universitário brasileiro.

A PAM consistiu em oito encontros semanais, com redução do tempo de cada sessão para 1 hora e respeitando um limite de até sete participantes por grupo. O tempo para as práticas individuais em casa foi reduzido de 45 para 20 minutos. Essas adaptações foram necessárias devido à rotina de trabalho e ao cotidiano dos profissionais da enfermagem envolvidos na pesquisa.

O programa teve o enfoque no manejo da dor, com abordagens de treinamento da atenção no momento presente pelas técnicas de respiração, pelo "escaneamento" do corpo ou *bodyscan*, pela caminhada com atenção plena, pelos movimentos conscientes com posturas corporais leves na posição sentada e deitada, pela caminhada meditativa e pela meditação da bondade amorosa ou compaixão. Nas primeiras sessões do programa, dinâmicas foram inseridas para facilitar aspectos de conceituação da atenção plena e melhor entendimento sobre o manejo das sensações agradáveis e desagradáveis, compreensão do funcionamento da mente e dos pensamentos e educação sobre a dor.

Os resultados quantitativos e qualitativos desse estudo apontaram benefícios nos aspectos físicos e emocionais da dor, melhora da percepção da qualidade de vida e um repensar sobre a necessidade do cuidar de si com estratégias, dentro da realidade subjetiva das participantes para a inserção das práticas no cotidiano. Ainda, o impacto positivo dos resultados se manteve 12 semanas após o programa, indicando o efeito sustentado das práticas.

Dentre as diversas abordagens para minimizar o sofrimento da dor, a meditação *mindfulness* – atenção plena pode atuar como estratégia complementar, factível e eficaz para a conceituação e o manejo da dor e melhora da qualidade vida de quem pratica.

➤ Referências bibliográficas

1. Burch V, Penman D. Mindfulness for health: a practical guide to relieving pain, reducing stress and restoring wellbeing. London: Piatkus, 2013.
2. Brasil. Ministério da Saúde, Secretaria de Atenção à Saúde, Departamento de Atenção Básica. Política nacional de práticas integrativas e complementares no SUS: atitude de ampliação de acesso. Brasília: Ministério da Saúde, 2015.
3. Carmody J, Baer RA. Relationships between mindfulness practice and levels of mindfulness, medical and psychological symptoms and well-being in a mindfulness-based stress reduction program. J Behav Med. 2008;31(1):23-33. doi: 10.1007/s10865-007-9130-7.
4. Kabat-Zinn J. Full catastrophe living: using the wisdom of your body and mind to face stress, pain and illness. New York: Delta, 1990.

5. Hölzel BK, Lazar SW, Gard T et al. How does mindfulness meditation work? Proposing mechanisms of action from a conceptual and neural perspective. Perspectives on Psychological Science. 2011;6:537. doi: 10.1177/1745691611419671.
6. Schütze R, Rees CS, Preece M et al. Low mindfulness predicts pain catastrophizing in a fear-avoidance model of chronic pain. Pain. 2010;148(1):120-7. doi: 10.1016/j.pain. 2009.10.030.
7. Bourke J. The story of pain. London: Oxford University Press, 2014.
8. Leeuwen MT, Blyth FM, March LM et al. Chronic pain and reduced work effectiveness: the hidden cost to Australian employers. Eur J Pain. 2006;10(2):161-6. doi: 10.1016/j.ejpain.2005.02.007.
9. Coggon D, Ntani G, Palmer KT et al. The CUPID (Cultural and Psychosocial Influences on Disability) study: methods of data collection and characteristics of study sample. PLoS One. 2012;7(7):e39820. doi: 10.1371/journal.pone.0039820.
10. Lelis CM, Battaus MRB, Taubert FC et al. Distúrbios osteomusculares relacionados ao trabalho em profissionais de enfermagem: revisão integrativa da literatura. Acta Paul Enferm. 2012;25(3):477-82.

Parte III
Dispositivos para Tratamento da Dor

13

Princípios Gerais do Uso da Analgesia Controlada pelo Paciente (PCA)

Hermann dos Santos Fernandes ▪ Eloisa Bonetti Espada
Áquila Lopes Gouvêa

Analgesia controlada pelo paciente (ACP ou PCA, da sigla inglesa *patient controlled analgesia*) é uma modalidade definida como administração intermitente de analgésicos sob demanda, por controle do paciente. O conceito de PCA não é restrito ao uso de opioides. É uma forma de oferta de analgesia que pode utilizar diferentes fármacos (opioides, anestésicos locais, adjuvantes) por diversas vias de administração (intravenosa, subcutânea, peridural, perineural, transdérmica).

➤ Histórico

Durante muito tempo, o tratamento da dor foi subestimado ou considerado como subprioridade no cuidado com os pacientes. Até a década de 1970, era comum o manejo da dor ser, basicamente, a administração de opioides por via intramuscular (IM) e "se necessário". Isso resultava em, pelo menos, 50% dos pacientes que evoluíam com controle insatisfatório da dor pós-operatória. Roe e Sechzer, na década de 1960, demonstraram que pequenas doses de opioides intravenosos (IV), administradas por enfermeiro, de acordo com demanda do paciente, geravam analgesia mais efetiva e satisfatória que doses maiores de opioides por via IM. Fato justificável pela própria farmacologia dos opioides (Figura 13.1). Obviamente, em setores cuja demanda de pacientes fosse muito grande, essa forma de tratar a dor tornar-se-ia logisticamente impraticável. Iniciava-se, aí, o conceito de dispositivo para analgesia controlada pelo paciente, que culminou na bomba de PCA, produzida comercialmente pela primeira vez em 1976 (Cardiff Palliator).

PARTE III | DISPOSITIVOS PARA TRATAMENTO DA DOR

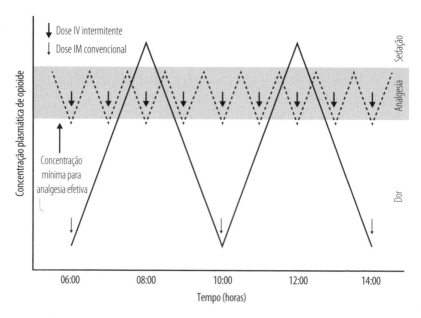

Figura 13.1. Esquema simplificado da farmacodinâmica dos analgésicos opioides em dois regimes de administração: altas doses intermitentes por via IM e doses pequenas, em maior frequência, por via IV. Observa-se que se mantém a concentração plasmática dentro da faixa terapêutica mais regularmente no regime IV que no regime IM.
Fonte: Adaptada de Grass JÁ, 2005.

➤ Ciclo da dor do paciente e PCA

Sem o advento da PCA, mesmo que exista na prescrição do paciente medicação analgésica "se necessário", há um tempo considerável entre o paciente sentir dor em intensidade suficiente para que ele solicite alguma forma de analgesia e a administração do agente analgésico (Figura 13.2). Isso se deve às várias etapas necessárias que ocorrem entre esses dois momentos.

O advento da PCA cria um atalho, com segurança, nesse ciclo. Abrevia-se o intervalo entre dor e analgesia. O próprio paciente, no momento de dor em intensidade que lhe cause desconforto indevido, aciona o dispositivo, que administra uma dose pré-programada de analgésico imediatamente. Após o intervalo de tempo esperado para que a medicação faça efeito, o paciente pode ter alívio da dor e se sentir satisfeito, ou ter alívio parcial ou insatisfatório e solicitar uma nova dose, a qual apenas será administrada após o intervalo de segurança do dispositivo. Em caso de efeito colateral, o paciente entrará num estado de sonolência ou sedação, no qual ele ficará impossibilitado de acionar doses adicionais, de modo a evitar, assim, intoxicações graves.

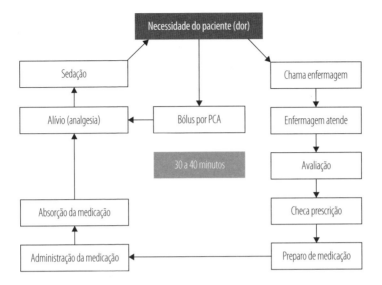

Figura 13.2. O ciclo da dor do paciente e como o uso da PCA abrevia o tempo entre dor e alívio por analgésico.
Fonte: Desenvolvida pela autoria do capítulo.

Há evidências contundentes de que a PCA gera maior satisfação nos pacientes, propicia melhor controle da dor com menores escores álgicos e traz benefício para as equipes assistenciais, o que reduz a demanda necessária para assistência à dor.

➤ Vias, parâmetros e modalidades de administração de PCA

O uso da PCA é possível por diversas vias de administração: IV, epidural, perineural (nervo periférico), transdérmica (por iontoforese e eletrotransporte). Existem opções de medicações e soluções analgésicas para cada uma dessas vias:

- **Intravenosa:** opioides associados ou não a adjuvantes.
- **Epidural:** anestésico local associado ou não a opioides e/ou adjuvantes.
- **Perineural:** anestésico local associado ou não a adjuvantes.
- **Transdérmica:** opioides (fentanil).

Os parâmetros de administração são:

- **Dose de ataque:** dose opcional a ser administrada ao paciente assim que a PCA for ligada.
- **Bólus ou dose de demanda:** que será administrada quando o paciente acionar o dispositivo.
- **Intervalo entre os bólus (*lockout*):** intervalo de tempo de segurança dentro do qual novo bólus não será administrado, mesmo que acionado pelo pa-

ciente. Deve ser programado para corresponder ao tempo necessário para efeito máximo da medicação utilizada (normalmente mais curto para PCAs intravenosas, e mais longo para PCAs peridurais ou perineurais).

- **Limite total em 1 hora ou 4 horas:** limite total possível de ser administrado, quando somados infusão basal e bólus demandados pelo paciente, para 1 ou 4 horas. Quando atingido o limite total, novos bólus acionados pelo paciente não serão administrados.
- **Infusão basal:**
  - **Fluxo contínuo:** fluxo ininterrupto de infusão, normalmente programado em mL/h (p. ex.: 5 mL/h).
  - **Bólus intermitente programado:** infusão automática de bólus rápidos, previamente programados, a intervalos fixos de tempo (p. ex.: 8 mL a cada 40 minutos).

As modalidades de administração vão ser derivadas da combinação entre infusão basal e bólus:

- **Apenas bólus por demanda:** sem infusão basal nenhuma, apenas bólus administrados quando solicitados pelo paciente.
- **Apenas infusão basal:** em fluxo contínuo ou bólus intermitente programado, sem opção de bólus por demanda.
- **Infusão basal associada com bólus por demanda:** uma infusão basal com recurso de bólus por demanda, caso o paciente tenha necessidade.

As soluções analgésicas a serem utilizadas (medicações, concentrações e diluições), a via de administração da PCA e a programação da PCA devem estar descritas, em todos os detalhes necessários, na prescrição médica do paciente.

Soluções analgésicas

Diversas medicações podem ser utilizadas, isoladas ou em combinações, a depender da disponibilidade dos fármacos, da via a ser utilizada, das indicações e limitações de cada paciente. Como regra geral, PCAs intravenosas utilizam opioides, PCAs peridurais utilizam soluções de anestésico local diluído associado a opioides lipofílicos e administrações perineurais utilizam soluções de anestésico local diluído associados ou não a adjuvantes. Tecnologia de PCA transdérmica utiliza dispositivos apropriados específicos para esse fim. A medicação mais comum utilizada nessa modalidade é o opioide fentanil.

A seguir são apresentadas sugestões de fármacos e soluções que podem ser utilizadas em PCA:

- **PCA intravenosa:**
  - morfina 0,1% (1 mg/mL);

- metadona 0,1% (1 mg/mL);
- fentanil 0,001% (10 μg/mL).
- **PCA peridural:**
  - ropivacaína 0,1% + fentanil 0,0004%;
  - bupivacaína com vasoconstrictor 0,1% + fentanil 0,0004%.
- **PCA perineural:**
  - ropivacaína 0,2%;
  - bupivacaína com vasoconstrictor 0,1%.

Programação

As programações das PCAs vão depender de diversas variáveis (perfil do paciente, dor aguda ou crônica, dor pós-operatória, tipo de anestesia realizada, medicações analgésicas já previamente em uso, objetivo da PCA – titulação de opioides ou analgesia primária).

A seguir são apresentadas programações sugeridas para utilização. Reforça-se salientar que cada caso pode sofrer adequações das programações, de acordo com necessidade e indicações (Tabela 13.1).

Tabela 13.1. Sugestões de diluições e programações para soluções de PCA.

PCA intravenosa	
Morfina 0,1%	- SF 0,9% – 90 mL - Morfina 1% – 10 mL - Total = 100 mL
	- Ritmo = 0 a 1 mL/h - Bólus de demanda = 1 a 2 mL - Intervalo entre bólus = 5 a 10 minutos - Limite em 4 horas = 20 a 30 mL
Metadona 0,1%	- SF 0,9% – 90 mL - Metadona 1% – 10 mL - Total = 100 mL
	- Ritmo = 0 a 0,5 mL/h - Bólus de demanda = 1 a 2 mL - Intervalo entre bólus = 10 a 20 minutos - Limite em 4 horas = 20 mL
Fentanil 0,001%	- Fentanil 0,005% (50 mcg/mL) – 20 mL - SF 0,9% – 80 mL - Total = 100 mL
	- Ritmo = 0 a 2 mL/h - Bólus de demanda = 1 a 2 mL - Intervalo entre bólus = 5 minutos - Limite em 4 horas = 20 a 30 mL

(continua)

Tabela 13.1. Sugestões de diluições e programações para soluções de PCA. (*continuação*)

PCA peridural	
Ropivacaína 0,1% + Fentanil 0,0004% (4 μg/mL)	• SF 0,9% – 235 mL • Fentanil 0,005% – 25 mL • Ropivacaína 0,75% – 40 mL • Total = 300 mL
	• Ritmo = 0 a 5 mL/h ou bólus intermitente programado = 5 a 8 mL a cada 40 a 60 minutos • Bólus de demanda = 3 a 5 mL • Intervalo entre bólus = 15 minutos • Limite em 4 horas = 60 mL
Bupivacaína 0,1% + Fentanil 0,0004% (4 μg/mL)	• SF 0,9% – 180 mL • Fentanil 0,005% – 20 mL • Bupivacaína com vasoconstritor 0,5% – 50 mL • Total = 250 mL
	• Ritmo = 0 a 5mL/h ou bólus intermitente programado = 5 a 8 mL a cada 40 a 60 minutos • Bólus de demanda = 3 a 5 mL • Intervalo entre bólus = 15 minutos • Limite em 4 horas = 60 mL
PCA perineural	
Ropivacaína 0,2%	• SF 0,9% – 220 mL • Ropivacaína 0,75% – 80 mL • Total = 300 mL
	• Ritmo = 3 a 8 mL/h ou bólus intermitente programado = 5 a 8 mL a cada 40 a 60 minutos • Bólus de demanda = 5 mL • Intervalo entre bólus = 30 minutos • Limite em 4 horas = 60 mL
Bupivacaína 0,1%	• SF 0,9% – 160 mL • Bupivacaína com vasoconstritor 0,5% – 40 mL • Total = 200 mL
	• Ritmo = 3 a 8 mL/h ou bólus intermitente programado = 5 a 8 mL a cada 40 a 60 minutos • Bólus de demanda = 5 mL • Intervalo entre bólus = 30 minutos • Limite em 4 horas = 60 mL

Fonte: Desenvolvida pela autoria do capítulo.

Efeitos adversos

A ocorrência e a intensidade dos efeitos adversos dependem da medicação analgésica e da via utilizada no uso da PCA. As complicações mais temidas são depressão respiratória decorrente do uso de opioides e intoxicação sistêmica por anestésicos locais. Felizmente, as complicações são raras quando se respeitam os parâmetros de segurança para uso da PCA.

No caso do uso de PCA venosa de opioide, pode se esperar a ocorrência de náuseas e vômitos, prurido, sedação, confusão mental e depressão respiratória em casos severos.

As PCAs peridurais podem levar a bloqueio motor (decorrente da ação do anestésico local), prurido, náuseas, vômitos e retenção urinária (decorrentes de opioide usado na solução); e, em casos graves, intoxicação sistêmica por anestésico local.

As PCAs perineurais podem complicar com intoxicação sistêmica por anestésicos locais e bloqueio motor do território inervado envolvido.

Medidas de segurança

A forma de funcionamento da bomba de PCA, por si só, baseia-se numa cadeia de retroalimentação negativa que oferece proteção (até certo ponto) ao paciente. Quando ativa na modalidade de apenas bólus por demanda, seu funcionamento pode ser sumarizado da seguinte forma: disparo – dose – analgesia – disparo-dose – analgesia – disparo – dose – sedação – sonolência – paciente dormindo não consegue apertar – sem doses adicionais – metabolização – sedação não progressiva – não chega à depressão respiratória. Nessa modalidade, apenas 0,25% dos casos de uso de PCA intravenosa podem gerar depressão respiratória. Nesse aspecto, é importante ressaltar que o uso do disparador da PCA deve ser utilizado única e exclusivamente pelo paciente. Deve ser evitado controle do disparador por familiares ou acompanhantes, pois o utilizador externo pode quebrar o ciclo de retroalimentação negativa entre dispositivo de PCA e paciente. Isso pode levar a excessivas administrações de bólus sem necessidade, de modo a gerar intoxicação e complicações severas.

Outra medida que também interrompe o ciclo de retroalimentação negativa é a administração de infusão basal. Esta infusão será administrada automaticamente, sem controle por parte do paciente, independentemente de sua necessidade ou não, de acordo com o que estiver programado no dispositivo. Por essas razões, administrações de infusão basal devem ser bastante criteriosas, normalmente indicadas em pacientes que já estejam em uso de analgésicos opioides ou que já tenham iniciado uso da PCA há alguns dias, e haja necessidade de titulação da sua analgesia.

Ao se levar em consideração todos esses cuidados, a incidência de complicações em uso de PCA tende a ser extremamente baixa. Contudo, complicações graves são descritas na literatura, incluindo fatalidades. Todas as mortes e complicações graves, após avaliação, tiveram como causa erros de programação ou equívocos de diluição das soluções, isto é, foram causadas por falhas humanas.

Quando se prescreve e se instala um dispositivo de PCA para analgesia, é necessário cumprir todos os passos de segurança ao paciente por parte dos profissionais (identificação, dupla checagem de medicações, revisão da prescrição, revisão da programação e reavaliação). É importante sempre levar em consideração os fatores de risco para complicações, com individualização de cada caso, de acordo com necessidades específicas (obesidade, apneia do sono, uso de medicações sedativas, insuficiência renal e hepática, interação medicamentosa).

A PCA é uma excelente ferramenta para o controle da dor, tanto de pacientes com dor crônica como em quadros de dor aguda. Ela gera satisfação maior do paciente e benefícios para equipe de assistência. Contudo, não é isenta de riscos. Falha humana é a principal causa de complicações sérias. Medidas de segurança para evitar complicações são estabelecidas nos dispositivos e nos treinamentos das equipes que se utilizam desse recurso.

➤ Referências bibliográficas

1. Chumbley GM, Hall GM, Salmon P. Why do patients feel positive about patient-controlled analgesia? Anaesthesia. 1999;54:386-9.
2. Grass JA. Patient-controlled analgesia. Anesthesia and Analgesia. 2005;101:s44-61.
3. Hudcova J, McNicol E, Quah C et al. Patient controlled opioid analgesia versus conventional opioid analgesia for postoperative pain. Cochrane Database of Systematic Reviews. 2006:CD003348.
4. Taylor SA. Safety and satisfaction provided by patient-controlled analgesia. Dimensions of Critical Care Nursing (DCCN). 2010;29:163-6.
5. Vicente KJ, Kada-Bekhaled K, Hillel G et al. Programming errors contribute to death from patient-controlled analgesia: case report and estimate of probability. Canadian Journal of Anaesthesia. 2003;50:328-32.
6. Walder B, Schafer M, Henzi I et al. Efficacy and safety of patient-controlled opioid analgesia for acute postoperative pain: a quantitative systematic review. Acta Anaesthesiologica Scandinavica. 2001;45:795-804.

14

Cuidados de Enfermagem com Pacientes em Uso da Bomba de Analgesia Controlada pelo Paciente (PCA)

Jaqueline Maria Jardim

A analgesia controlada pelo paciente (PCA) é a administração de opioides e/ou anestésicos locais no espaço peridural ou venoso, com a finalidade de controlar a dor em pacientes pediátricos e adultos em situações clínicas e cirúrgicas de forma segura e em diferentes programações.

Para pacientes cirúrgicos, a PCA pela via peridural mostra-se superior, pois fornece uma melhor gestão da dor em relação à analgesia sistêmica, melhora a função gastrointestinal, reduz o risco de infarto do miocárdio pós-operatório, diminui o risco de morte no pós-operatório e pode diminuir a gravidade da síndrome da dor persistente.[1]

A PCA é uma forma segura e eficaz de controlar a dor em muitos pacientes. Contudo, o cuidado e a gestão requerem a existência de uma equipe multiprofissional treinada e habilitada para identificar problemas durante o tratamento, como reações adversas e efeitos colaterais, a fim de garantir uma analgesia segura, com ótimo controle da dor.

➤ Orientações gerais

Muitos ainda questionam se a manipulação e a prestação de cuidados ao paciente com PCA são ações que podem ser realizadas pelo enfermeiro ou apenas pelo médico. Na realidade, até o presente momento, não há qualquer resolução específica que defina a quem competem essas ações, por isso, o Conselho de Enfermagem do Estado de São Paulo (COFEN-SP) divulgou, pela Câmara Técnica, a Orientação Fundamentada n. 018/2016, que cita sobre a competência do enfermeiro quanto a PCA. Nesta Orientação Fundamentada, é definido que este é um trabalho que pode ser compartilhado entre médicos e enfermeiros, contudo, essas ações devem estar prescritas pelo profissional médico e existir um protocolo institucional que respalde esse ato, além da qualificação e o treinamento do profissional que realizará essas atividades.[2]

Dessa forma, ações como troca da solução da PCA, troca do curativo do cateter peridural, avaliação do paciente em relação à efetividade da analgesia, avaliação dos sinais e sintomas, e efeitos colaterais são atividades que podem ser compartilhadas pelos profissionais (médicos e enfermeiros). Ao permanecer a inserção do cateter peridural, a decisão em iniciar ou interromper a terapia e a prescrição da PCA são atividades exclusivas do médico anestesiologista.

➤ Avaliação da dor

O objetivo da PCA é garantir que o paciente apresente um bom controle da dor que é um pré-requisito para que o paciente obtenha uma boa recuperação e melhora da qualidade de vida.

Para a avaliação da efetividade da terapia, podemos utilizar escalas unidimensionais, as quais permitem a mensuração da dor, uma vez que consideram apenas uma dimensão (geralmente a intensidade da dor) e as escalas multidimensionais, que permitem a mensuração da dor em duas ou mais dimensões.[3]

Avaliação e identificação dos efeitos colaterais

A PCA pode ser considerada extremamente segura em razão de apresentar índices de incidência de efeitos colaterais variáveis, mas brandos, e de difícil atribuição exclusiva aos medicamentos ou ao próprio método de analgesia utilizado.[4] Mesmo assim, é necessário que o profissional de enfermagem esteja habilitado em identificar e agir frente a qualquer problema ou efeito adverso que possa ocorrer ao paciente em uso de PCA.

Na Tabela 14.1 verificamos os efeitos colaterais/eventos adversos mais comuns durante a PCA por via peridural ou sistêmica e as ações que podem ser realizadas para reversão do quadro.[5]

Tabela 14.1. Efeitos colaterais e ações que podem ser realizadas no paciente com analgesia controlada pelo paciente (PCA).

Efeitos colaterais	Ações
Sedação e depressão respiratória	• Monitorizar índices de sedação, conforme a escala de sedação de Ramsay (Tabela 14.2)[6] • Se o paciente apresentar sedação = 3 e FR < 10, parar a infusão do analgésico peridural, verificar a saturação periférica de oxigênio (SpO_2) e solicitar avaliação do plantão médico • Administrar medicamento antagonista de opioide se prescrito pelo médico • Avaliar frequência respiratória (FR), SpO_2 e sedação a cada hora nas primeiras 24 horas; após, a cada 4 horas

(continua)

Tabela 14.1. Efeitos colaterais e ações que podem ser realizadas no paciente com analgesia controlada pelo paciente (PCA). (*continuação*)

Efeitos colaterais	Ações
Náuseas e vômitos	<ul><li>Avaliar frequência respiratória (FR), SpO_2 e sedação a cada hora nas primeiras 24 horas; após, a cada 4 horas</li><li>Administrar antiemético, conforme prescrição médica</li><li>Se efeitos persistirem, procurar outras causas para a ocorrência e comunicar o plantão médico para reavaliação</li></ul>
Prurido	<ul><li>Evento adverso comum após o uso de opioide pela via peridural ou subaracnoide</li><li>O tratamento é medicamentoso, com a administração de anti-histamínicos prescritos pela equipe médica</li><li>Considerar suspensão do opioide se prurido de difícil controle, mesmo com anti-histamínico</li></ul>
Retenção urinária	<ul><li>Avaliar débito urinário, que deve ser > 1 mL/kg/h</li><li>Se débito urinário menor que 1 mL/kg/h, avaliar presença de plenitude vesical. Se presente, realizar manobras de estimulação miccional</li><li>Se as manobras de estimulação vesical não obtiverem sucesso, realizar sondagem vesical de alívio, que deverá ser prescrita pelo médico</li></ul>
Hipotensão arterial	<ul><li>Descartar outras causas de hipotensão (cirúrgica ou anestésica)</li><li>Se PA sistólica < 90 mmHg, suspender a PCA e comunicar equipe responsável</li><li>Verificar a PA a cada 4 horas. Comunicar o plantão se manutenção da hipotensão</li><li>Realizar reposição volêmica, conforme prescrição médica</li></ul>
Constipação	<ul><li>Orientar o aumento da ingesta de alimentos ricos em fibras e líquido</li><li>Realizar exercícios diários (dentro das possibilidades de cada paciente), pois ajuda na mobilidade gastrointestinal e, consequentemente, na melhora do quadro de constipação</li><li>Medicamentos que regulem o trânsito intestinal e laxante podem ser administrados, desde que prescritos pelo médico</li></ul>

Fonte: Desenvolvida pela autoria do capítulo.

Tabela 14.2. Escala de sedação de Ramsay.

Grau	Definição
1	Ansiedade, agitação
2	Cooperativo, orientado, tranquilo
3	Responde somente a comandos
4	Resposta ativa ao estímulo auditivo baixo ou glabela
5	Resposta lentificada ao estímulo
6	Sem resposta ao estímulo

Fonte: Knobel E; 2006.

Na Tabela 14.3 especificamos os efeitos colaterais/eventos adversos que podem ocorrer exclusivamente na PCA por via peridural.[1,5,7]

Tabela 14.3. Efeitos colaterais/eventos adversos e ações a serem realizadas na analgesia controlada pelo paciente por via peridural.

Efeito colateral/ evento adverso	Ações
Perda ou diminuição da função motora ou sensitiva	■ Avaliar a função motora e sensitiva dos MMII a cada 4 horas ou, mais frequentemente, na presença de alterações ■ Na presença de alterações (parestesia ou paresia), em algum dos MMII e/ou quadril, avaliar a motricidade por meio da escala de Bromage (Tabela 14.4)[8] ■ Suspender a infusão da PCA se Bromage < 3 ■ Não permitir deambulação se o paciente apresentar perda de força ou sensibilidade em alguma região das extremidades ou tronco ■ Comunicar o plantão médico as alterações da função motora ou sensitiva
Bradicardia	■ Pode ocorrer por bloqueio do sistema nervoso simpático ■ Deve-se suspender a PCA e comunicar a equipe médica
Toxicidade (pode incluir zumbido, irritabilidade, tremor, convulsões e arritmias cardíacas)	■ Ocorre devido à administração de anestésico na corrente sanguínea ■ Avaliar se cateter peridural está locado em algum vaso sanguíneo (aspirar cateter com uma seringa de 3 mL). Se houver retorno de sangue pelo cateter peridural, suspender administração do medicamento e comunicar equipe médica
Deslocamento do cateter peridural	■ Observar efetividade da analgesia (relato e avaliação constante da dor do paciente) e presença de extravasamento peri-inserção dos medicamentos ■ Se o cateter deslocar por completo, avaliar a sua integridade ■ Anotar a ocorrência e comunicar a equipe médica para estabelecimento de nova conduta
Abscesso peridural	■ Avaliar o local de inserção do cateter em busca de sinais de infecção (edema, calor local, dor, hiperemia) ■ O curativo da inserção do cateter peridural deve ser realizado conforme a rotina institucional ■ Verificar a ocorrência de hipertermia e diminuição das funções motoras e sensitivas dos MMII ■ Registrar os achados no prontuário e comunicar a equipe médica quando presença de qualquer alteração
Hematoma peridural	■ A perda súbita ou progressiva da sensibilidade ou motricidade dos MMII, mesmo quando suspensa a infusão contínua da solução peridural, além de dor súbita ou progressiva no local da punção, pode indicar complicação grave que deve ser comunicada imediatamente à equipe médica ■ Pacientes em uso de anticoagulante parenteral necessitam de cuidados especiais na prevenção de hematomas peridurais. O cateter não deve ser retirado antes de completar, no mínimo, 8 horas da última dose de heparina não fracionada e 12 horas da heparina de baixo peso molecular (HBPM) ■ Após a retirada do cateter, não administrar heparina não fracionada ou HPBM por 4 horas
Migração do cateter para espaço subaracnoide	■ Ocorrência súbita e progressiva de efeitos adversos como sedação, perda ou diminuição da sensibilidade ou motricidade, hipotensão, depressão respiratória e midríase ■ Deve-se interromper a infusão imediatamente e comunicar a equipe médica ■ Aspirar cateter peridural (com seringa de 3 mL), se houver refluxo de líquido claro com volume > 1 mL, sem resistência, ocorreu migração do cateter para espaço subaracnoide

Fonte: Desenvolvida pela autoria do capítulo.

Tabela 14.4. Escala de Bromage.

Grau	Definição
4	Força muscular completa em grupos musculares relevantes
3	Redução da força, mas capaz de mover-se contra a resistência
2	Capacidade de mover-se contra a gravidade, mas não contra a resistência
1	Movimentos discretos (trêmulos) dos grupos musculares
0	Ausência de movimentos

Fonte: Adaptada de Bromage PR; 1978.

Por fim, para o sucesso da PCA, ressaltamos a importância da aplicação do processo de enfermagem no atendimento aos pacientes, para que seja garantida uma abordagem integral ao doente, mediante a identificação dos efeitos colaterais/eventos adversos de forma rápida e eficaz, de modo a garantir a qualidade do cuidado de enfermagem prestado.

➤ Referências bibliográficas

1. Sawhney M. Epidural analgesia: what nurses need to know. Nursing. 2012:36-41.
2. Conselho Federal de Enfermagem (COFEN-SP). Orientação Fundamentada n. 018/2016. Bomba de analgesia controlada pelo paciente (ACP). Disponível em: http://portal.coren-sp.gov.br/sites/default/files/Orienta%C3%A7%C3%A3o%20Fundamentada%20-%20018_1.pdf.
3. Martinez JE, Grassi DC, Marques LG. Análise da aplicabilidade de três instrumentos de avaliação de dor em distintas unidades de atendimento: ambulatório, enfermaria e urgência. Rev Bras Reumatol. 2011;51(4):299-308.
4. Barros GAM, Lemonica L. Considerações sobre analgesia controlada pelo paciente em hospital universitário. Rev Bras Anestesiol. 2003;53:1:69-82.
5. Pasin S, Schnath F. Cuidados de enfermagem na analgesia por cateter peridural. Rev HCPA. 2007;27(2):69-73.
6. Knobel E. Condutas no paciente grave. 3. ed. São Paulo: Atheneu, 2006. p. 2.778.
7. University of Washington; Nelson Mandela University; Bassett Medical Center. Guidelines to prevent neuroaxial hematoma after epidural/intrathecal/spinal injections and perineural hematoma following peripheral nerve procedures: management of antithrombotic therapy for neuroaxial and peripheral nerve procedures. 2018.
8. Bromage PR. Epidural analgesia. Philadelphia: WB Saunders, 1978. p. 144.

15

Dispositivos Implantáveis – Atuação do Enfermeiro

Mariana Bucci Sanches

O principal objetivo do manejo multidisciplinar da dor é preservar e/ou melhorar as funções orgânicas e possibilitar a reabilitação, para contribuir para uma melhor qualidade de vida do paciente.[1]

A utilização de tratamento farmacológico sistêmico e terapia não farmacológica são suficientes para o controle da dor para a maioria dos pacientes. Contudo, em situações de dor crônica refratária e associada à presença de efeitos colaterais intensos, é necessário somar procedimentos invasivos e utilização de dispositivos específicos para o tratamento da dor.[2]

A dor crônica é considerada refratária quando foram utilizadas múltiplas terapias, de acordo com a etiologia da dor com ausência de alívio adequado da dor ou melhora da funcionalidade, com exceção das desordens psiquiátricas.[3]

São considerados procedimentos invasivos para o tratamento da dor crônica refratária: bloqueios somáticos, bloqueios espinais, bloqueios simpáticos, procedimentos neurocirúrgicos por métodos neuroablativos e não ablativos, o que constitui, na maioria das vezes, em dispositivos implantados para a infusão crônica de fármacos analgésicos via intratecal e os neuroestimuladores.[1]

Ao avaliar o paciente e sua história, a proposta terapêutica indicada deve ser abordada pela equipe multidisciplinar, com a finalidade de explicitar riscos e efeitos colaterais esperados, orientar e educar sobre os cuidados pré e pós-procedimento, alinhar as expectativas dos pacientes, familiares e acompanhantes.

Neste contexto, o enfermeiro tem um papel importante e vai além da avaliação sistematizada da dor, uma vez que ele assume atribuições quanto ao planejamento do procedimento conforme a complexidade, o acolhimento e a educação do paciente, o que possibilita a continuidade do cuidado, inclusive a integração da equipe multidisciplinar.

➤ Métodos não ablativos

Sistemas implantáveis para infusão de fármacos via intratecal

Os sistemas totalmente implantáveis para administração contínua de fármacos na via intratecal consistem, geralmente, em bombas de infusão inseridas no abdome e acopladas a um cateter no espaço subaracnóideo, que possuem reservatórios recarregáveis de volumes variáveis (usualmente 40 mL), e podem ser eletrônicas (programáveis) ou mecânicas (não programáveis).

Apresentam menor risco de infecção, proporcionam maior satisfação ao paciente, contudo, implicam custos mais elevados.[4]

As indicações para a utilização de um sistema de infusão implantado para a administração de analgésico intratecal são: dores crônicas viscerais abdominais e pélvicas, síndrome pós-laminectomia, dores por compressões relacionadas ao câncer, síndrome complexa de dor regional, dores radiculares e articulares, ou quando a eficácia analgésica de opioide é comprometida pela presença de efeitos colaterais intoleráveis (PACC).[5]

Para a implantação do dispositivo, é necessária a realização de teste clínico no espaço epidural ou subaracnóideo, o qual pode ser por injeção bolo ou testes com infusões contínuas.[4]

Atualmente, a morfina e o ziconotida são medicamentos considerados como primeira linha para utilização em dispositivos para infusão de fármaco via intratecal (PACC).

O enfermeiro possui autorização para a realização da recarga, e deve seguir uma prescrição médica, além de possuir capacitação para punção do reservatório.

Cuidados de enfermagem

Pré-Implante

- Orientar quanto ao planejamento do tratamento.
- Avaliar a dor do paciente com a utilização de escala adequada para faixa etária e condição clínica.
- Avaliar qual impacto da dor em relação à funcionalidade.
- Avaliar o paciente em relação à autonomia e autocuidado.
- Checar necessidade de coagulograma (principalmente se pacientes são hepatopatas, oncológicos ou politransfundidos).
- Verificar medicamentos de uso contínuo do paciente que poderão interferir na realização do procedimento (uso de anticoagulantes).

Teste terapêutico (dose única via peridural, administração intermitente ou infusão contínua peridural)

- Orientar o paciente quanto ao procedimento.

- Assegurar banho com clorexidina degermante 2 horas antes do procedimento.
- Assegurar o jejum de sólidos por 8 horas.
- Assegurar o medicamento e material correto para o procedimento, conferir material com a equipe que auxiliará no procedimento.
- Auxiliar no posicionamento para a execução do procedimento.
- Avaliação da dor de acordo com a faixa etária e condição clínica do paciente.
- Avaliar inserção do cateter peridural (diário).
- Realizar troca de curativo peridural a cada 96 horas ou se sujidade.
- Realizar teste do cateter com seringa de 3 mL e tolerar até 0,5 mL de volume residual na vigência de administração de medicamento intermitente.
- Avaliar presença de efeitos colaterais e orientar medidas preventivas (náusea, vômito, prurido, constipação, retenção urinária).

Implante

- Realizar coleta de *swab* nasal para pesquisa de *S. aureus* e, se positivo, programar banho com clorexidina degermante e aplicação de mupirocina intranasal um dia antes e estender por execução durante 5 dias.
- Orientar o paciente quanto ao procedimento.
- Assegurar o jejum de sólidos por 8 horas.
- Assegurar o *forecast* do medicamento e material correto para o procedimento.
- Realizar dupla conferência de dosagem, quantidade necessária de medicação e manipulação correta do preparo dos medicamentos.
- Realizar antibioticoterapia 60 minutos antes do procedimento.
- Realizar *time out*.
- Auxiliar no posicionamento para a execução do procedimento.
- Realizar assepsia com escovação degermante no local do procedimento e de sua extensão.
- Realizar curativo oclusivo estéril por 24 a 48 horas.
- Registrar em prontuário intercorrências durante o procedimento.

Educação do paciente

- Disponibilizar carteira provisória de identificação e manuais do dispositivo de infusão de fármaco.
- Orientar paciente quanto aos cuidados com extremo de temperatura.
- Orientar quanto aos curativos, banhos e cuidados em movimentos que exigem maiores esforços.
- Orientar o paciente que somente está autorizada a realização de ressonância magnética em aparelhos de até 3 teslas (bombas eletrônicas).
- Orientar o paciente a obedecer ao agendamento de recarga da bomba.
- Realizar *forecast* dos medicamentos e do *kit* para a recarga do dispositivo (Figura 15.1).

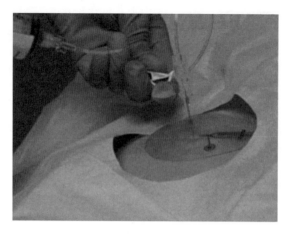

Figura 15.1. Recarga do dispositivo.
Fonte: Acervo da autoria do capítulo.

O paciente deverá ser monitorado pelo serviço de saúde com frequência (1º, 3º e 5º dias após alta e uma semana antes da próxima recarga) para controle da infusão das medicações (Figura 15.2).

Devem-se verificar as medicações de uso contínuo após o procedimento e o seu retorno deve ser avaliado e autorizado pela equipe médica (conciliação farmacêutica).

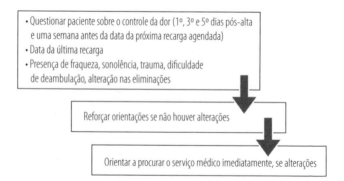

Figura 15.2. Monitoramento a distância pós-alta.
Fonte: Adaptada de Prager J, Deer T, Levy R et al.; 2014.

As principais complicações relacionadas aos sistemas de infusão para administração de fármacos via intratecal são: falha do sistema, migração do cateter, obstrução, granuloma, extravasamento de liquor, seroma, hematoma epidural, abcesso e deiscência.[6]

Neuroestimuladores

A estimulação elétrica do sistema nervoso consiste na implantação de um eletrodo sobre estruturas nervosas periféricas, medula espinal ou em determinadas regiões do sistema nervoso central.[1] A utilização da estimulação elétrica do sistema nervoso foi fundamentada na fisiopatologia da dor e a atividade de sistemas endógenos de controle de nocicepção. Produz uma sensação de parestesia na área que corresponde à queixa de dor.[7]

São fatores importantes para utilização da terapia: a indicação, seleção do paciente, teste terapêutico, técnica para posicionamento e tipo de eletrodo e gerador (carregável ou não carregável).

A seguir, apresentamos a descrição da utilização de cada modalidade de estimulação segundo a localização.

Estimulação periférica

A utilização de neuroestimuladores periféricos está indicada em casos de dor mononeuropatias, causalgia, síndrome complexa de dor regional neuralgia occipital, e tem como teste terapêutico o bloqueio anestésico.[4]

Estimulação medular

Os neuroestimuladores medulares são utilizados para tratamento das dores crônicas, como síndrome pós-laminectomia, doença vascular periférica e dor visceral, e como cistite intersticial, dor do assoalho pélvico (Figura 15.3).

O teste terapêutico para avaliação de possível benefício da neuroestimulação medular consiste na implantação de eletrodo com cabos externos, com duração de um tempo inferior a uma semana.[4]

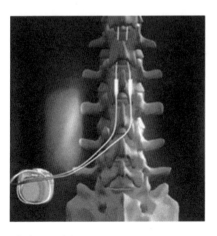

Figura 15.3. Neuroestimulador medular.
Fonte: Neurocirurgia.com (<https://neurocirurgia.com/neuroestimulador>).

Estimulação eletrencefálica profunda (deep brain stimulation)

A estimulação eletroencefálica profunda tem sido utilizada há mais de três décadas para o tratamento da dor crônica.

Ainda que o mecanismo pelo qual a estimulação encefálica profunda promove alívio da dor não esteja bem estabelecido, é útil para o tratamento da dor neuropática.[4]

As principais complicações são fratura do eletrodo, infecções da ferida operatória e convulsões. Está contraindicado em pacientes com desordens psiquiátricas graves e coagulopatias.[7]

Cuidados de enfermagem

Pré-Implante

- Orientar quanto ao planejamento do tratamento.
- Avaliar a dor do paciente com a utilização de escala adequada para faixa etária e condição clínica.
- Avaliar qual impacto da dor em relação à funcionalidade.
- Avaliar paciente em relação à autonomia e autocuidado.
- Realizar coleta de *swab* nasal para pesquisa de *S. aureus* e, se positivo, programar banho com clorexidina degermante e aplicação de mupirocina intranasal um dia antes e estender por execução por 5 dias, caso a implantação do eletrodo definitivo aconteça.

Teste terapêutico com implante de eletrodo externo (estimulação medular)

- Orientar o paciente quanto ao procedimento.
- Assegurar banho com clorexidina degermante 2 horas antes do procedimento.
- Assegurar o jejum de sólidos por 8 horas.
- Assegurar o medicamento e material correto para o procedimento, conferir material com a equipe que auxiliará no procedimento.
- Auxiliar no posicionamento para a execução do procedimento.
- Realizar antibioticoterapia 60 minutos antes do procedimento.
- Realizar curativo estéril enquanto permanecer com o eletrodo.
- Registrar em prontuário intercorrências durante o procedimento.

Pós-Procedimento

- Orientar quanto aos curativos, banhos e manuseio do aparelho de gerador externo.
- Avaliar a dor do paciente com a utilização de escala adequada para faixa etária e condição clínica.
- Avaliar impacto na funcionalidade e autonomia para autocuidado.

Implante de gerador interno

- Orientar o paciente quanto ao procedimento.
- Assegurar banho com clorexidina degermante 2 horas antes do procedimento.
- Assegurar o jejum de sólidos por 8 horas.
- Assegurar o medicamento e material correto (*forecast*) para o procedimento, material com a equipe que auxiliará no procedimento.
- Auxiliar no posicionamento para a execução do procedimento, deverá realizar assepsia com escovação degermante no local do procedimento e de sua extensão.
- Realizar antibioticoterapia 60 minutos antes do procedimento.
- Realizar curativo estéril.
- Registrar em prontuário intercorrências durante o procedimento.
- Orientar quanto ao curativo, banhos e manuseio do aparelho de gerador.
- Avaliar a dor do paciente com a utilização de escala adequada para faixa etária e condição clínica.
- Avaliar impacto na funcionalidade e autonomia para autocuidado.

Educação do paciente

- Disponibilizar carteira de identificação provisória com o nome do paciente e contato de médico responsável.
- Orientar quanto aos cuidados com a recarga do gerador (controle, antena e tempo de recarga – quando recarregável).
- Orientar o paciente a comunicar a equipe caso faça exames de ressonância magnética, pois necessita de acompanhamento.
- Orientar quanto aos cuidados para o retorno às atividades de vida diária.
- Orientar o paciente a agendar retorno ao serviço de saúde com frequência (3 e 15 dias, 1 mês) para controle de estimulação e troca de curativo.

> Referências bibliográficas

1. Correa CF. Princípios gerais do tratamento cirúrgico da dor. In: Alves Neto O, Costa CMC, Siqueira JTT, Teixeira MJ (ed.). Dor: princípios e prática. Porto Alegre: Artmed, 2009. p. 1.238-61.
2. Gordon DB, Dahl JL, Miaskowski C et al.; American Pain Society Quality of Care Task Force. American Pain Society recommendations for improving the quality of acute and cancer pain management. Arch Intern Med. 2005;165(14):1574-80.
3. Adler JA, Lotz NM. Intrathecal pain management: a team-based approach. J Pain Res. 2017;10:2565-75.

4. Fishman SM, Ballantyne JC, Rathmell JP (ed.). Bonica's management of pain. 4th ed. Philadelphia: Wolters Kluwer, 2010. p. 1375-438.
5. Deer TR, Pope JE, Hayek SM et al. The Polyanalgesic Consensus Conference (PACC) – Recommendations for intrathecal drug delivery: guidance for improving safety and mitigating risks. Neuromodulation. 2017;20(2):155-76.
6. Prager J, Deer T, Levy R et al. Best practices for intrathecal drug delivery for pain. Neuromodulation. 2014;17(4):354-72 [discussion, 372].
7. Cruccu G, Garcia-Larrea L, Hansson P et al. EAN guidelines on central neurostimulation therapy in chronic pain conditions. Eur J Neurol. 2016;23(10):1489-99.

Parte IV
Dor em Situações Especiais

16

Dor em Gestantes

Terezinha Hideco Tase ▪ Maria Alice Tsunechiro
Ruth Hitomi Osawa ▪ Emília Saito

Durante o processo da gestação, parto e pós-parto, as dores que as mulheres sentem fazem parte da própria natureza humana e têm sua especificidade em cada período. Na gestação, decorrem, em grande parte, de modificações posturais. Ao longo do período gestacional, a frouxidão ligamentar causada pela influência do estrógeno e da relaxina aumenta a mobilidade articular e diminui a sustentação pélvica. Ajustes no sistema postural são esperados, originários do crescimento do útero e aumento no peso e tamanho das mamas.[1,2] A lombalgia é consequência do deslocamento do centro de gravidade e da liberação de hormônios, que causam lordose exagerada e sobrecarregam os músculos lombares e posteriores da coxa, o que gera um processo doloroso. Além de acarretar dores e desconfortos, favorecem as quedas, responsáveis por sérios problemas de saúde, que representam entre 17% e 39% dos traumas maternos.[3]

Mas, as dores na gestação nem de perto são o centro das preocupações da mulher grávida. A principal dor que mobiliza todas as mulheres é a do parto. Essa dor, singularmente, tanto pode sinalizar que tudo está dentro da normalidade como o contrário. É uma experiência humana tão antiga quanto a própria existência do homem. Na Bíblia, no livro de Gênesis, no capítulo que trata da culpa original, no versículo 16, está registrado "multiplicarei os sofrimentos de teu parto, darás à luz com dores...".[4] Ainda hoje, a dor do nascimento constitui-se uma realidade inerente ao parto. Quando considerada como uma das mais intensas, não é facilmente esquecida pela mulher, porém, tem um componente diferente pela natureza da dor comparada aos outros tipos, como as decorrentes de traumas, doenças ou cirurgias, pois o nascimento é considerado um dos eventos mais positivos da vida da mulher.[5]

Com base nos estudos sobre cultura e nascimento, Callister[6] afirma que a experiência de dar à luz é fisiológica e limitada em um tempo, mas que transcende a uma mera vivência física. Pressupõe que grupos culturais possuam atitudes específicas em relação ao nascimento e ao significado da experiência, além de influir no comportamento normativo em relação ao parto e na vivência de sua dor.

A correta interpretação desta dor depende da familiaridade e do tirocínio de parteiros experimentados, e da experiência e sensibilidade da parturiente. A intensidade da dor sentida pelas mulheres no trabalho de parto e parto é muito variável, sujeita a influências de ordem endógenas (hormônios, ocitocina) e exógenas, como aquelas decorrentes de intervenções obstétricas e anestésicas, sua motivação, aspectos culturais e educacionais, orgânicos e as decorrentes de fatores estressores e de distocias que podem intensificá-las ou diminuí-las, com a liberação de endorfinas e a recordação em sua memória de experiência anterior com a dor.[5]

O medo aparece como um dos elementos construtores das representações sociais sobre a parturição, simbolizadas por sentimentos de apreensão que tornam a mulher refém do processo. Não há consenso entre as grávidas sobre a melhor forma de enfrentar a dor da parturição. Nos mais diferentes contextos, a dor do parto é o evento mobilizador mais importante para determinação de posturas e procedimentos para seu enfrentamento. As estratégias utilizadas para lidar com a dor e as contrações uterinas fazem parte do cuidado oferecido a uma mulher em trabalho de parto.

Conforme as contrações uterinas tornam-se mais frequentes e intensas na fase ativa do parto, originam agravamento da dor que é suportada pela mulher com o apoio do profissional/acompanhante/família, que irá fornecer conforto psicológico, emocional e físico, por meio de uma abordagem humanizada na assistência oferecida.[7]

Cada parturiente responde à dor de modo pessoal e adaptativo, e as intervenções farmacológicas e não farmacológicas podem ajudar a reduzir a percepção dolorosa. A intervenção adequada é realizada pela compreensão do tipo de dor sentida no trabalho de parto, os fatores físicos e psicológicos que influenciam esta percepção e como a parturiente responde à dor. Seu alívio por meios farmacológicos, tanto pode ser interpretado como um direito a ser disponibilizado a todas as mulheres que querem o parto vaginal, como representar um malefício por interferir negativamente em um processo natural.[8]

Uma das recomendações das Diretrizes Nacionais de Assistência ao Parto Normal[9] menciona que os métodos não farmacológicos devem ser oferecidos às mulheres, antes da utilização de agentes farmacológicos. Esses métodos consistem em técnicas que reduzem os estímulos dolorosos; técnicas que ativam os receptores periféricos; e que estimulam as vias neurais inibidoras descendentes.[10]

O **método não farmacológico** para o alívio da dor inclui uma ampla variedade de técnicas para abordar não só a sensação física da dor, mas também para evitar o sofrimento, de modo a aumentar os componentes psicoemocionais e espirituais do cuidado. Esta estratégia pode ser utilizada pelas mulheres que desejam experimentar todas as sensações da fisiologia do parto e sentir-se no comando do processo de nascimento e parto.[11]

As contrações uterinas ou a pressão exercida pela apresentação fetal sobre o colo, a vagina e as articulações pélvicas podem causar estímulos dolorosos. A mudança de posição materna, movimentos e contrapressão são ações que podem alterar as relações entre a gravidade, as contrações uterinas, o feto e sua pelve, o que pode estimular o progresso do trabalho de parto com redução da dor. As mulheres devem ser incentivadas a assumir qualquer posição no leito ou fora dele, como sentada, agachada ou a deambular/caminhar. Na presença de dor forte na região lombar, o uso da contrapressão pode aliviá-la: consiste na aplicação de força contínua em um ponto dessa região durante as contrações uterinas com o punho, a base da palma da mão ou um objeto firme, ou em pressão na lateral dos quadris, com utilização das duas mãos.[10]

Entre as técnicas que ativam os receptores sensoriais, são utilizados o calor e o frio superficiais, imersão em água aquecida, toque e massagem, acupuntura, acupressão e aromaterapia. O uso terapêutico do calor e do frio superficiais são amplamente aceitos, como medidas de conforto e alívio da dor no parto. Na temperatura entre 40 e 45 ºC, o calor pode ser produzido com a aplicação de bolsas de água quente, durante 20 a 30 minutos, por meio de toalhas úmidas aquecidas, almofadas elétricas, duchas, entre outras. Considera-se que o calor reduz a dor por diminuir a isquemia tecidual pelo aumento do fluxo sanguíneo e do metabolismo da região e diminuição do tono vasomotor; melhora ainda as propriedades viscoelásticas do tecido conectivo, produz alívio da rigidez articular e alivia o espasmo muscular. O frio, em torno de 15 ºC, pode ser obtido com a aplicação de bolsas de gelo, pedras de gelo, compressas ou toalhas umedecidas em água fria ou gelada durante cerca de 10 a 15 minutos.[10,12] A ação analgésica do frio tem relação com o espasmo vascular e a diminuição do fluxo sanguíneo local. O frio alivia o espasmo muscular pela redução da atividade do fuso muscular e da velocidade de condução dos nervos periféricos.[12]

Mulheres em trabalho de parto espontâneo imersas em água aquecida à altura do apêndice xifoide com água à temperatura de 37 ºC, durante uma hora, foram avaliadas quanto às respostas neuroendócrinas: a imersão ajudou, sobretudo, na redução da dor com processo doloroso mais alto.[13] O efeito relaxante proporcionado pela imersão na água morna ameniza a dor e, por conseguinte, otimiza a progressão do trabalho de parto, e é indicada no primeiro estágio.[14] Há evidências de que a imersão na água durante o primeiro estágio reduz a necessidade de anestesia espinhal, mas há limitadas informações de outros resultados, tanto no primeiro como no segundo estágio, em razão da variabilidade de intervenções e resultados.[15]

O **toque** e a **massagem** estimulam diferentes receptores sensoriais e são bem recebidos pelas mulheres em trabalho de parto, pois facilitam o relaxamento e o alívio da dor. Trata-se de prática muito antiga e consiste na aplicação de toque suave ou de força em tecidos moles, como músculos, tendões e ligamentos. A massagem produz relaxamento da musculatura local e traz sensação de conforto e bem-estar, além de aliviar a tensão psíquica.[12]

Estudos sobre o uso da **acupuntura** e da **acupressão** durante o trabalho de parto vêm mostrando resultados na redução da dor, aumento da satisfação do manejo da dor e redução no uso de medicamentos. Se for desejo da mulher e se houver profissional habilitado, a acupuntura deverá ser oferecida à parturiente.[9] A aromaterapia é uma prática cada vez mais utilizada nos últimos anos; consiste no uso de óleos essenciais, derivados de plantas, como os de lavanda, camomila, rosa, entre outros. Parece estimular a produção de substâncias relaxantes, estimulantes e sedativas próprias do corpo. Podem ser administrados durante a massagem, em água quente, como banho ou uma gota na palma da mão, ou na fronte da parturiente, ou aplicado em uma compressa facial quente.[7,10,16]

A **hipnose, música e audioanalgesia, distração e focalização da atenção** são técnicas que estimulam as vias inibidoras descendentes. As técnicas de distração para o controle da dor podem ser compreendidas, como a focalização da atenção em outro estímulo que não a dor. Consistem no aumento do estímulo de outros canais sensoriais, como a visão, a audição e o tato. O estímulo pode ser externo, como ouvir música por fone de ouvido, assistir a um filme, ou estímulo interno, como cantar e imaginar cenas agradáveis. O objetivo é retirar o foco da dor e diminuir sua percepção.[12]

A **hipnose** parece reduzir o medo, a tensão e a dor durante o trabalho de parto e elevar o limiar de dor, para proporcionar maior senso de controle sobre as contrações uterinas dolorosas.[17] Se houver profissional habilitado e for do desejo da mulher, esta técnica poderá ser oferecida durante o trabalho de parto.[9]

A **música** proporciona um ambiente agradável e relaxante, e pode ser utilizada, como um recurso para alívio da dor em obstetrícia; música lenta e repousante pode ser usada como um sedativo durante o estágio inicial do trabalho de parto, e aquelas com batida constante como estimulante para acelerar o movimento durante a fase final do trabalho de parto.[17] Não obstante, deve-se considerar que as preferências musicais são variadas. Os serviços devem apoiar a execução de músicas de escolha da mulher durante o trabalho de parto.[9]

Estes métodos não farmacológicos permitem o compartilhamento da carga de controle da dor que não é sustentado somente pelo profissional de saúde, mas, com a mulher, a pessoa de apoio ao parto e seus cuidadores,[7] bem como do acompanhante da parturiente.

Em nossa realidade, as políticas nacionais vêm assegurando às parturientes o direito à presença de um acompanhante de sua escolha, como uma pessoa de apoio durante o trabalho de parto, parto e pós-parto imediato (Lei n. 11.108/2005),[18] e a obrigatoriedade dos hospitais de todo o país a manter aviso com informação sobre esse direito, em local visível de suas dependências (Lei n. 12.895/2013).[19]

A mulher e seu parceiro/acompanhante ou outra pessoa de apoio são orientados quanto ao uso de técnicas de conforto e métodos não farmacológicos que lhe proporcionarão alívio da dor e melhora do progresso do trabalho de parto. A obstetriz/enfermeira obstetra e outros cuidadores que a assistem e as apoiam, auxiliam-na a lidar com a dor, criam sua confiança, de modo a manter uma sensação de domínio e bem-estar, e não só para fazer a dor desaparecer.

Apoio ao parto é o termo usado para uma diversidade de interação entre o cuidador e a mulher em trabalho de parto, e é definido com a presença contínua do cuidador não médico treinado que está apto a fornecer apoio emocional e conforto físico não farmacológico, informações e orientações à mulher e seu companheiro, bem como facilitar a comunicação e fornecer orientações no ambiente de trabalho de parto e nascimento.[7,20] Atividades de apoio ao parto são os resultados de muitos fatores presentes em situações individuais, mas sempre incluem a atenção ao conforto e ao alívio da dor.[21]

Pesquisas de revisão sistemática fornecem fortes evidências de melhora de resultados à mãe e ao bebê, quando são apoiados no trabalho de parto. Estes resultados incluem baixas taxas de analgesia e anestesia, nascimento por cesariana, trabalhos de parto não prolongados, altos escores de Apgar, além da promoção ao parto fisiológico, diminuição da angústia psicológica materna e aumento da satisfação materna com o processo de nascimento ou experiência de nascimento.[21,22] As mulheres que vivenciam resultados positivos de apoio ao parto são mais propensas a atitudes positivas frente à maternidade, nas relações familiares, bem como seu desempenho positivo como mulher.[22]

Os benefícios fornecidos são grandes quando o apoio é dado nas fases iniciais do trabalho de parto do que na fase ativa do parto e quando a mãe recebe apoio, quando comparado com as que não o recebem de modo contínuo.[7,22,23]

Como uma dos provedoras do apoio à mulher, contamos com a atuação das *doulas*, palavra grega que significa mulher que ajuda outras mulheres, que têm experiência em nascimento, fornecem apoio físico e emocional contínuo, não médico, e informam à mãe antes, durante e após o nascimento.[24] Há evidências de que o apoio oferecido pelas *doulas* produz resultados mais extensivos e significativos do que o de outros profissionais de saúde, pais, familiares, amigos ou monitores treinados, é metodologicamente seguro e promove efeitos consistentes e positivos nos resultados psicoemocionais e obstétricos.[7,23,25] O apoio da *doula* pode diminuir a ansiedade e a percepção da dor, o que aumenta, desse modo, sua habilidade em lidar com a dor diminui o uso de medicamentos para a dor, reduz as taxas de analgesia e de cesariana e encurta o período de trabalho de parto.[24,26]

Em relação à ambiência, ela deve promover o senso de conforto e privacidade e a expectativa de que a mulher irá permanecer ativa e poderá utilizar uma variedade de técnicas.[7] Assim, este ambiente deverá proporcionar conforto, lugar para deambular, banhar e descansar. As recomendações da Resolução da Diretoria Colegiada – RDC n. 63/2011 têm como objetivo estabelecer requisitos de boas práticas para o funcionamento de serviços de saúde, fundamentados na qualidade, na humanização da atenção e gestão, e na redução e controle de riscos aos usuários e meio ambiente.[27] Cabem aos serviços de saúde reformas necessárias a seus espaços físicos, com o objetivo de qualificá-los para favorecer e facilitar os processos em relação de trabalho, como também a aquisição de mobiliários e equipamentos adequados às boas práticas e à humanização na atenção ao parto e nascimento.[28]

O **alívio da dor com medidas farmacológicas** iniciou-se no século XVII, com o médico escocês James Young Simpson, que introduziu a inalação do clorofórmio. Esta técnica de anestesia inalatória tinha muitas contraindicações, porque levava à hipotonia e hemorragia materna e depressão fetal.[29] Virginia Apgar, anestesista norte-americana, preocupada com os efeitos sobre o recém-nascido dos métodos farmacológicos de alívio da dor no parto, propôs um método claro e objetivo de avaliação do neonato, usado até os dias atuais.[30] O analgésico inalatório mais empregado é o óxido nitroso a 50%;[10] pode ser oferecido à mulher quando possível, após orientação sobre seus efeitos colaterais, como náusea, vômito, tontura e alteração da memória.[9]

Para muitas mulheres, a **analgesia espinhal** é vista como uma aliada, pois elas se sentem seguras sem o "ditame da dor".[31] Em revisão sobre o uso de analgesia peridural no trabalho de parto, conclui-se que ela provoca um prolongamento do segundo período do parto, maior necessidade de ocitocina e maior frequência de parto instrumental.[32]

Quando comparamos partos com e sem analgesia peridural, a dose de ocitocina foi significantemente maior em pacientes que receberam peridural.[33] Durante o trabalho de parto, a peridural está associada à queda da ocitocina no plasma: uma hora após sua instalação, há um decréscimo da ocitocina circulante,[34] e é frequente a necessidade de ocitocina sintética. A peridural também prolonga a fase ativa por mais uma hora, comparada à curva original de Friedman.[35]

Diversos estudos demonstram a participação da ocitocina em diferentes campos além da parturição, como a promoção da interação social, presente no comportamento materno, sexual e interpessoal, bem como em processos de memória e aprendizagem.[36]

O **uso de ocitocina sintética no parto** é apontado como um fator que torna a experiência da parturição mais desagradável e até insuportável, uma vez que está associada a mais pedidos de peridurais no trabalho de parto (OR = 4,45; IC = 95%, 1,94-10,19).[37] No organismo, a ocitocina é transportada e liberada da hipófise posterior ou neuro-hipófise para a circulação e, em seguida, distribuída a todo o corpo. Neurônios específicos, abundantes nos núcleos paraventriculares e supraóticos produzem a ocitocina e, dentro do sistema nervoso central, ela atinge quase todas as partes do cérebro. Além da produção pelo hipotálamo, órgãos periféricos e tecidos também podem secretar ocitocina, mas a hipófise é a fonte predominante da ocitocina circulante. Para executar suas ações na célula, a ocitocina depende da presença de receptores celulares, encontrados por todo o organismo, com maior presença no sistema límbico do cérebro, coluna espinhal, coração, intestinos, tecido imune, útero e mamas.[38]

A influência da ocitocina sobre a modulação da percepção da dor é foco de interesse, pois indica haver uma tendência à atenuação da memória da dor sob a influência de ocitocina intranasal.[39] A liberação de ocitocina sofre a influência do ambiente hospitalar, que pode levar à ruptura dos sistemas hormonais fisiológicos.[40] A vantagem da ocitocina endógena é que ela é lançada diretamente no sistema nervoso central, uma vez que ativa áreas neurocomportamentais benéficas, que tornam o parto menos doloroso e mais gratificante à mulher.

Além das analgesias por via espinhal, as **medicações intravenosas para sedação são largamente utilizadas no controle da dor**. A escopolamina é um anticolinérgico que age sobre a musculatura lisa, na espasticidade da cérvice uterina. Como a quantidade de músculo liso na cérvice é muito pequena, 6,4% no terço mais baixo,[41] o efeito da escopolamina parece se fazer mais por meio de uma pesada sedação da parturiente do que pela ação local. Os efeitos centrais da escopolamina instalam-se imediatamente e duram entre 6 e 8 horas e, sob seu efeito, há encurtamento médio de 54 minutos na duração do primeiro período, em primíparas ou multíparas.[42] Muitos fatores presentes no trabalho de parto, como a falta de sono, a coexistência de dor e a temperatura ambiental elevada potencializam os efeitos sedativos da escopolamina, o que causa obnubilação na mulher.[43]

Uma questão que interessa particularmente é o **manejo da dor nos trabalhos de parto de mulheres com história de cesariana anterior**. Há um número crescente de mulheres que desejam **parto normal após cesariana** (PNAC), mas há o temor de a analgesia no trabalho de parto mascarar a dor de um desgarramento da cicatriz uterina, durante a tentativa de parto vaginal. Infelizmente, a dor não é um sintoma confiável para rastrear sinais de rompimento da cicatriz – mais de 90% das mulheres que evoluíram para deiscência de cicatriz de cesariana não experimentaram dor e sangramento no trabalho de parto.[44] No entanto, verifica-se uma associação positiva entre maior prevalência de deiscência de cicatriz e maior frequência de administração de doses adicionais de analgésicos peridurais.[45]

Na água, o PNAC é percebido pelas mulheres como um maximizador de benefícios físicos e psicológicos, e uma forma de permitir o controle e autonomia sobre o parto, maior mobilidade e sentimento de conquista e superação.[46] Partos na água requerem menos ocitocina, antiespasmódicos, opiáceos e analgésicos.[47] Taxas de peridural de 6,6% foram encontradas nos partos em terra, contra 0,2% do grupo de partos na água.[48] Embora o parto na água não seja uma realidade na maioria dos hospitais brasileiros, mais de um quarto dos hospitais europeus das regiões de língua alemã e na maioria do Reino Unido oferecem o parto na água para mulheres saudáveis.[49] O trabalho de parto na água tem ainda vantagens sobre a redução de intervenções obstétricas, como o uso de ocitocina.[50]

No **período pós-parto**, a dor está, usualmente, relacionada ao trauma do parto em si, ao trauma perineal (lacerações e sutura perineal), ao ingurgitamento mamário patológico e à incisão cesariana que, associada à limitação de mobilidade da puérpera e habilidade em atividades de cuidados ao recém-nascido, podem causar distúrbios emocionais em suas relações familiares e no estabelecimento do vínculo materno com o recém-nascido.[51,52]

A dor perineal é problema frequente decorrente do parto vaginal, inicia-se desde as primeiras 72 horas, e pode por 6 meses ou mais. A ocorrência e a intensidade da dor podem estar associadas à presença e à gravidade do trauma nessa região. Assim, lacerações do períneo e episiotomia causam dor que podem estender-se por horas, dias ou meses após o parto, e que podem impactar negativamente o cuidado ao recém-nascido.[52]

Outros problemas no pós-parto que podem causar desconforto adicional às puérperas são as dores nas mamas relacionadas ao processo da amamentação, como o trauma mamilar, o ingurgitamento mamário e a cólica uterina,[53-55] que podem dificultar o início da amamentação ou contribuir para sua interrupção precoce.[56] A dor mamilar pode ser intensa nos primeiros dias após o parto, com a diminuição da intensidade no decorrer dos dias. Apesar da melhora gradual, muitas mulheres vivenciam elevados níveis de dor e desconforto 8 semanas após o parto e aos 6 meses, que pode ser referido como um problema persistente.[56,53]

A cesariana está associada à dor a curto e longo prazos. Nas primeiras 24 horas, ela aumenta a intensidade da dor em 32,5% comparada ao parto vaginal.[57] A dor pós-cesariana até 48 horas está associada a maior desconforto e maior consumo de opioides e anti-inflamatórios.

Na prática clínica, para o **alívio da dor no pós-parto**, são utilizados métodos medicamentosos e não medicamentosos. Entre esses métodos, destaca-se a crioterapia pela aplicação de bolsa de gelo, gel congelado ou banho de assento frio.[58] Usa-se no tratamento das complicações de lesões pós-traumática, e sua escolha se faz por ser um recurso de baixo custo, de fácil utilização e disponibilidade, aceitável pela mulher, não invasivo, com poucos efeitos colaterais, sem contraindicação nem prejuízo à amamentação e que pode ser associado ou não a medicamentos e, acima de tudo, pelos efeitos fisiológicos obtidos após o resfriamento tecidual.[52,58,59] Entretanto, embora a crioterapia seja amplamente utilizada na obstetrícia para redução do edema, a prevenção de hematomas e para alívio da dor perineal no pós-parto vaginal, há poucas evidências para seu emprego de modo seguro e eficaz.[52,60]

As **indicações da crioterapia** são as lesões ou inflamação aguda, dor, espasmo muscular e restauração da amplitude de movimento. As contraindicações relacionam-se à intolerância do organismo às baixas temperaturas, que se manifestam sob a forma de alergias, hipersensibilidade ou insuficiência circulatória.[61]

Várias teorias tentam explicar a ação da crioterapia no alívio da dor, porém, os mecanismos não são claros. Sabe-se que, quando o frio é aplicado, a circulação da pele é reduzida, o que diminui o processo inflamatório, o edema e sangramento e, portanto, a contusão e a dor localizada.[62]

Há fatores responsáveis pela analgesia induzida pela crioterapia, como a mudança de sensibilidade da pele, a contenção do edema, a redução do espasmo muscular e da velocidade de condução nervosa.[58,63] As evidências científicas indicam que a analgesia é alcançada quando a temperatura da pele da região é resfriada entre 10 °C e 15 °C, que é o nível de temperatura necessário para reduzir a velocidade de condução nervosa.[52,63]

No **tratamento da dor perineal**, constatou-se que a bolsa de gelo aplicada por 20 minutos, entre 2 e 48 horas depois do parto, foi eficaz no controle da dor, com efeito que variava após o término da terapia, de 40 minutos até 2 horas.[64,65]

Outro estudo clínico controlado comparou a eficácia do uso de bolsa de gelo empregada por 10, 15 e 20 minutos, entre 2 e 48 horas pós-parto, concluiu que não há diferença na eficácia analgésica entre estes três tempos de aplicação, e que 10 minutos de aplicação foram suficientes para reduzir a temperatura perineal aos níveis para analgesia (10 a 15 °C). Puérperas que receberam gelo no períneo por 10 minutos citaram sensações de frio e alívio, e após 15 e 20 minutos de resfriamento, as sensações relatadas foram de dormência e anestesia.[60]

Embora estudos tenham demonstrado a efetividade da crioterapia no alívio da dor perineal após o parto e no ingurgitamento mamário, o mesmo processo não foi observado no alívio da dor na incisão cesariana.[59,60,66]

A persistência de relato de dor no período pós-natal demonstra que os métodos farmacológicos não são totalmente efetivos no controle da dor, porém, os não farmacológicos oferecem menos efeitos colaterais, e podem ser utilizados concomitantemente à amamentação.

Ao considerar que a **dor na gestação, trabalho de parto, parto e pós-parto** sempre envolve o interesse da mãe e do bebê, as preocupações quanto a seu controle e possíveis efeitos indesejáveis devem ser avaliados criteriosamente, de modo a balancear riscos e benefícios. O alívio da dor por meios naturais é sempre o mais desejável, mas, em algumas situações, é preciso o uso de recursos farmacológicos quando a experiência de dar à luz é totalmente dominada pela sensação dolorosa.

> Referências bibliográficas

1. Carvalho YBR, Caromano FA. Alterações morfofisiológicas relacionadas com lombalgia gestacional. Arq Ciênc Saúde Unipar. 2001;5(3):267-72.
2. Moore K, Dumas G, Reid JG. Postural changes associated with pregnancy and their relationship with low back pain. Clin Biomech. 1990;5:169-74.
3. Dunning K, LeMasters G, Levin L et al. Falls in workers during pregnancy: risk factors, job hazards and high risk occupations. Am J Ind Med. 2003;44(6):664-72.
4. Gênesis: a culpa original. In: Bíblia sagrada. 45. ed. São Paulo: Ave Maria, 1984. vv. 16, p. 51.

5. Niven CA, Murphy-Black T. Memory for labor pain: a review of the literature. Birth. 2000;27(4):244-53.
6. Callister LC. Cultural meanings of childbirth. J Obstet Gynecol Neonatal Nurs. 1995;24(4):327-31.
7. Simkin P, Bolding A. Update on nonpharmacologic approaches to relieve labor pain and prevent suffering. J Midwifery Womens Health. 2004;49:489-504.
8. Skowronski GA. Pain relief in childbirth: changing historical and feminist perspectives. Anaesth Intensive Care. 2015;43(Suppl):25-8.
9. Brasil. Ministério da Saúde, Secretaria de Ciência, Tecnologia e Insumos Estratégicos, Departamento de Gestão e Incorporação de Tecnologias em Saúde. Diretrizes nacionais de assistência ao parto normal: versão resumida [Recurso eletrônico]. Brasília: Ministério da Saúde, 2017. 51p.
10. Enkin M, Keirse MJNC, Neilson J et al. Guia para atenção efetiva na gravidez e no parto. Rio de Janeiro: Guanabara Koogan, 2005. p. 169-77.
11. Sanders RA, Lamb K. Non-pharmacological pain management strategies for labour: maintaining a physiological outlook. Br J Midwifery. 2017;25(2). doi: 10.12968/bjom.2017.25.2.78.
12. Pimenta CAMP. Dor: manual clínico de enfermagem. São Paulo, 2000.
13. Benfield RD, Hortobágyi T, Tanner CJ et al. The effects of hydrotherapy on anxiety, pain, neuroendocrine responses and contraction dynamics during labor. Biol Res Nurs. 2010;12(1):28-36.
14. Poder TG, Lariviere M. Advantages and disadvantages of water birth: a systematic review of the literature. Gynecol Obstet Fertil. 2014;42(10):706-13.
15. Cluett ER, Burns E. Immersion in water in labour and birth. Cochrane Database Syst Rev. 2009;(2):CD000111.
16. Smith CA, Collins CT, Cyna AM et al. Complementary and alternative therapies for pain management in labour. Cochrane Database Syst Rev. 2006;(4):CD003521.
17. Tournaire M, Theau-Yonneau A. Complementary and alternative approaches to pain relief during labor. Evid Based Complement Alternat Med. 2007;4(4):409-17.
18. Brasil. Lei n. 11.108, de 7 de abril de 2005. Dispõe sobre a garantia às parturientes o direito à presença de acompanhante durante o trabalho de parto, parto e pós-parto imediato, no âmbito do Sistema Único de Saúde (SUS). Diário Oficial da União. Brasília, 8 abr. 2005, seção 1:1.
19. Brasil. Lei n. 12.895, de 18 de dezembro de 2013. Altera a Lei n. 8.080, de 19 de setembro de 1990, obrigando os hospitais de todo o país a manter, em local visível de suas dependências, aviso informando sobre o direito da parturiente a acompanhante. Diário Oficial da União. Brasília, 19 dez. 2013, seção 1:1.

20. Pilkenton D, Collins MR, Holley S. Teaching labor support: an interprofessional simulation. J Midwifery Womens Health. 2015;60:699-705.
21. Bergstrom L, Richards L, Morse JM et al. How caregivers manage pain and distress in second-stage labor. J Midwifery Womens Health. 2010;55:38-45.
22. Sauls DJ. Effects of labor support on mothers, babies and birth outcomes. J Obstet Gynecol Neonatal Nurs. 2002;31:733-41.
23. Hodnett ED, Gates S, Hofmeyr GJ et al. Continuous support for women during childbirth (review). Cochrane Database Syst Rev. 2013;(7):CD003766.
24. Stevens J, Dahlen H, Peters K et al. Midwives' and doulas' perspectives of the role of the doula in Australia: a quantitative study. Midwifery. 2011;27:509-16.
25. Devereaux Y, Sullivan DH. Doula support while laboring: does it help achieve a more natural birth? Int J Childbirth Educ. 2013;28(2):54-62.
26. Mortazavi SH, Khaki S, Moradi R et al. Effects of massage therapy and presence of attendant on pain, anxiety and satisfaction during labor. Arch Gynecol Obstet. 2012;286:19-23.
27. Brasil. Ministério da Saúde, Diretoria Colegiada da Agência Nacional de Vigilância Sanitária. Resolução da Diretoria Colegiada – RDC n. 63 de 25 de novembro de 2011. Dispõe sobre os requisitos de boas práticas de funcionamento para os serviços de saúde. Diário Oficial da União. Brasília, 28 nov. 2011, seção 1:227.
28. Brasil. Ministério da Saúde, Secretaria de Atenção à Saúde, Departamento de Ações Programáticas Estratégicas. Manual de acolhimento e classificação de risco em obstetrícia. Brasília, 2014.
29. Pereira LDP. Primórdios da analgesia de parto: a força das mulheres. Sci Med. 2014;24(4):420-24.
30. Apgar V. A proposal for a new method of evaluation of the newborn infant. Curr Res Anesth Analg. 1953.
31. Pereira RR, Franco SC, Baldin N. Dor e o protagonismo da mulher na parturição. Rev Bras Anestesiol. 2011;61(3):376-88.
32. Anim-Somuah M, Smyth RMD, Jones L. Epidural versus non-epidural or no analgesia in labour (review). Cochrane Database Syst Rev. 2011;(12):CD000331.
33. Mousa WF, Al-Metwalli R, Mostafa M. Epidural analgesia during labor vs. no analgesia: a comparative study. Saudi J Anaesth. 2012;6(1):36-40.
34. Rahm VA, Hallgren A, Hogberg H et al. Plasma oxytocin levels in women during labor with or without epidural analgesia: a prospective study. Acta Obstet Gynecol Scand. 2002;81:1033-9.
35. Alexander JM, Sharma SK, McIntire DD, Leveno KJ. Epidural analgesia lengthens the Friedman active phase of labor. Obstet Gynecol. 2002;100(1):46-50.
36. Campos DCF, Graveto JMGN. Oxitocina e comportamento humano. Rev Enferm. 2010;(1):125-30 [série III].

37. Hidalgo-Lopezosa P, Hidalgo-Maestre M, Rodriguez-Borrego MA. Estimulação do parto com oxitocina: efeitos nos resultados obstétricos e neonatais. Rev Lat Am Enfermagem. 2016;24:e2744.
38. Bell AF, Erickson EN, Carter S. Beyond labor: the role of natural and synthetic oxytocib in the transition to motherhood. J Midwifery Womens Health. 2014;59:35-42.
39. Silva JU. Estudo dos efeitos centrais da ocitocina sobre a percepção somatossensorial e a memória da dor em humanos [Dissertação]. São Paulo (SP): Instituto de Psicologia – Universidade de São Paulo, 2017.
40. Sakala C, Romano AM, Buckley SJ. Hormonal physiology of childbearing, an essential framework for maternal-newborn nursing. J Obstet Gynecol Neonatal Nurs. 2016;45:264-75.
41. Duane K, Michael N. Histologic and chemical studies of the smooth muscle in the human cervix and uterus. Am J Obstet Gynecol. 1967;99(4):466-9.
42. Kirim S, Asicioglu O, Yenigul N et al. Effect of intravenous hyoscine-N-butyl bromide on active phase of labor progress: a randomized double blind placebo controlled trial. J Matern Fetal Neonatal Med. 2015;28(9):1038-42.
43. Safer DJ, Allen RP. The central effects of scopolamine in man. Biol Psychiatry. 1971;3(4):347-55.
44. Kieser KE, Baskett TF. A 10-year population based study of uterine rupture. Obstet Gynecol. 2002;100(4):749-53.
45. Cahill AG, Waterman BM, Stamilio DM et al. Higher maximum doses of oxytocin are associated with an unacceptably high risk for uterine rupture in patients attempting vaginal birth after cesarean delivery. Am J Obstet Gynecol. 2008;199:32.e1-5.
46. McKenna JA, Simon AG. Water VBAC: exploring a new frontier for women's autonomy. Midwifery. 2014;30(Issue 1):e20-5.
47. Chaichian S, Akhlaghi A, Rousta F et al. Experience of water birth delivery in Iran. Arch Iran Med. 2009;12(5):468-71.
48. Geissbuehler V, Stein S, Eberhard J. Waterbirths compared with landbirths: an observational study of nine years. J Perinat Med. 2004;32(4):308-14.
49. Nutter E, Meyer S, Shaw-Battista J et al. Waterbirth: an integrative analysis of peer-reviewed literature. J Midwifery Womens Health. 2014;59(3):286-319.
50. Mollamahmutoğlu L, Moraloğlu O, Özyer S et al. The effects of immersion in water on labor, birth and newborn and comparison with epidural analgesia and conventional vaginal delivery. J Turk Ger Gynecol Assoc. 2012;13(1):45-9.
51. Eisenach JC, Pan PH, Smiley R et al. Severity of acute pain after childbirth, but not type of delivery, predicts persistent pain and postpartum depression. Pain. 2008;140(1):87-94.

52. East CE, Begg L, Henshall NE et al. Local cooling for relieving pain from perineal trauma sustained during childbirth. Cochrane Database Syst Rev. 2012;(5):CD006304.
53. Buck ML, Amir LH, Cullinane M et al. Nipple pain, damage and vasospasm in the first 8 weeks postpartum. Breastfeed Med. 2014;9(2):56-62.
54. Mangesi L, Dowswell T. Treatments for breast engorgement during lactation. Cochrane Database Syst Rev. 2014;(9):CD006946.
55. Alexandre CW, Kimura AF, Tsunechiro MA et al. A interferência da dor nas atividades e necessidades da puérpera. Rev Nurs. 2009;(9):664-8.
56. Colin WB, Scott JA. Breastfeeding: reason for starting, reason for stopping and problems along the way. Breastfeed Rev. 2002;10(2):13-9.
57. Hardy-Fairbanks AJ, Lauria MR, Mackenzie T et al. Intensity and unpleasantness of pain following vaginal and cesarean delivery: a prospective evaluation. Birth. 2013;40(2):125-33.
58. Knight KL. Crioterapia no tratamento das lesões esportivas. São Paulo: Manole, 2000.
59. Peleckis MV, Francisco AA, Oliveira SMJV. Terapias de alívio da dor perineal no pós-parto. Texto Contexto Enferm. 2017;26(2):e5880015.
60. Francisco AA, Oliveira SMJV, Leventhal LC et al. Crioterapia no pós-parto: tempo de aplicação e mudança na temperatura perineal. Rev Esc Enferm USP. 2013;47(3):555-61.
61. Starkey C. Recursos terapêuticos em fisioterapia. 2. ed. São Paulo: Manole, 2001.
62. Bonica JJ. The management of pain. 2nd ed. Philadelphia: Lea and Felbinger, 1990. p. 1.775-6.
63. Herrera E, Sandoval MC, Camargo DM et al. Motor and sensory nerve conduction are affected differently by ice pack, ice massage and cold water immersion. Phys Ther. 2010;90(4):581-91.
64. Leventhal LC, Oliveira SMJV, Nobre MRC et al. Perineal analgesia with an ice pack after spontaneous vaginal birth: a randomized controlled trial. J Midwifery Womens Health. 2011;56(2):141-6.
65. Souza CPB, Oliveira SMJV, Francisco AA et al. Length of perineal pain relief after ice pack application: a quasi-experimental study. Women Birth. 2016;29(2):117-22.
66. Steen M. Care and consequences of perineal trauma. Br J Midwifery. 2010; 18(11):710-5.

17

Dor em Crianças

Rita Tiziana Verardo Polastrini

Nas últimas décadas nos deparamos com avanços importantes no atendimento à criança; no entanto, a dor permanece subestimada e subtratada. Sua avaliação e manejo constitui um grande desafio para os profissionais da saúde.[1,2]

Com o objetivo de promover a saúde, são realizados com frequência procedimentos invasivos e dolorosos em crianças hospitalizadas, o que leva a situações de medo, sofrimento e estresse não só para o pequeno paciente, mas também para a família.[3]

Podemos atribuir a dificuldade na identificação, avaliação e tratamento, à falta de divulgação, conhecimento e treinamento da equipe a respeito de instrumentos que auxiliem no gerenciamento da dor e de medicamentos que podem ser utilizados nesta faixa etária.[2] A idade e o desenvolvimento cognitivo da criança também podem influenciar na avaliação da dor, e representa outro desafio para a equipe de saúde.[4]

Hoje, sabemos que a dor pode ser prevenida, minimizada e ou tratada de maneira adequada, com a utilização de intervenções farmacológicas e não farmacológicas, mas, infelizmente, esta é uma realidade que ainda está longe de nossas instituições de saúde, mesmo que seja um direito previsto no Conanda (Conselho Nacional dos Direitos da Criança e do Adolescente) de outubro de 1995, cujo artigo 7º declara que: "a criança tem o direito de não sentir dor quando existem meios para evitá-la".[2,4]

Dessa forma, temos que trabalhar no sentido de educar e capacitar a equipe de saúde no gerenciamento da dor da criança e do adolescente, de modo a tornar o controle da dor uma prioridade no cuidado.

> Classificação da dor

A dor é considerada um fenômeno multidimensional e engloba diversos aspectos que influenciam sua manifestação, e podemos citar: aspectos fisiológicos, comportamentais, cognitivos, afetivos e espirituais.[5]

A Sociedade Americana de Dor e a Academia Americana de Pediatria sugerem a seguinte classificação para dor em pediatria:[6]
- dor aguda;
- dor crônica;
- dor recorrente;
- dor relacionada a procedimentos;
- dor relacionada aos cuidados paliativos.

Classificar a dor exige do profissional conhecimento específico, e a utilização dos sistemas pode auxiliar nessa classificação:[5]
- **Mecanismo fisiopatológico:** dor nociceptiva ou neuropática.
- **Duração da dor:** dor aguda ou crônica.
- **Etiologia:** maligna ou não maligna.
- **Localização anatômica:** cabeça, pescoço, braços, pernas, entre outras.
- **Por função anatômica:** vascular, esquelética, miofascial, entre outras.

Determinar o tipo de dor contribui para identificar a causa, e pode orientar a equipe na escolha do tratamento apropriado.[7]

> Causas de dor na criança

Desde muito cedo, a criança é submetida a situações dolorosas como: punção venosa para coleta de exames laboratoriais, aplicação de vacinas e ou aplicações de medicamentos intramuscular ou endovenoso quando adoece. Além da dor, a criança experimenta sensações de medo, ansiedade e estresse, pois, em diversas situações ela não é preparada para o que vai acontecer.[3,8] Por outro lado, traumas que causam lesões físicas, térmicas, elétricas e químicas (causadas por fogo ou produtos químicos, por exemplo) provocam na criança dor de forma aguda e com sofrimento.[9]

Em doenças crônicas como anemia falciforme, doenças inflamatórias do intestino, doenças reumatológicas, aids e câncer, entre outras, a dor pode se manifestar em diversas fases da doença, desde o seu diagnóstico até na fase final de vida, como no caso de pacientes com câncer.[3,5] Quando não avaliada e adequadamente tratada, a dor acaba por interferir nas atividades diárias da criança, como frequentar a escola ou brincar, o que prejudica sua qualidade de vida.[8]

Quando hospitalizada, a criança é submetida a muitos procedimentos dolorosos, e esta situação se agrava quando a internação torna-se prolongada e os procedimentos invasivos e dolorosos passam a ser rotineiros. Nestes casos, a equipe deve estar atenta e empenhada em minimizar a dor. Como a enfermagem presta assistência direta ao paciente, percebe um aumento no sofrimento e ansiedade por parte da criança e presencia, também, o aumento da angústia familiar, o que compromete ainda mais sua condição clínica.[10] É importante que os profissionais de saúde identifiquem estas manifestações e trabalhem com o objetivo de prevenir ou minimizar a dor da criança, e parte desse trabalho envolve orientação e esclarecimento sobre procedimentos e intervenções que serão realizadas.[3]

➤ Avaliação

A avaliação da dor na pediatria constitui um grande desafio, crianças pré-escolares e escolares são capazes de se comunicar sobre sua dor, local, intensidade e característica. Em crianças menores, especialmente lactentes, a avaliação torna-se mais difícil, uma vez que o nível cognitivo está em desenvolvimento e, neste caso, os pais podem ser grandes aliados, pois conhecem seus filhos e identificam sua mudança de comportamento.[5,7,11]

Para crianças com doenças neurológicas graves que não conseguem se comunicar, ou crianças cujo nível cognitivo é comprometido, além da informação dos pais, devemos recorrer a indicadores e instrumentos de avaliação que possam completar a avaliação.[5]

Assim, podemos dizer que, na pediatria, a avaliação da dor é um processo composto de várias etapas: identificação de sintomas, diagnóstico, classificação, indicadores e mensuração. Finalmente, estabelecer um plano, implementar e reavaliar conforme a necessidade.[5]

Alguns indicadores podem auxiliar no processo de avaliação da dor. Podemos dividir em dois tipos:

1. **Indicadores de dor aguda:** expressão facial, movimento do corpo e postura corporal, incapacidade de ser consolado, choro, gemido.[5,12]
2. **Indicadores de dor crônica:** postura anormal, falta de expressão facial, falta de interesse no entorno, tranquilidade indevida, aumento de irritabilidade, tristeza, perturbação do sono, raiva, inapetência, mau desempenho escolar.[5,12]

Finalmente, devemos escolher um instrumento de avaliação que seja apropriado para a faixa etária e cognitiva da criança. Diversos são os instrumentos utilizados para a avaliação da dor, o mais adequado será aquele que se adapte às necessidades da criança.[5,12] Podemos citar os mais aplicados:

- **Escala de faces – FPSR ou Wong Baker:**[12,13] os números sinalizam a intensidade crescente das expressões (Figura 17.1).

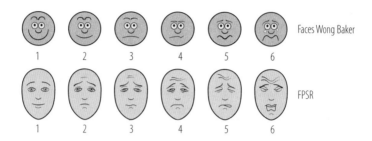

Figura 17.1. Escala facial de avaliação de dor.
Fonte: Adaptada de Oliveira AM et al.; 2014 e Morete M, Brandão E; 2017.

- **Escala numérica:**[12] (Figura 17.2).

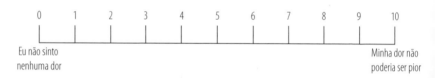

Figura 17.2. Escala de avaliação numérica de dor.
Fonte: Adaptada de Morete M, Brandão E; 2017.

- **Escala FLACC (*face, legs, activity, cry, consolability*) ou FLACCr (*face, legs, activity, cry, consolability revised*):**[14] avaliação da criança com comprometimento neurológico ou com dificuldade de comunicar-se (Tabelas 17.1 e 17.2).

Tabela 17.1. Escala de dor FLACC (*face, legs, activity, cry, consolability*).

Categoria	Pontuação		
	0	1	2
Expressão facial	Tranquilo, sorriso	Caretas, introvertido, desinteressado	Tremor no queixo e rigidez de mandíbula de frequentes a constantes
Choro	Ausente (acordado ou adormecido)	Gemência, choramingo, queixa ocasional	Choro forte e queixas frequentes
Dorso e membros	Posição normal ou relaxada	Dorso arcado, membros inquietos e agitados	Membros elevados, chutes, hiperextensão do dorso
Movimentos	Quieto, dormindo, posição normal	Movimentação alterada, tensa, inquieta	Postura arqueada, rígida ou movimentos abruptos
Consolo	Contente, relaxado	Consolável com toque e carícias, distração possível	Difícil de consolar ou confortar

Fonte: Morete M, Brandão E; 2017.

Tabela 17.2. Escala de dor FLACCr (*face, legs, activity, cry, consolability revised*).

Categoria	Pontuação		
	0	1	2
F (face)	Sem expressão particular ou sorriso	• Presença ocasional de careta ou sobrancelhas salientes, introspecção, desinteresse • Parece triste ou preocupado	• Sobrancelhas esporadicamente ou constantemente salientes, mandíbulas cerradas, queixo trêmulo • Face aparentando estresse: expressão assustada ou pânico
L (pernas)	Posição normal ou relaxada	• Desconforto, inquietação, tensão • Tremores ocasionais	• Chutes ou pernas soltas • Aumento considerável da espasticidade, tremores constantes ou sacudidelas
A (atividade)	Em silêncio, posição normal, movimenta-se facilmente	• Contorce-se, de modo a movimentar o corpo para frente e para trás, tensão • Moderadamente agitado (p. ex.: movimento da cabeça para frente e para trás, comportamento agressivo), respiração rápida, superficial, suspiros intermitentes	• Corpo arqueado, rígido ou trêmulo • Agitação intensa, de modo a chacoalhar a cabeça (não vigorosamente), tremores, respiração presa em *gasping* ou inspiração profunda, intensificação da respiração rápida e superficial
C (choro)	Sem choro (acordado ou dormindo)	• Gemidos ou lamúrias, reclamações ocasionais • Impulsos verbais ou grunhidos ocasionais	• Choro regular, gritos ou soluços, reclamações frequentes • Repetidos impulsos verbais, grunhidos constantes
C (consolabilidade)	Contente, relaxado	Tranquilizado por toques ocasionais, abraços ou conversas e distração	• Difícil de consolar ou confortar • Rejeita o cuidador, resiste ao cuidado ou a medidas de conforto

1. Cada uma das cinco categorias (F) face, (L) pernas, (A) atividade, (C) choro, (C) consolabilidade é pontuada de 0 a 2, resultando num escore total entre zero e dez.
2. **Pacientes acordados:** observe por pelo menos 1 a 2 minutos. Observe pernas e corpo descobertos. Reposicione o paciente ou observe a atividade, avalie tonicidade e tensão corporal. Inicie intervenções de consolo, se necessário.
3. **Pacientes dormindo:** observe por pelo menos 2 minutos ou mais. Observe corpo e pernas descobertos. Se possível, reposicione o paciente. Toque o corpo e avalie tonicidade e tensão.
4. **A FLACC revisada** pode ser utilizada para todas as crianças não verbais.

As descrições adicionais (em negrito) são descritores validados em crianças com dificuldades cognitivas. A enfermeira pode revisar com os pais os descritores dentro de cada categoria. Pergunte a eles se há comportamentos adicionais que melhor indiquem a dor em seus filhos. Adicione esses comportamentos na categoria apropriada da escala.
Fonte: Bussotti EA, Guinsburg R, Pedreira MLG; 2015.

- Escala *comfort behavior:*[15] avaliação de analgesia e sedação do paciente crítico (Tabela 17.3).

Tabela 17.3. Escala *Comfort Behavior* – Avaliação de analgesia e sedação do paciente crítico.

Nível de consciência: alerta	
Sono profundo	1
Sono superficial	2
Letárgico	3
Acordado e alerta	4
Hiperalerta	5
Calma/agitação	
Calma	1
Ansiedade leve	2
Ansioso	3
Muito ansioso	4
Amedrontado	5
Resposta respiratória (apenas se paciente em ventilação mecânica)	
Ausência de tosse e de respiração espontânea	1
Respiração espontânea com pouca ou nenhuma resposta à ventilação	2
Tosse ou resistência ocasional ao ventilador	3
Respirações ativas contra o ventilador ou tosse regular	4
Compete com o ventilador, tosse	5
Choro (apenas se paciente com respiração espontânea)	
Respiração silenciosa, sem som de choro	1
Resmunga/choraminga	2
Reclama (monotônico)	3
Choro	4
Grita	5
Movimento físico	
Ausência de movimento	1
Movimento leve ocasional	2
Movimento leve frequente	3
Movimento vigoroso limitado às extremidades	4
Movimento vigoroso que inclui tronco e cabeça	5

(*continua*)

Tabela 17.3. Escala *Comfort Behavior* – Avaliação de analgesia e sedação do paciente crítico. *(continuação)*

Tônus muscular	
Totalmente relaxado	1
Hipotônico	2
Normotônico	3
Hipertônico com flexão dos dedos e artelhos	4
Rigidez extrema com flexão de dedos e artelhos	5
Tensão facial	
Músculos faciais totalmente relaxados	1
Tônus facial normal, sem tensão evidente	2
Tensão evidente em alguns músculos faciais	3
Tensão evidente em toda a face	4
Músculos faciais contorcidos	5

Classificação: **8 a 16:** sedação excessiva; **17 a 26:** adequado; **27 a 40:** insuficiente.
Fonte: Amoretti CF, Rodrigues GO, Carvalho PRA et al.; 2018.

Estratégias para avaliação da dor na criança

Crianças que apresentam desenvolvimento normal e são capazes de se comunicar e expressar o que sentem, podem contribuir para uma boa avaliação, mas dependem de um treinamento e conhecimento dos instrumentos que serão utilizados. Neste sentido, devemos utilizar estratégias de orientação, a seguir descreveremos algumas medidas que poderão ser adotadas:[5]

- Se possível, apresentar a criança à escala da dor quando ele/ela não estiver com dor, pois, no momento da crise, a atenção da criança para a orientação estará prejudicada.
- Explicar para a criança que a medida é para a intensidade da dor e não para medir sua ansiedade ou medo.
- Oferecer à criança oportunidade de praticar com a escala por *ranking* de situações hipotéticas que não produzem baixo e altos níveis de dor.
- Utilizar instrumentos observacionais com crianças muito jovens ou com o cognitivo prejudicado.
- Evitar fazer a criança registrar experiências de dor anteriores, pois podem não ser precisas.
- Sempre que possível, levar em consideração a narrativa da criança além da aplicação do instrumento de avaliação.
- Se houver divergências entre a avaliação do profissional, família e criança, uma discussão deve ser realizada para uma melhor intervenção.

Assim como no adulto, na pediatria a avaliação da dor deve ser realizada de forma sistemática como o quinto sinal vital, conforme preconizado pela IASP (International Association for the Study of Pain), registrar as informações no prontuário da criança em horários pré-determinados e após intervenções. Esses registros devem ser analisados e considerados no planejamento da assistência e do tratamento da dor da criança.[12]

Competências do enfermeiro

O enfermeiro que pretende trabalhar com crianças deve desenvolver certas qualidades, como possuir competência social e clínica, ser capaz de fornecer informações, o que satisfaz, assim, as necessidades básicas, e participar da tomada de decisões ao cuidar de uma criança hospitalizada. O papel do enfermeiro é ser especialista, educador e consultor, essas habilidades são fundamentais para estreitar o vínculo com a criança a fim de prestar um cuidado apropriado. Para o trabalho em pediatria é desejável o desenvolvimento de algumas competências, entre elas: conhecimento profissional, habilidades, características individuais, motivo do trabalho e autoimagem.[16]

Desenvolver competências para o manejo adequado da dor é uma estratégia desejável para o enfermeiro especialista, para que possa prestar uma assistência com qualidade e, ao mesmo tempo, atender as necessidades da criança e família.

Entre as competências desejáveis, podemos mencionar:[16]

- Desenvolver competências para lidar com as habilidades pessoais e de organização.
- Ter conhecimento e atitude positiva em relação à gestão da dor.
- Buscar conhecimento e ajustá-lo à prática, de acordo com a necessidade.
- Desenvolver estratégias para o manejo da dor na criança e em situações imprevisíveis.
- Desenvolver práticas reflexivas e diálogos com a equipe, para melhorar o trabalho realizado.
- Desenvolver diretrizes, planejamento e rotinas que possam melhorar a gestão da dor na pediatria.

O gerenciamento da dor em pediatria é um grande desafio para os profissionais da área de saúde, a equipe deve ser treinada e capacitada para realizar a sua identificação e avaliação, e seu tratamento. O uso de ferramentas de avaliação baseadas na capacidade cognitiva é importante, para garantir que crianças de todas as idades tenham sua dor adequadamente tratada.

Recomenda-se a construção de um protocolo clínico institucional que possa contemplar o manejo apropriado da dor desde a avaliação, o tratamento farmacológico e não farmacológico e a reavaliação, conforme necessidade.

Os objetivos do gerenciamento da dor na criança são: prevenir, reduzir e controlar a dor, aliada ou não ao tratamento da doença de base. Lembrar que as crianças enfrentam medo e ansiedade diante do desconhecido e que isto pode exacerbar a dor. Portanto, devemos estabelecer estratégias para minimizar o sofrimento e o impacto que a dor pode causar na vida diária da criança, como frequentar a escola, atividades, esporte e relacionamentos.

➤ Referências bibliográficas

1. Beltramini A, Milojevic K, Pateron D. Pediatrics Annals. 2017;46(10).
2. Santos JP, Maranhão DG. Rev Soc Bras Enferm Ped. 2016 Jun;16(1):44-50.
3. Rossato LM et al. Facilidades e dificuldades identificadas pelas enfermeiras pediatras na aplicação dos "cartões de qualidade da dor". Saúde Rev (Piracicaba). 2015 Abr/Ago;15(40):3-14.
4. Candido LK, Tacla MTGM. Avaliação e caracterização da dor na criança: utilização de indicadores de qualidade. Rev Enferm UERJ (Rio de Janeiro). 2015 Jul/Ago;23(4):526-32.
5. World Health Organization. WHO guidelines on the pharmacological treatment of persisting pain in children with medical illnesses 2012. Disponível em: http://whqlibdoc.who.int/publications/2012/9789241548120_guideline. Acesso em: 10 jun. 2019.
6. Barbosa SSM. Dor crônica em pediatria. In: Posso IP et al. (ed.). Tratado de Dor – Sociedade Brasileira para o Estudo da Dor. São Paulo: Atheneu, 2017. p. 1.111-7.
7. Barbosa SMM, Zoboli I, Iglesias SBO. Cuidados paliativos na prática pediátrica. In: Barbosa SMM, Molinari PCC (ed.). Dor em cuidados paliativos pediátricos. Rio de Janeiro: Atheneu, 2019.
8. Tacla MTGM, Hayashida M, Lima RAG. Registros sobre dor pós-operatória em crianças: uma análise retrospectiva de hospitais de Londrina (PR), Brasil. Revista Brasileira de Enfermagem (São Paulo). 2008;61(3):289-95.
9. Walco G. Needle pain in children: contextual factors. Pediatrics. 2008;122(3): 125-9.
10. Torritesi P, Vendrúsculo DMS. A dor na criança com câncer: modelos de avaliação. Rev Latinoam Enfermagem (Ribeirão Preto). 1998 Out;6(4):49-55.
11. Candido LK, Tacla MTGM. Avaliação e caracterização da dor na criança: utilização de indicadores de qualidade. Rev Enferm UERJ (Rio de Janeiro). 2015 Jul/Ago;23(4):526-32.
12. Morete M, Brandão E. Gerenciamento da dor e a enfermagem. In: Avaliação da dor em diversas populações: recém-nascido, criança, adultos e idosos. São Paulo: Casa do Novo Autor, 2017. p. 152-84.

13. Oliveira AM et al. Uma análise funcional da Wong Baker FACES pain rating scale: linearidade, discriminabilidade e amplitude. Revista de Enfermagem Referência. 2014;4(3).
14. Bussotti EA, Guinsburg R, Pedreira MLG. Adaptação cultural para o português do Brasil da escala de avaliação de dor face, legs, activity, cry, consolability revised (FLACCr). Rev Latino-Am Enfermagem. 2015 Jul/Ago;23(4):651-9.
15. Amoretti CF, Rodrigues GO, Carvalho PRA et al. Validação de escalas de sedação em crianças submetidas à ventilação mecânica internadas em uma unidade de terapia intensiva pediátrica terciária. Rev Bras Ter Intensiva. 2008;20(4):325-30.
16. Ljusegren G. Nurses' competence in pain management in children. School of Health Sciences. 2011.

18

Dor em Idosos

Marcia Carla Morete Pinto

O envelhecimento causa alterações no processamento e na modulação da dor. No sistema nervoso periférico (SNP) ocorrem alterações, como a redução do número de fibras nervosas mielinizadas e amielinizadas, diminuição da velocidade de condução nervosa e do fluxo sanguíneo endoneural, menor número de sinapses e maior número de fibras com danos e degenerações.[1-4]

A percepção da dor em homens de idades diferentes (média de 27,1 anos *versus* média de 71,6 anos) mostrou que limiares somatossensitivos para estímulos não lesivos aumentam com a idade, enquanto o limiar de dor por pressão diminui e o limiar de dor ao calor não mostra nenhuma relação com a idade.[5] Por outro lado, alterações psicoemocionais no idoso, como depressão, ansiedade e enfrentamento inadequado da dor, são mais frequentes e podem levar a um pior funcionamento do sistema inibitório da dor.[4,6] Dessa forma, a dor crônica não é apenas um problema de transmissão nervosa, neurotransmissores, ela é simultaneamente física e emocional, biológica e fenomenologicamente incorporada, é a experiência e expressão, uma linguagem situada num contexto sociocultural.[7]

O envelhecimento geralmente vem acompanhado de aumento na incidência de doenças incapacitantes, crônicas e degenerativas, que resultam em maior dependência, e são agravadas pelas queixas de dor.[8] Levantamentos epidemiológicos sugerem que a prevalência de dor aumenta com a idade, e as mulheres são normalmente mais propensas a relatar dor persistente que os homens.[9] Entre os idosos que relatam dor, 60% a descrevem como de "moderada" intensidade, e cerca de 25% como "forte".[10] Nos idosos, a dor, em geral, é crônica e relacionada a doenças degenerativas, como no estudo realizado em uma população de idosos atendidos em um ambulatório, que mostrou que 25% a 80% dos indivíduos com mais de 60 anos de idade apresenta dor, e que 80% a 85% com mais de 65 anos apresenta, pelo menos, um problema significativo de saúde que os predisponham à dor.[11]

➤ Epidemiologia

Entre os idosos, a dor crônica representa a principal queixa ambulatorial, e é o sintoma mais frequente nas anamneses, uma vez que ocorre em 25% a 50% dos indivíduos.[12,13] Cerca de 45% a 80% dos idosos institucionalizados manifestam pelo menos um tipo de dor, e 34% desses a referem como contínua.[14] Com uma maior taxa de prevalência de doenças crônicas e comorbidades nos idosos, as queixas de dor mais frequentes são: osteoartrites, especialmente na região lombar ou cervical (cerca de 65%), musculoesquelética (em torno de 40%), neuropática periférica (normalmente devido a diabetes ou neuralgia pós-herpética, 35%), e articular crônica (15% a 25%).[15-17]

No Brasil, em estudo na cidade de Londrina (PR), em 2008, foram entrevistados e avaliados 172 idosos com relação à dor crônica. Os resultados demonstraram que houve uma grande prevalência de dor crônica nesta população (62,2%), principalmente em mulheres com 80 anos ou mais e indivíduos depressivos. Houve a conclusão, ainda, de que para grande parte destes idosos a dor é diária, contínua e de forte intensidade, de modo a gerar efeitos deletérios na saúde e no bem-estar biológico, psicológico e espiritual.[18] Estudos brasileiros observaram alta prevalência de dor crônica nos indivíduos acima de 60 anos (entre 51% e 67%), especialmente dores musculoesqueléticas (14% a 47%).[7,19,20]

➤ Impacto da dor

Idosos com dor crônica podem apresentar importantes complicações, como ansiedade, isolamento social, agitação, agressividade, comprometimento da função cognitiva, incapacidade funcional e diminuição da qualidade de vida.[21,22] A dor persistente é associada com mais locais de dor, uso de maior número de descritores de dor, menor resposta a intervenções e maior sofrimento emocional, inclusive ansiedade e sintomas depressivos.[23,24] A presença de dor crônica acarreta elevada dependência funcional.[25,26] Incapacidades resultantes da dor são multideterminadas. Assim, diferentes localizações álgicas e intensidades, entre outras características, parecem estar associadas a maiores ou menores graus de incapacidade.[27] Essa condição pode limitar o que as pessoas com dor crônica fazem, ou porque há uma piora da dor[28] ou porque elas têm medo de novas lesões ou traumas.[29] A limitação na atividade física por causa da dor pode levar a um ciclo de restrição, o que gera ainda mais incapacidade.[30]

Fatores psíquicos desempenham papel significativo no desenvolvimento da dor crônica e incapacidades. Estudos prospectivos mostram claramente que crenças de dor, catastrofização e depressão estão relacionadas a dor e incapacidades.[29,31,32] Há evidências de que adultos mais velhos podem apresentar uma série de atitudes únicas sobre saúde que são relevantes para a sua percepção da dor. É importante ter em mente que algumas dessas crenças são úteis, e outras podem servir como barreiras para o tratamento eficaz da dor.[32]

Independentemente desse contexto, cabe ressaltar que a crença que a dor na fase mais avançada da idade seja esperada parece ser bastante comum, porém, idosos nunca devem tolerar a dor quando o alívio é possível, e a crença que a dor é "esperada" pode incentivá-los a suportar isso em silêncio.[33]

➤ Avaliação de dor

Dor crônica é uma experiência multidimensional com componentes sensoriais, afetivos e cognitivo-avaliativos, que se interagem e contribuem para a resposta dolorosa final.[34,35] As alterações características do processo de envelhecimento sobre cada um desses componentes podem interferir na experiência da dor, oque dificulta a realização de uma avaliação adequada.[22]

A dor é uma experiência altamente individual moldada pelo contexto e pela percepção do seu significado.[36,37]

Dor em indivíduos idosos é um grave problema de saúde pública, que necessita ser diagnosticado, mensurado, avaliado e devidamente tratado pelos profissionais de saúde, para minimizar a morbidade e melhorar a qualidade de vida. Requer estratégia para avaliação precisa e tratamento adequado, contudo, instrumentos de avaliação e mensuração raramente são usados para monitorar esta experiência *gold*.[38]

A avaliação do estado psíquico é importante para a compreensão do idoso com dor, uma vez que a experiência dolorosa pode resultar em depressão. A intervenção psicológica ou psiquiátrica é indicada para o controle da experiência dolorosa, de modo a evitar que seja subestimada por ser expressa de forma não eloquente.[3] Múltiplos fatores afetam a avaliação da dor, e, para mensurá-la, têm sido utilizados métodos subjetivos.[39]

O autorrelato é considerado o "padrão ouro" da avaliação da dor. Apesar de estudos recentes de confiabilidade e validade de apoio de autorrelato de pessoas com demência, cuidadores de saúde e especialistas reconhecerem o autorrelato da dor, por si só, é insuficiente para essa população, e que outras estratégias de avaliação da dor de observação são necessárias.[36,40] Em 2002, a Sociedade Americana de Geriatria estabeleceu diretrizes abrangentes para avaliação de indicadores comportamentais de dor.[41] Mais recentemente, a Sociedade Americana de Dor realizou uma força-tarefa de gerenciamento de enfermagem em dor para pacientes com dificuldade de comunicação (inclusive as pessoas com demência), na qual recomendou-se uma abordagem abrangente e hierárquica que integra o autorrelato e observações de comportamentos de dor.[42]

Enfim, para um diagnóstico preciso de dor no idoso, especialmente entre aqueles com idade mais avançada, recomenda-se que a avaliação seja feita de forma exaustiva, exame físico minucioso e avaliação do estado funcional, psíquico e social, com o cuidado para não se restringir apenas ao autorrelato do paciente[42,43] ou observação do seu estado.

Escalas de avaliação de dor em idosos

Diante do idoso em condições de fazer o autorrelato, pode-se aplicar as escalas uni e multidimensionais utilizadas em pacientes sem déficit cognitivo, mas quando se deparar com idosos com comprometimento neurológico que são incapazes de se comunicarem, recomenda-se o uso de escalas para pessoas não comunicantes, como: *pain assessment in advanced dementia* (PAINAD), a *pain assessment checklist for seniors with limited ability to communicate* (PACSLAC), NOPPAIN e a DOLO-PLUS-2, que mostraram qualidades promissoras.[44]

Escala PAINAD (*pain assessment in advanced dementia*)

A escala PAINAD foi concebida por meio de uma adaptação da escala *discomfort scale-dementia of the Alzheimer's type* (DS-DAT)[20,21] e da escala *face, legs, activity, cry, consolability* (FLACC), com o propósito de permitir uma fácil quantificação da dor em idosos numa escala métrica de 0 a 10 pontos. A escala é composta pelos indicadores respiração, vocalização, expressão facial, linguagem corporal e consolabilidade, cada um deles pontuado de 0 a 2 pontos.[24] Os valores mais altos indicam maior intensidade de dor. Esta escala abrange apenas três das seis categorias de comportamentos não verbais de dor descritas nas orientações da Sociedade Geriátrica Americana, e que são a expressão facial, verbalizações/vocalizações e a linguagem corporal.[45]

A versão portuguesa da escala revelou ser válida e precisa, e com uma concordância de interavaliadores que garante a sua reprodutibilidade. Revelou-se útil para ser aplicada de forma rotineira na prática de cuidados diários a doentes adultos e idosos internados em serviços hospitalares, nas mais diversas situações clínicas (Tabela 18.1).

Tabela 18.1. Escala PAINAD (*pain assessment in advanced dementia*).

Itens	0	1	2	Pontuação
Respiração independente de vocalização	Normal	▪ Respiração com dificuldade ocasional ▪ Período curto de hiperventilação	▪ Respiração ruidosa com dificuldade ▪ Período longo de hiperventilação, respirações *cheyne-stokes*	
Vocalização negativa	Nenhuma	▪ Gemido ou suspiro ocasional ▪ Fala em baixo volume com característica negativa ou desaprovativa	▪ Chama repetidamente de forma perturbada ▪ Queixas ou gemidos altos ▪ Grito	
Expressão facial	Sorri ou inexpressivo	Triste, assustado, preocupado	Caretas	
Linguagem corporal	Relaxado	▪ Tenso, estimulado e aflito ▪ Inquieto	▪ Rígido ▪ Punhos cerrados, joelhos para cima ▪ Aproximação ou afastamento ▪ Agressão	
Consolabilidade	Sem necessidade de consolo	Distraído ou tranquilizado por voz ou toque	Incapaz de ser consolado, distraído ou tranquilizado	
Total				

Fonte: Morete MC, Minson FP, Lopes MCB et al.; 2015.

Escala PACSLAC (*pain assessment checklist for seniors with limited ability to comunicate*)

A PACSLAC é um instrumento originalmente canadense de avaliação de dor em idosos com incapacidade para se comunicar, como acontece em indivíduos com demência avançada. É composto de 60 itens observacionais, divididos em quatro subescalas: atividade corporal expressões faciais social/personalidade/humor e "outros", que incluem mudanças psicológicas, mudanças em comer e dormir e mudanças no comportamento vocal. O instrumento é simples e de rápida aplicação, uma vez que leva cerca de cinco minutos para completá-lo. É um instrumento simples e adaptado para a cultura do Brasil, o que torna possível avaliar situações de dor em idosos que não conseguem expressá-la[46] (Quadro 18.1).

Quadro 18.1. Escala PCSLAC (*pain assessment checklist for seniors with limited ability to comunicate*).

Expressões faciais	Social/personalidade/humor
<ul><li>Caretas</li><li>Olhar triste</li><li>Cara amarela</li><li>Olhar de reprovação</li><li>Mudança nos olhos (olhos meio fechados, olhar sem vida, brilhantes, movimentos dos olhos aumentados)</li><li>Carrancudo</li><li>Expressão de dor</li><li>Cara de bravo</li><li>Dentes cerrados</li><li>Estremecimento</li><li>Boca aberta</li><li>Enrugamento da testa</li><li>Torce o nariz</li></ul>	<ul><li>Agressão física (p. ex., empurra pessoas e /ou objetos, arranha outros, bate, ataca, chuta)</li><li>Agressão verbal</li><li>Não quer ser tocado</li><li>Não permite pessoas perto</li><li>Zangado/furioso</li><li>Atira coisas</li><li>Aumento da confusão mental</li><li>Ansioso</li><li>Preocupado/tenso</li><li>Agitado</li><li>Mal-humorado/irritado</li><li>Frustrado</li></ul>
Atividades/movimentos corporais	**Outros**
<ul><li>Irrequieto</li><li>Afasta-se</li><li>Hesitante</li><li>Impaciente</li><li>Anda de lá para cá</li><li>Perambula</li><li>Tenta ir embora</li><li>Recusa a se mover</li><li>Move-se violentamente</li><li>Atividade diminuída</li><li>Recusa medicações</li><li>Move-se lentamente</li><li>Comportamento impulsivo (p. ex.: movimentos repetitivos)</li><li>Não cooperativo/resistente a cuidados</li><li>Protege áreas dolorosas</li><li>Toca/segura áreas dolorosas</li><li>Manca</li><li>Punhos cerrados</li><li>Fica na posição fetal</li><li>Duro/rígido</li></ul>	<ul><li>Pálido</li><li>Ruborizado</li><li>Olhos lacrimejantes</li><li>Transpira</li><li>Sacode/treme</li><li>Frio e pegajoso</li><li>Mudanças no sono (favor circular)<ul><li>Sono diminuído durante o dia</li><li>Sono aumentado durante o dia</li></ul></li><li>Mudança de apetite (favor circular)<ul><li>Apetite diminuído</li><li>Apetite aumentado</li></ul></li><li>Grita/berra</li><li>Chama (p. ex.: por ajuda)</li><li>Chora</li><li>Um som ou vocalização específica</li><li>Para dor "ai/ui"</li><li>Geme e suspira</li><li>Murmura</li><li>Resmunga</li></ul>

Fonte: Lorenzet IC et al.; 2009.

Escala PATCOA (*pain assessment tool in confused older adults*)

Esse instrumento foi desenvolvido nos Estados Unidos, com o objetivo de avaliar a dor em idosos confusos.[47] Em comparação com outros instrumentos para a avaliação da dor, acredita-se que a PATCOA responda às questões relativas à mensuração deste fenômeno, de acordo com os resultados encontrados no estudo original. Quanto às questões relativas à aplicabilidade, este instrumento demonstra ser de fácil compreensão e operacionalização, por se tratar de uma escala com apenas nove indicadores que, diante de testes estatísticos, mostraram-se confiáveis e com boa consistência interna, traduzida por Rosa, em 2009[48] (Quadro 18.2).

Quadro 18.2. Indicadores da Escala de PATCOA (*pain assessment tool in confused older adults*).

Itens
• Gemido
• Estremecimento da voz
• Fica em guarda ante a perspectiva da dor
• Mandíbula cerrada
• Suspiro
• Aponta para o local da dor
• Relutância em se mover
• Testa franzida
• Caretas

Fonte: Desenvolvido pela autoria do capítulo.

Avaliação da dor em pacientes não comunicativos (NOPPAIN)

O instrumento de avaliação da dor em pacientes não comunicativos (NOPPAIN) foi desenvolvido para a medida dessa experiência em pessoas com demência avançada. As propriedades psicométricas do NOPPAIN foram testadas e validadas por estudiosos da América do Norte e Europa, e esse instrumento foi traduzido, adaptado e validado para o idioma italiano. NOPPAIN, para o português brasileiro, nomeado – instrumento de avaliação da dor em pacientes não comunicativos – NOPPAIN-Br, foi considerado fácil e sua aplicação variou de 3 a 5 minutos. Ademais, permitiu identificar a ocorrência e intensidade da dor[49] (Figura 18.1).

PARTE IV | DOR EM SITUAÇÕES ESPECIAIS

Instruções: o membro da equipe de enfermagem deverá completar pelo menos 5 minutos de atividades de cuidados diários para o residente (paciente) enquanto observa por comportamentos de dor. Este formulário deverá ser preenchido imediatamente após as atividades de cuidado.

I – Prontuários para *checklist* de atividades Marque "sim" ou "não" para cada item nas colunas A e B		A Você fez isso?	B Você notou dor quando fez isso?
1. Colocou o residente na cama OU o viu se deitar		S N	S N
2. Virou o residente no leito		S N	S N
3. Transferiu o residente (do leito para a cadeira, da cadeira para o leito, levantou OU o levou de cadeira de rodas para o banheiro)		S N	S N
4. Sentou o residente (cadeira ou leito) OU o viu se sentar		S N	S N
5. Ajudou o residente a ficar de pé OU o viu ficar de pé		S N	S N
6. Vestiu o residente		S N	S N
7. Alimentou o residente		S N	S N
8. Ajudou o residente a caminhar OU o viu caminhar		S N	S N
9. Deu banho de chuveiro OU de leito no residente		S N	S N
Escore: some o número de casetas que você marcou na coluna B, que contenham a palavra "sim".			Total 1

Se o paciente relatou dor ou a pontuação no NOPPAIN dele for igual ou maior que 3, refira o paciente ao enfermeiro para um exame de maior abrangência.

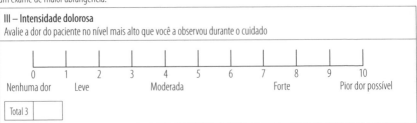

Figura 18.1. Avaliação de dor para pacientes não comunicativos (NOPPAIN).
Fonte: Adaptada de Araújo RS; 2011.

DOR EM IDOSOS

II – Comportamento de dor
O que você viu ou ouviu durante o cuidado?

Palavras de dor?
- "Isso dói"
- "Ai, ai, ai"
- "Pare com isso"

Você observou isso?

| S | N |

Quão intensas foram as palavras de dor?

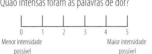

Menor intensidade possível   Maior intensidade possível

Fácies de dor?
- Caretas
- Contrações (contorções)
- Testa franzida

Você observou isso?

| S | N |

Quão intensa foi a fácie de dor?

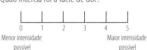

Menor intensidade possível   Maior intensidade possível

Ruídos de dor?
Gemidos, murmúrios, grunhidos, suspiros, ofegar (respiração ofegante), choro

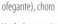

Você observou isso?

| S | N |

Quão intensos foram os ruídos de dor?

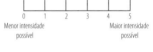

Menor intensidade possível   Maior intensidade possível

Segurando? Apoiando? Suportando? (Posição antálgica)
- Rigidez
- Segurando
- Protegendo

Você observou isso?

| S | N |

Quão intensos foram os movimentos antálgicos?

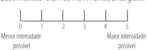

Menor intensidade possível   Maior intensidade possível

Friccionando?
- Massageando a área afetada

Você observou isso?

| S | N |

Quão intensa foi a fricção?

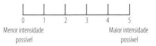

Menor intensidade possível   Maior intensidade possível

Inquietação?
- Posicionamento frequente
- Balançando
- Inabilidade de se manter parado

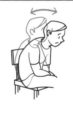

Você observou isso?

| S | N |

Quão intensa foi a inquietação?

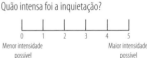

Menor intensidade possível   Maior intensidade possível

Escore:
a. Some o número de casetas que você marcou que contenham a palavra "sim"

Total 2a

b. Some os números que você circulou nas escalas de intensidade

Total 2b

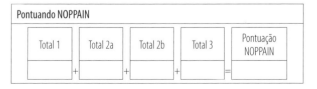

Pontuando NOPPAIN

| Total 1 | + | Total 2a | + | Total 2b | + | Total 3 | = | Pontuação NOPPAIN |

DOLOPLUS-2 (*behavioural pain assessment in the elderly*)

A escala DOLOPLUS-2 caracteriza-se pela avaliação de queixas verbais, expressões faciais, posturas corporais de proteção, padrão de sono, problemas comportamentais, limitações funcionais, mudanças na comunicação e vida social[50] (Figura 18.2).

Escala DOLOPLUS – Avaliação comportamental da dor na pessoa idosa						
Apelido	Nome próprio		Datas			
Serviço						
Observação comportamental						
Repercussão somática						
1. Queixas somáticas	• Ausência de queixas	0	0	0	0	
	• Queixas apenas quando há solicitação	1	1	1	1	
	• Queixas espontâneas ocasionais	2	2	2	2	
	• Queixas espontâneas contínuas	3	3	3	3	
2. Posições antálgicas em repouso	• Ausência de posição antálgica	0	0	0	0	
	• O indivíduo evita certas posições de forma ocasional	1	1	1	1	
	• Posição antálgica permanente e eficaz	2	2	2	2	
	• Posição antálgica permanente ineficaz	3	3	3	3	
3. Proteção de zonas dolorosas	• Ausência de proteção	0	0	0	0	
	• Proteção quando há solicitação, não impedindo o prosseguimento do exame ou dos cuidados	1	1	1	1	
	• Proteção quando há solicitação, impedindo qualquer exame ou cuidados	2	2	2	2	
	• Proteção em repouso, na ausência de qualquer solicitação	3	3	3	3	
4. Expressão facial	• Mímica habitual	0	0	0	0	
	• Mímica que parece exprimir dor quando há solicitação	1	1	1	1	
	• Mímica que parece exprimir dor na ausência de qualquer solicitação	2	2	2	2	
	• Mímica inexpressiva em permanência e de forma não habitual (átona, rígida, olhar vazio)	3	3	3	3	
5. Sono	• Sono habitual	0	0	0	0	
	• Dificuldade em adormecer	1	1	1	1	
	• Despertar frequente (agitação motora)	2	2	2	2	
	• Insônia com repercussão nas fases de despertar	3	3	3	3	
Repercussão psicomotora						
6. Higiene e/ou vestir	• Capacidades habituais conservadas	0	0	0	0	
	• Capacidades habituais pouco diminuídas (com precaução, mas completas)	1	1	1	1	
	• Capacidades habituais muito diminuídas, higiene e/ou vestir difíceis e parciais	2	2	2	2	
	• Higiene e/ou vestir impossíveis; o doente exprime a sua oposição a qualquer tentativa	3	3	3	3	
7. Movimento	• Capacidades habituais conservadas	0	0	0	0	
	• Capacidades habituais ativas limitadas (o doente evita certos movimentos, diminui o seu perímetro de marcha)	1	1	1	1	
	• Capacidades habituais ativas e passivas limitadas (mesmo ajudado, o doente diminui os seus movimentos)	2	2	2	2	
	• Movimento impossível; qualquer mobilização suscita oposição	3	3	3	3	
Repercussão psicossocial						
8. Comunicação	• Sem alterações	0	0	0	0	
	• Intensificada (o indivíduo chama a atenção de modo não habitual)	1	1	1	1	
	• Diminuída (o indivíduo isola-se)	2	2	2	2	
	• Ausência ou recusa de qualquer comunicação	3	3	3	3	
9. Vida social	• Participação habitual nas diferentes atividades (refeições, atividades recreativas, ateliêrs terapêuticos)	0	0	0	0	
	• Participação nas diferentes atividades apenas quando há solicitação	1	1	1	1	
	• Recusa parcial de participação nas diferentes atividades	2	2	2	2	
	• Recusa de qualquer tipo de vida social	3	3	3	3	
10. Alterações do comportamento	• Comportamento habitual	0	0	0	0	
	• Alterações do comportamento quando há solicitação e repetidas	1	1	1	1	
	• Alterações do comportamento quando há solicitação e permanentes	2	2	2	2	
	• Alterações do comportamento permanentes (sem qualquer solicitação)	3	3	3	3	
	Pontuação					

Figura 18.2. DOLOPLUS-2 (*behavioural pain assessment in the elderly*).
Fonte: Adaptada de Guarda H, 2006.

➤ Referências bibliográficas

1. Verdú E, Ceballos D, Vilches JJ et al. Influence of aging on peripheral nerve function and regeneration. J Peripher Nerv Syst. 2000;5(4):191-208.
2. Gibson SJ, Farrell M. A review of age differences in the neurophysiology of nociception and the perceptual experience of pain. Clin J Pain. 2004;20(4):227-39.
3. McCleane G. Pharmacological pain management in the elderly patient. Clin Interv Aging. 2007;2(4):637-43.
4. Karp JF, Shega JW, Morone NE et al. Advances in understanding the mechanisms and management of persistent pain in older adults. Br J Anaesth. 2008;101(1):111-20.
5. Lin YH, Hsieh SC, Chao CC et al. Influence of aging on thermal and vibratory thresholds of quantitative sensory testing. J Peripher Nerv Syst. 2005; 10(3):269-81.
6. Mavandadi S, Have TRT, Katz IR et al. Effect of depression treatment on depressive symptoms in older adulthood: the moderating role of pain. J Am Geriatr Soc. 2007;55(2):202-11.
7. Lima MAG, Trad L. Dor crônica: objeto insubordinado. Hist Cienc Saúde Manguinhos. 2008;15(1):117-33.
8. Epps CD. Recognizing pain in the institutionalized elder with dementia. Geriatr Nurs. 2001;22(2):71-9.
9. Tsang A, Korff M, Lee S et al. Common chronic pain conditions in developed and developing countries: gender and age differences and comorbidity with depression-anxiety disorders. J Pain. 2008;9(10):883-91.
10. Langley PC. The prevalence, correlates and treatment of pain in the European Union. Curr Med Res Opin. 2011;27(2):463-80.
11. Roy R, Thomas M. A survey of chronic pain in an elderly population. Can Fam Physician. 1986;32:513-6.
12. Barr JO. Controle conservador da dor no paciente idoso. In: Guccione AA (ed.). Fisioterapia geriátrica. 2. ed. Rio de Janeiro: Guanabara Koogan, 2002. p. 333-56.
13. Brummel-Smith K, London MR, Drew N et al. Outcomes of pain in frail older adults with dementia. J Am Geriatr Soc. 2002;50(11):1847-51.
14. Lipton RB, Pfeffer D, Newman LC et al. Headaches in the elderly. J Pain Symptom Manage. 1993;8(2):87-97.
15. Donald IP, Foy C. A longitudinal study of joint pain in older people. Rheumatology (Oxford). 2004;43(10):1256-60.
16. Mailis-Gagnon A, Nicholson K, Yegneswaran B et al. Pain characteristics of adults 65 years of age and older referred to a tertiary care pain clinic. Pain Res Manag. 2008;13(5):389-94.

17. Denard PJ, Holton KF, Miller J et al.; Osteoporotic Fractures in Men (MrOS) Study Group. Back pain, neurogenic symptoms and physical function in relation to spondylolisthesis among elderly men. Spine J. 2010;10(10):865-73.
18. Dellaroza MS, Furuya RK, Cabrera MA et al. Caracterização da dor crônica e métodos analgésicos utilizados por idosos da comunidade. Rev Assoc Med Bras (1992). 2008;54(1):36-41.
19. Panazzolo D, Trelha CS, Dellaroza MSG et al. Dor crônica em idosos moradores do conjunto Cabo Frio, da cidade de Londrina/PR. Rev Dor. 2007;8(3):1047-51.
20. Buriti MA. Lazer e envelhecimento. In: Witter GP (ed.). Envelhecimento: referenciais teóricos e pesquisas. Campinas: Alínea, 2010. p. 103-18.
21. Kovach CR, Noonan PE, Griffie J, Muchka S, Weissman DE. Use of the assessment of discomfort in dementia protocol. Appl Nurs Res. 2001;14(4):193-200.
22. Augusto ACC, Soares CPSS, Resende MA et al. Avaliação da dor em idosos com doença de Alzheimer: uma revisão bibliográfica. Textos Envelhec. 2004;7(1):21-5.
23. Schuler M, Njoo N, Hestermann M et al. Acute and chronic pain in geriatrics: clinical characteristics of pain and the influence of cognition. Pain Med. 2004;5(3):253-62.
24. Scherder EJ, Smit R, Vuijk PJ et al. The acute versus chronic pain questionnaire (ACPQ) and actual pain experience in older people. Aging Ment Health. 2002;6(3):304-12.
25. Lima-Costa MF, Barreto S, Giatti L et al. Desigualdade social e saúde entre idosos brasileiros: um estudo baseado na pesquisa nacional por amostra de domicílios. Cad Saúde Pública. 2003;19(3):745-57.
26. Schmidt MI, Duncan BB, Silva GA et al. Chronic non-communicable diseases in Brazil: burden and current challenges. Lancet. 2011;377(9781):1949-61.
27. Dellaroza MS, Pimenta CAM, Duarte YA et al. Dor crônica em idosos residentes em São Paulo, Brasil: prevalência, características e associação com capacidade funcional e mobilidade (Estudo SABE). Cad Saúde Pública. 2013;29 (2):325-34.
28. Martin RR, Hadjistavropoulos T, McCreary DR. Fear of pain and fear of falling among younger and older adults with musculoskeletal pain conditions. Pain Res Manag. 2005;10(4):211-9.
29. Vlaeyen JW, Kole-Snijders AM, Boeren RG et al. Fear of movement/(re)injury in chronic low back pain and its relation to behavioral performance. Pain. 1995;62(3):363-72.
30. Jensen MP, Moore MR, Bockow TB et al. Psychosocial factors and adjustment to chronic pain in persons with physical disabilities: a systematic review. Arch Phys Med Rehabil. 2011;92(1):146-60.

31. Klenerman L, Slade PD, Stanley IM et al. The prediction of chronicity in patients with an acute attack of low back pain in a general practice setting. Spine (Phila Pa 1976). 1995;20(4):478-84.
32. Parmelee P. Pain and psychological function in late life. In: Mostofsky DI, Lomranz J (ed.). Handbook of pain and aging. New York: Plenum Press, 1997. p. 207-26.
33. Miaskowski C. The impact of age on a patient's perception of pain and ways it can be managed. Pain Manag Nurs. 2000;1(3 Suppl 1):2-7.
34. Loeser JD, Melzack R. Pain: an overview. Lancet. 1999;353(9164):1607-9.
35. Melzack R. Pain: an overview. Acta Anaesthesiol Scand. 1999;43(9):880-4.
36. Fisher SE, Burgio LD, Thorn BE et al. Pain assessment and management in cognitively impaired nursing home residents: association of certified nursing assistant pain report, minimum data set pain report and analgesic medication use. J Am Geriatr Soc. 2002;50(1):152-6.
37. Gloth III FM. Geriatric pain: factors that limit pain relief and increase complications. Geriatrics. 2000;55(10):46-8, 51-4.
38. Gold DT, Roberto KA. Correlates and consequences of chronic pain in older adults. Geriatr Nurs. 2000 Sep-Oct;21(5):270-3.
39. Ferrell BA. Pain management. Clin Geriatr Med. 2000 Nov;16(4):853-74.
40. Pautex S, Michon A, Guedira M et al. Pain in severe dementia: self assessment or observational scales. J Am Geriatr Soc. 2006;54(7):1040-5.
41. American Geriatrics Society. Clinical practice guidelines: the management of persistent pain in older persons. J Am Geriatr Soc. 2002;50(1):s205-24.
42. Herr K, Coyne PJ, Key T et al. Pain assessment in the nonverbal patient: position statement with clinical practice recommendations. Pain Manage Nurs. 2006;7(1):44-52.
43. Feldt KS, Ryden MB, Miles S. Treatment of pain in cognitively impaired compared with cognitively intact older patients with hip-fracture. J Am Geriatr Soc. 1998 Sep;46(9):1079-85.
44. Zwakhalen SM, Hamers JP, Berger MP. The psychometric quality and clinical usefulness of three pain assessment tools for elderly people with dementia. Pain. 2006;126(1-3):210-20.
45. Morete MC, Minson FP, Lopes MCB et al. Adaptação cultural e validação da reprodutibilidade da versão em português (Brasil) da escala de dor pain assessment in advanced dementia (PAINAD-Brasil) em pacientes adultos não comunicantes. Einstein. 2015;13(1):14-9.
46. Lorenzet IC et al. Avaliação da dor em idosos com demência: tradução e adaptação transcultural do instrumento PACSLAC para a língua portuguesa. Rev Bras Med (RBM). 2011 Abr;68(4).

47. Decker AS, Perry AG. The development and testing of the PATCOA to assess pain in confused older adults. Pain Manag Nurs (New York). 2003;4:77-86.
48. Rosa TP. Tradução e adaptação cultural da escala pain assessemnt tool in confused older adult (PATCOA) [Dissertação de Mestrado]. Programa de Pós-graduação da Faculdade de Enfermagem – Universidade Federal do Rio Grande do Sul, 2009.
49. Araújo RS. Versão brasileira do instrumento para avaliação da dor em pacientes não comunicativos (NOPPAIN): adaptação transcultural [Dissertação de Mestrado]. Programa de Pós-graduação da Faculdade de Enfermagem – Universidade Federal de Goiás, 2011.
50. Pautex S, Herrmann FR, Michon A et al. Psychometric properties of the DOLOPLUS-2 observational pain assessment scale and comparison to self-assessment in hospitalized elderly. Clin J Pain. 2007;23(9):774-9

19

Dor no Trauma

Ana Maria Calil Sallum ▪ Carmen Mohamad Rida Saleh

A dor é reconhecida como uma das principais e mais frequentes queixas no serviço de emergência e suas repercussões identificadas como potencialmente prejudiciais para o organismo.

Para alguns autores, a dor é um bom indicador para determinar a gravidade e o tipo de lesão; por outro lado, a dor pode induzir severas complicações e levar a uma deterioração adicional do paciente. Portanto, saber como lidar com a dor em pacientes traumatizados é uma parte importante da abordagem sistêmica no trauma.[1]

Fornecer o tratamento adequado e oportuno da dor aos pacientes traumatizados não é apenas medicá-los, mas também promover a cura precoce, reduzir a resposta ao estresse do paciente, reduzir o tempo de internação, reduzir os custos, diminuir o risco de dor crônica devido à neuroplasticidade e, em última análise, reduzir a taxa de morbimortalidade.[2]

A dor, quando não avaliada e, em consequência, tratada inadequadamente nos pacientes traumatizados, pode desencadear, além da cronificação do quadro, diversos danos orgânicos e emocionais imediatos: hipoventilação, aumento da carga de trabalho cardíaco, diminuição da perfusão periférica, taquicardia e ansiedade.[3]

A importância do conhecimento sobre as etapas necessárias para assistência aos pacientes traumatizados permite a compreensão que os profissionais devem ter quanto à inclusão do controle da dor, como ação fundamental no tratamento.

Pacientes traumatizados são frequentes nos serviços de emergência e merecem atenção diferenciada pela equipe multidisciplinar que presta assistência na sala de emergência. O atendimento deve seguir uma padronização recomendada pelo Colégio Americano de Cirurgiões – *advanced trauma life support* (ATLS). Considera-se de extrema importância a utilização da sequência padronizada pelo ATLS, para que não haja falhas na avaliação das lesões que possam colocar em risco a vida do indivíduo, ou até mesmo sequelas irreversíveis. O atendimento compreende avaliações primária e secundária[4] (Quadro 19.1).

Quadro 19.1. Avaliação inicial do atendimento ao traumatizado na sala de emergência.

Avaliação primária	Avaliação secundária
X – Exsanguinação: a contenção de hemorragia externa grave A – Controle das vias aéreas e da coluna cervical B – Respiração e ventilação C – Controle de hemorragias não visíveis D – Avaliação neurológica sumária E – Exposição completa e controle de hipotermia	• História • Exame físico completo • Avaliar lesões menores • Reavaliação neurológica • Garantir e monitorar a estabilização do paciente para encaminhamento de exames de imagem • Reavaliação constante • Tratamento definitivo

Fonte: Desenvolvido pela autoria do capítulo.

Em um estudo que avaliou a dor em 100 pacientes admitidos para tratamento após acidente de transporte, verificou-se que 90% tinham dor. Entre esses pacientes, 56% tinham dor intensa e 38% relataram dor moderada logo em sua chegada; após três horas de observação (tendo ou não recebido tratamento álgico), 26% permaneciam com dor intensa e 38% com dor moderada, e apenas 7% tiveram a sua dor totalmente aliviada.[5]

Inúmeros estudos confirmam que as regiões corpóreas mais atingidas no trauma são: membros inferiores e superiores, cabeça, tórax e superfície externa e, entre as lesões mais comuns, destacam-se as fraturas, contusões, luxações, entorses, abrasões e amputações traumáticas, ferimentos esses reconhecidamente muito dolorosos.

Médicos e enfermeiros de um pronto-socorro foram entrevistados em relação à dor e analgesia no trauma, e afirmaram que ainda é um tratamento "esquecido" e pouco valorizado em grande parte dos atendimentos, mas todos os profissionais reconhecem a importância do alívio da dor no trauma, a necessidade de criação de protocolos de analgesia e a padronização de um método de avaliação da dor no setor de emergência.[6] O estudo realizado permitiu conhecer os conceitos de médicos e enfermeiros de um serviço de emergência quanto à indicação e contraindicação da analgesia no trauma, critérios para se avaliar a eficácia analgésica, e ênfase dada à analgesia no trauma. Foram verificadas divergências conceituais entre médicos e enfermeiros no que se refere às indicações analgésicas e concordância quanto às contraindicações e ao principal parâmetro para a avaliação da eficácia analgésica. Para os enfermeiros, "a presença de dor" é a principal razão de indicação analgésica e, para os médicos, "todas as situações, após a avaliação primária". Os enfermeiros valorizaram a possibilidade da "analgesia mascarar o quadro clínico". "O relato de dor do paciente" foi considerado o principal parâmetro de avaliação da eficácia analgésica para ambas as categorias profissionais.[6]

> Impacto da dor em pacientes de trauma

A dor é uma experiência sensorial e emocional desagradável, associada a uma lesão tissular real ou potencial e descrita em termos deste dano. A dor aguda surge como um alerta de que algo no organismo não está bem. No setor de emergência, esse tipo de dor é muito frequente, pois está relacionado a afecções traumáticas, queimaduras, infecções e processos inflamatórios.

A evolução da dor aguda é a sua remissão. É mais intensa no início e, à medida que ocorrem a imobilização da parte lesada e a cicatrização, há redução da liberação de substâncias alogênicas (causadoras da dor, como prostaglandinas), o que resulta na diminuição gradual da dor. Claro, portanto, que a adequada avaliação, controle e alívio da dor, além do aspecto humanitário, deve-se constituir parte vital da assistência imediata ao acidentado, de modo a contribuir para a manutenção de funções fisiológicas básicas e evitar os efeitos colaterais nocivos advindos da permanência da dor.[7]

Os médicos no setor de emergência têm um desafio singular em prover adequadamente analgesia todos os dias, a todo o momento, para todo o tipo de paciente e em todas as circunstâncias. Isso deveria ser encarado como um privilégio, no qual todos os membros da equipe de saúde estariam imbuídos do mesmo interesse: aliviar a dor.[7]

É primordial que a equipe de saúde conheça os efeitos danosos da permanência da dor e assuma a responsabilidade pelo seu controle ou, ao menos, pelo seu alívio.

Como avaliar a dor aguda no setor de emergência

As dificuldades em identificar e tratar a dor pelos profissionais de saúde pode ser atribuída ao desconhecimento do impacto que ela tem sobre o paciente, subestimação da dor do indivíduo, subprescrição e não administração de medicamentos.[7]

A avaliação da experiência dolorosa não é procedimento simples, visto tratar-se de fenômeno individual e subjetivo, cuja interpretação e expressão envolvem elementos sensitivos, emocionais e culturais. Os objetivos da avaliação são caracterizar a experiência dolorosa em todos os seus domínios, identificar os aspectos que possam determinar ou contribuir para a manifestação do sintoma, aferir as repercussões da dor no funcionamento biológico, emocional e social do indivíduo, selecionar alternativas de tratamento e verificar a eficácia das terapêuticas instituídas.

Para o tratamento adequado de qualquer dor aguda, é necessária uma avaliação rigorosa que inclui:
- exame físico do paciente;
- antecedentes clínicos;
- investigação laboratorial;
- busca causal da doença;
- exames complementares;
- identificação do fator de instabilidade que exija reanimação imediata;

- estabelecimento de precauções particulares para analgesia e análise das consequências da dor.

Além dos elementos anteriormente citados, a mensuração da dor por meio de escalas é fundamental. Estes instrumentos foram criados devido à necessidade de quantificar e qualificar a sensação dolorosa e medir o alívio obtido com as diversas terapias. Essas escalas de dor permitem comparações individuais e grupais, facilitam a comunicação entre o doente e o profissional, favorecem análises estatísticas em pesquisa, possibilitam maior compreensão da experiência dolorosa e de suas repercussões na vida do doente, auxiliam no diagnóstico e na escolha terapêutica e avaliam a eficácia das diferentes terapias. A escolha do instrumento deve pautar-se pela sua adequação ao doente e pelo objetivo que se pretende atingir.

A avaliação da dor aguda é, em geral, menos complexa que a dor crônica. O **quadro doloroso é recente, bem localizado e a influência de fatores emocionais e culturais** é, na maioria das vezes, de menor magnitude. Devem ser investigados:

- localização;
- intensidade da dor;
- início da dor;
- duração e periodicidade dos episódios dolorosos;
- fatores agravantes ou atenuantes da dor;
- padrão evolutivo;
- qualidade sensitiva;
- outros sintomas associados.

É fundamental que, assim como os outros sinais vitais, a dor seja avaliada com frequência e não apenas uma única vez, para que o tratamento possa ser continuamente avaliado, com vistas ao alívio e, sempre que possível, o controle álgico seja obtido.

A intensidade da dor é componente de grande expressão da experiência dolorosa e o mais aferido na prática clínica e de pesquisa, de modo a ser indispensável para o planejamento da terapia antálgica e verificação da adequação do esquema proposto. Para aferição da intensidade dolorosa, têm sido recomendadas escalas numéricas e descritores verbais.

➤ Escalas de dor

O uso de **diagrama corporal** (Figura 19.1) para aferição do local da dor tem sido recomendado. O paciente aponta no seu corpo ou no diagrama a região ou regiões dolorosas. O conhecimento de todos os locais dolorosos, a análise em conformidade com a distribuição nervosa da região e a identificação de possíveis grupos musculares envolvidos podem ajudar a compreender a etiologia e a magnitude do quadro.

A **escala numérica** (Figura 19.2) é graduada de 0 a 10, em que 0 significa ausência de dor e 10 significa a pior dor imaginável. Apesar de simples, essa escala é muito utilizada para o reajuste terapêutico. Além disso, apresenta como vantagem a facilidade do uso, uma vez que necessita apenas de um pouco de cooperação do paciente, pois é de fácil compreensão.

DOR NO TRAUMA

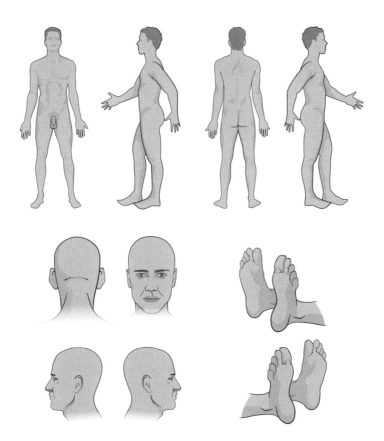

Figura 19.1. Diagrama corporal.
Fonte: Adaptada de McCaffery; 1976.

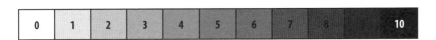

Figura 19.2. Escala numérica de 0 a 10.
Fonte: Desenvolvida pela autoria do capítulo.

Acredita-se que a utilização da escala numérica e do diagrama corporal no setor de emergência sejam viáveis pela facilidade de uso e compreensão do paciente, rapidez da aplicação e possibilidade de avaliações contínuas do quadro álgico.

As escalas de descritores verbais (Figura 19.3) e visual analógica (Figura 19.4) são úteis em pacientes com baixa escolaridade, e naqueles com dificuldade em compreender escalas mais complexas.

PARTE IV | DOR EM SITUAÇÕES ESPECIAIS

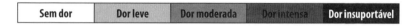

Figura 19.3. Escala de descritores verbais.
Fonte: Desenvolvida pela autoria do capítulo.

Sem dor   Dor insuportável

Figura 19.4. Escala visual analógica.
Fonte: Desenvolvida pela autoria do capítulo.

Considerado como o quinto sinal vital, a dor deverá ser avaliada no momento da consulta e/ou avaliação, e reavaliada conforme a necessidade de cada caso (frequência) para o conhecimento da melhora ou piora. Desse modo, profissionais e cuidadores terão ideia da magnitude da variação da queixa álgica, da necessidade de alteração da droga e/ou outras intervenções, da mesma forma que para o controle de outros parâmetros vitais.

É muito importante que a avaliação da dor no setor de emergência seja parte conjunta e/ou complementar do atendimento a qualquer paciente com queixa álgica. No entanto, é fundamental que sejamos realistas ao propormos um plano para a avaliação do fenômeno doloroso, que deve levar em consideração aspectos como: número de funcionários, demanda de pacientes, tipo de hospital (referência para trauma), serviço público ou privado, recursos materiais, demandas de serviço, entre outros.

Sob nossa ótica, cabe ao enfermeiro da unidade de emergência estabelecer um plano de ação viável para que a avaliação da experiência dolorosa resulte em uma atividade incorporada pela equipe, valorizada, possível e que acarrete na melhoria da qualidade da assistência.

Uma proposta de modelo de avaliação da dor, estudada por Calil em 2003, mostrou-se viável para o serviço de emergência, pois permite a observação contínua do quadro álgico e possibilidades de modificação mediante a magnitude da variação da queixa álgica (Figura 19.5).

DOR NO TRAUMA

Nome: _____ N. registro: _____

A) Sinais vitais no momento da entrevista
PA _____ P _____ FC e padrão _____
Tº _____ _____ FR e padrão _____
Nível de consciência (ECG): _____
Momento da analgesia
Recebeu medicação na sala de emergência? ( ) Sim ( ) Não
Qual? _____
B) Anamnese do paciente
1ª pergunta: sente dor no momento? ( ) Sim ( ) Não
Localização: _____
Intensidade (0 a 10): _____
Início da dor: _____
Duração: ( ) Contínua ( ) Intermitente
Fatores agravantes/atenuantes: _____
Recebeu medicação antiálgica durante o período de observação? ( ) Sim ( ) Não
Horário da 1ª intervenção analgésica: _____
Qual? _____
2ª pergunta (após o pico de ação do fármaco): sente dor no momento? ( ) Sim ( ) Não
Intensidade (0 a 10): _____

C) Analgésicos administrados   Horário   Data
_____   _____   ___/___/___
_____   _____   ___/___/___
_____   _____   ___/___/___
_____   _____   ___/___/___
_____   _____   ___/___/___
Outras drogas: _____   _____   ___/___/___

Método e via de administração: _____
D) Anotações da equipe de saúde referentes à dor e analgesia
_____

Escala numérica

0	1	2	3	4	5	6	7	8	9	10

Diagrama corporal

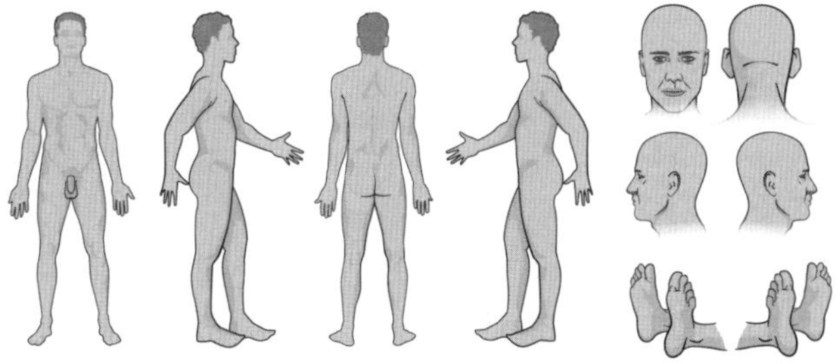

Figura 19.5. Avaliação da dor.
Fonte: Adaptada de Calil AM; 2003.

> Tratamento álgico

A dor é um bom indicador para determinar a gravidade e o tipo de lesão. Por outro lado, a dor pode induzir severas complicações e pode levar a uma deterioração adicional do paciente.[1]

Na prática clínica do pronto-socorro, é comum que equívocos ocorram entre sedação e analgesia, e pacientes sedados apresentem alterações neurovegetativas características do não alívio da dor, principalmente aqueles com lesão neurológica e uma ou mais lesões em outro segmento corpóreo.

Alguns analgésicos são muito utilizados por conta de sua eficácia, tradição ou seu preço. A dipirona provavelmente é o analgésico mais utilizado nas últimas décadas, pois, além da ação analgésica, possui ação antitérmica. A dipirona é uma medicação tradicional, muito utilizada, cujo efeito não é questionado, mas sua indicação isolada para dor moderada e intensa pós-trauma pode ser insuficiente.

A prescrição na forma "se necessário", exclusiva, deve ser vista com cautela frente ao elevado número de pacientes no setor de emergência, reduzido número de profissionais nos serviços públicos, dificuldade em avaliar o fenômeno doloroso, medo de medicar e à pouca ênfase dada à dor em traumatologia. No entanto, a medicação "se necessário", associada a esquemas em horário fixo, é fundamental para permitir ajustes rápidos na analgesia.

A dor moderada e a intensa aparecem como as mais comuns no setor de emergência, especialmente em decorrência de lesões como fraturas, contusões, entorses e laceração.

Um fato desafiador para a equipe de enfermagem é o manuseio da dor, pois é a equipe de enfermagem que programa a terapia farmacológica prescrita; dessa forma, medicar o paciente implica conhecer além das vias de administração dos fármacos, sua indicação, ação farmacológica, reações, posologia e interações medicamentosas, o que exige maior conhecimento da farmacologia desses fármacos.[8]

Alguns passos importantes para a eficácia no controle da dor

- **Nunca** prejulgar a dor de um paciente, tão pouco compará-la com a de outra pessoa.
- **Acreditar** na queixa álgica.
- **Lembrar** que a maioria das lesões relacionadas ao trauma causam dores de intensidade moderada à intensa.
- **Realizar avaliações** constantes, que devem ser aferidas de forma contínua, sistematizada, para verificar se o fármaco escolhido é adequado ou não para o paciente.
- **Documentar** todo o processo.
- **Utilizar** um ou mais instrumentos objetivos/específicos para a avaliação da intensidade dolorosa.

- **Estabelecer** um fluxo de comunicação entre a equipe e o paciente, de modo a agilizar os ajustes no plano terapêutico.
- **Incentivar** o paciente a informar as suas queixas.
- **Observar**, anotar e comunicar as consequências da dor ($\uparrow$ PA, $\downarrow$ SatO$_2$, $\downarrow$ sono, $\downarrow$ apetite e demais sinais e sintomas).
- **Investigar** a ocorrência de efeitos colaterais.
- **Observar** o comportamento do paciente (choro, gemido, expressão facial de sofrimento, movimentação corporal alterada, posturas de proteção).
- **Lembrar** que o paciente é o "experienciador" e o profissional, o "observador".
- **Prevenir** a dor (horário preestabelecido do analgésico e não sob a forma de demanda – "se necessário").
- **Medicar** de acordo com a intensidade da dor e não conforme a expectativa ou hábito profissional.
- **Educar** pacientes, familiares e **profissionais** sobre a importância e métodos para o controle da dor.
- **Trabalhar** em equipe → todos com um objetivo comum → alívio e controle da dor.
- **Apoiar** os grupos ou serviços de dor do hospital.
- **Programar** aulas periódicas para reciclar a equipe de saúde acerca de aspectos relacionados ao fenômeno álgico, farmacologia, entre outros.
- **Lembrar** de que não há qualidade em um serviço no qual o paciente permaneça com dor.

Espera-se que a equipe de enfermagem utilize ferramentas de avaliação e intervenção da dor, de modo a valorizar os diferentes limiares de dor dos indivíduos atendidos na emergência, com a premissa de avaliar e gerenciar a melhor forma, e que resultem em atitudes adequadas no manejo da dor nos serviços de emergência.

➤ Referências bibliográficas

1. Ahmadi A, Bazargan-Hejazi S, Heidari-Zadie Z et al. Pain management in trauma: a review study. Journal of Injury & Violence Research. 2016;8(2):89-98. doi: 10.5249/jivr.v8i2.707.
2. Malchow RJ, Black IH. The evolution of pain management in the critically ill trauma patient: emerging concepts from the global war on terrorism. Crit Care Med. 2008 Jul;36(7 Suppl):s346-57.
3. Magalhães PAP, Mota FA, Saleh CMR et al. Percepção dos profissionais de enfermagem frente à identificação, quantificação e tratamento da dor em pacientes de uma unidade de terapia intensiva de trauma. Rev Dor. 2011;12(3):221-5.
4. Americam College of Surgeons. Advanced trauma life support (ATLS) student course manual. 10. ed. 2018.

5. Calil AM. Dor e analgesia em vítimas de acidente de transporte atendidas em um pronto-socorro. [Tese]. São Paulo (SP): Escola de Enfermagem da USP, 2003.
6. Teixeira MJ, Fonoff E, Erich T et al. Dor no atendimento em pronto-socorro: avaliação do conhecimento da equipe de saúde sobre dor, analgesia e procedimentos prescritos para o controle. Rev Med. 1999;78(3);359-63.
7. Calil AM, Pimenta CAM. Conceitos de enfermeiros e médicos de um serviço de emergência sobre dor e analgesia no trauma. Rev Escola de Enfermagem USP. 2005;39(3).
8. Fontes KB, Jaques AE. O papel da enfermagem frente ao monitoramento da dor como 5º sinal vital. Cienc Cuid Saúde. 2007;6(Supl 2):481-7.

20

Dor no Paciente Queimado

Maria Elena Echevarría Guanilo ▪ Paulo Roberto Boeira Fuculo Junior
Tatiana Martins

➢ Conceito de dor – geral e específico

A ocorrência da queimadura remete imediatamente às queixas de dor,[1] as quais podem variar em aspectos como duração e intensidade. As pessoas que sofreram queimaduras passam por diversas dificuldades na busca e no atendimento nos serviços de saúde, seja em decorrência da escassez de centros de referência e/ou de profissionais especializados (equipe multiprofissional), ou pela falta de métodos e ferramentas que possam avaliar além da lesão, como os aspectos psicobiológicos e as queixas de dor.[2]

Patterson,[3] Latarjet e Choiniere[4] referem-se à dor da pessoa queimada como a pior dor percebida e consequência direta da perda da integridade tecidual ou lesão real. Lesão que pode ser superficial ou profunda, e de pequena ou de grande extensão, que se torna uma fonte real e imediata de estímulos dolorosos por períodos frente à realização de atividades determinadas,[5-7] o que confere à condição da queimadura a característica de "dor aguda".

A dor na pessoa queimada inicia no momento da ocorrência da lesão, ou seja, quando o tecido é lesado, e pode perdurar até a regeneração dele ou mesmo após completa cicatrização.[8] Nesse sentido é caracterizada como "dor crônica ou recorrente", segundo a forma em que se apresente.

A dor manifestada logo após a ocorrência da queimadura é proveniente do estímulo direto e lesão dos nociceptores presentes na epiderme e derme, os quais são responsáveis pela transmissão de impulsos nervosos por fibras A-delta e C ao corno dorsal da medula espinhal.[9,10] A resposta inflamatória é iniciada minutos após a lesão e leva à liberação de vários irritantes químicos, que por vários dias sensibilizam e estimulam os nociceptores no local da lesão (hiperalgesia primária), posteriormente, nos tecidos adjacentes (hiperalgesia secundária). A intensidade da dor varia, e, de forma geral, é maior nos locais de perda da integridade da pele e em áreas doadoras de tecido.[9,10]

No caso de queimaduras graves, a destruição inicial das terminações nervosas leva de momentos de insensibilidade local à intensa dor. Nas de destruição de tecidos, poderá haver uma regeneração desordenada do tecido nervoso, a qual poderá predispor à dor neuropática. A respeito, estima-se que até 52% dos pacientes queimados apresentam dor crônica.[9,11]

Na queimadura, o diagnóstico de dor é fundamental, e deve ter enfoque e ser essencial para toda equipe multiprofissional, com destaque para a enfermagem. O conhecimento do manejo e controle da dor está integrado ao cuidado e à assistência de todos os profissionais da área da saúde, ainda que para alcançar o seu controle, requer saber e fazer conduzir a sua avaliação clínica.[12] Nesse cuidado, é importante apontar que, além da dor da pessoa durante os cuidados com as feridas, ela está associada a sentimentos intensos de ansiedade[13] que pode, por sua vez, aumentar a dor.

O manejo inadequado da dor gera maior sofrimento psicológico durante a internação hospitalar, uma vez que é associado a uma recuperação mais longa e dificuldade do seu gerenciamento após a alta hospitalar.[14]

A dor, portanto, representa um reconhecido desafio entre os especialistas em queimaduras que estão continuamente à procura de métodos que proporcionem um potente alívio da dor, com efeitos colaterais mínimos.[15]

Neste contexto, as ações tanto no assistir quanto no ensinar em enfermagem, apontam por meio de alguns achados semiológicos mais evidenciados que as intervenções do cuidar são: dor, febre, edema, dispneia e lesões dermatológicas elementares. Sobre as características que determinam os aspectos de dor, não se pode descartar algumas condições fundamentais para avaliação clínica, a considerar o relato do paciente, quais sejam: local, irradiação, qualidade, intensidade, durabilidade, progressão, associação com outras funções, fatores causais e agravantes, e manifestações secundárias.[12]

A dor manifestada pela queimadura pode ser aguda, como resposta imediata ao dano tecidual, porém, pode ser uma dor pós-cirúrgica ou pós-traumática, ocasionada pela lesão ou por procedimentos, como áreas doadoras e receptoras, que no processo de cicatrização podem apresentar alterações que levam a pessoa a manifestar dor por um período superior a três meses, o que a torna crônica. Ainda, a dor na queimadura pode ser classificada como dor neuropática crônica, a qual pode se apresentar em locais de queimaduras profundas, cujo processo de regeneração desordenado de tecido nervoso poderá predispor ao aparecimento de dor neuropática.[16]

A dor aguda ocorre imediatamente à ocorrência da queimadura, e continuar por meses, ou pode desaparecer até a cicatrização, apresentar mudanças durante todo o processo de recuperação, devido a procedimentos cirúrgicos que envolvem desbridamento, enxertias, áreas doadoras, fisioterapia, entre outros. Esta manifestação é complexa, com envolvimento de processos centrais e periféricos, que são resultado de três tipos de dor predominantes: dor de fundo (presente mesmo em repouso), dor de procedimento e dor neuropática.[17]

Diante do exposto, entende-se que o cuidado de pessoas que sofreram queimaduras envolve na anamnese e exame físico, a avaliação das manifestações de dor durante todo o processo de reabilitação do trauma. Para isso, o profissional deve desenvolver um pensamento crítico na tomada de decisão clínica, além de reconhecer e avaliar as necessidades individuais do usuário e optar pelas melhores medidas para atendê-lo, com um saber-fazer pautado no cuidado integral. Atrelada a um embasamento teórico-prático no cuidado de enfermagem, está a necessidade da atualização de conhecimentos, por parte dos profissionais, em relação aos cuidados específicos em caso de queimaduras.[18]

➤ Formas de avaliação

Na literatura, são identificados diversos instrumentos para avaliação de dor em pessoas que sofreram queimaduras. Entre eles estão os instrumentos unidimensionais: a escala verbal numérica (EVN),[19] a escala visual analógica (EVA),[20] (Figura 20.1) o termômetro visual analógico (TVA)[21] e a *burns specific pain anxietyscale* (BSPAS).[22]

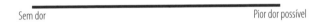

Sem dor   Pior dor possível

Figura 20.1. Escala visual analógica (EVA).
Fonte: Adaptada de Echevarría-Guanilo ME; 2009.

Embora essas escalas sejam consideradas de fácil aplicação e de entendimento pelos pacientes, a EVN (Figura 20.2) e a EVA, quando utilizadas em pessoas que sofreram queimaduras, apresentam limitações importantes, como avaliar apenas uma dimensão dolorosa e serem menos sensíveis a mudanças importantes na sensação de dor. Ainda, é importante identificar as potencialidades em relação à interpretação do público-alvo. Por exemplo, a EVA pode tender à indução de registros de dor menos intensos.[23] O TVA (Figura 20.3) corresponde a uma adaptação da EVA para poder ser manipulado por pacientes que apresentam queimadura nas mãos.[21,22,24-26]

Já a escala BSPAS é um instrumento proposto no idioma holandês[24] e posteriormente adaptada e validada para o contexto brasileiro.[7,27,28] É composta por nove itens, os quais, além de avaliarem a dor do usuário, consideram esta manifestação a partir dos sentimentos relacionados aos procedimentos geradores de dor e a ansiedade produzida pela vivência desses procedimentos. Os itens são avaliados por uma escala analógica, com valores que variam de 0 a 10, e quanto maior o escore, maior a ansiedade frente aos procedimentos dolorosos. Assim, ao considerar a pessoa na sua integralidade, para avaliação da dor é recomendado o uso desse instrumento de medida na prática clínica.

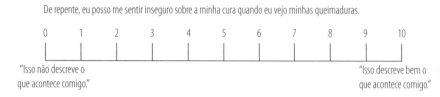

Figura 20.2. Escala visual numérica (EVN).
Fonte: Adaptada de Echevarría-Guanilo ME; 2009.

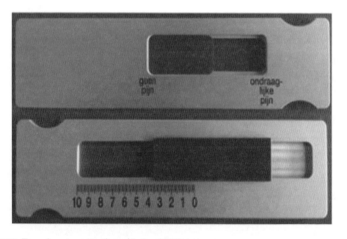

Figura 20.3. Termômetro visual analógico (TVA).
Fonte: De Jong AE, Bremer M, Hofland HW et al.; 2015.

Com relação à utilização de instrumentos de avaliação, torna-se necessário atentar-se para a necessidade de treinamento dos profissionais e identificar a aplicabilidade do instrumento na população alvo, ou seja, a escolha do instrumento correto para a avaliação pode fazer a diferença. Alguns autores destacam que a EVA não seria um instrumento indicado para ser utilizado por enfermeiros na avaliação de dor de crianças de 0 a 4 anos.[29]

Como alternativa de instrumentos unidimensionais para ser utilizados em diferentes populações, como idosos e crianças, faz-se menção à escala de faces (Figura 20.4), a qual se trata de uma série de faces que remetem a expressões de dor[30-32] e que são de fácil interpretação e aplicabilidade.

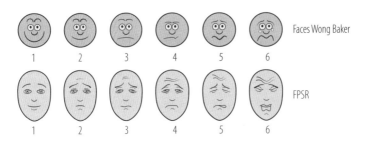

Figura 20.4. Faces de dor.
Fonte: Adaptada de Oliveira AM, Cunha BLM, Fernandes AM et al.; 2014.

> ## Tratamentos para alívio da dor em queimaduras – do farmacológico ao não farmacológico

Culturalmente, a tolerância e a aceitação da dor apresentam diferenças, e é possível decodificá-la como um alerta de proteção do corpo quando exposto a uma situação de vulnerabilidade, por exemplo, em um processo inflamatório, em um contato com material perfurante e/ou contato com calor. Muitas pessoas relatam dor na ausência de uma lesão tecidual ou qualquer outra causa fisiopatológica e, em geral, isso acontece por razões psicológicas. Nesse sentido, não há como diferenciar a experiência daquela dor, da decorrente de uma lesão tecidual, quando se considera apenas o relato subjetivo.[33]

Pessoas hospitalizadas, ou que recebem atendimento por queimaduras em tratamento ambulatorial, vivenciam diariamente momentos de dor intensa, a qual está associada não somente à própria presença da lesão, mas também pela realização diária de procedimentos terapêuticos, como a troca de curativos, desbridamentos e fisioterapia.[34]

O trauma da queimadura encontra-se entre os tipos de trauma mais dolorosos, ainda mais quando se soma à dor provocada pela lesão e extensão ao grande número de procedimentos, aos quais as vítimas de queimaduras são submetidas diariamente até sua completa cicatrização/recuperação.[27,34-36]

O tratamento da dor em um paciente queimado deve ocorrer em todo o processo de cuidado, seja no ambiente hospitalar, ambulatorial e domiciliar. A intensidade da dor somada à avaliação clínica, além do questionamento sobre ingesta alimentar e alcoólica, são fundamentais para o processo de cura e de reabilitação.

Na atualidade, existe uma gama terapêutica para amenizar a dor antes da possibilidade de intervenção cirúrgica. Entretanto, na experiência da queimadura, é importante saber diferenciar a dor sentida durante a troca de curativos, durante a realização de atividade de reabilitação física e a dor persistente, uma vez que isso ajudará no planejamento terapêutico mais apropriado para o alívio da dor.

Com relação ao plano de cuidados, os medicamentos analgésicos conhecidos como leves, são usados para queimaduras superficiais; os opioides para queimaduras de espessura parcial e profunda; como também uso de técnicas anestésicas por bloqueios de nervos ou plexos, epidurais e analgesias com sedação, as quais têm como principal objetivo restabelecer a tranquilidade do paciente e conduzir a assistência de forma segura e calma.[37]

Independentemente do setor em que este atendimento seja iniciado, após a avaliação e determinação da gravidade, pode ser recomendado que o paciente com queimadura seja conduzido a um centro de referência em queimaduras.[37]

O tratamento em ambiente ambulatorial, ao considerar pacientes com queimaduras superficiais ou de espessura parcial, consiste em avaliar a região acometida e delinear os procedimentos adequados. Para reduzir a dor recomenda-se o uso de alguns analgésicos, como, paracetamol ou acetaminofeno, e anti-inflamatórios não esteroidais (AINEs). A utilização de analgésicos mais potentes se dá quando existe uma avaliação específica do profissional, somado ao relato do paciente. Em ambientes hospitalares, nos quais os pacientes apresentam uma complexidade maior das lesões, em regiões nobres ou queimaduras de espessura parcial ou profunda, como a queimaduras em mãos e pernas, região perineal, comprometimento de vias respiratórias, que afetam o estado geral do paciente, necessita-se de intervenção e terapêutica medicamentosa mais controlada e com maior potência. Os fármacos mais comumente utilizados são os opioides, como cloridrato de tramadol, morfina e ansiolíticos, diazepam e cloridrato de midazolam, por exemplo.[37]

Ainda assim, em conjunto com o tratamento medicamentoso, há técnicas anestésicas que são utilizadas em queimaduras, de acordo com a extensão, local e profundidade comprometida. As técnicas de bloqueio espinhal e peridural utilizadas no momento pré-operatório, por exemplo, são um bom recurso para se estender a analgesia constante após intervenção cirúrgica.[37]

Além dos fármacos, outros recursos também são considerados para o tratamento, não somente da dor, como também pelo processo de reabilitação do paciente. A maioria do que se tem escrito na literatura científica refere-se a avaliações e a procedimentos cirúrgicos na fase aguda. Mas, além deste período crítico, uma pessoa queimada sofre sequelas funcionais e estéticas que impactam a qualidade de vida e que merecem atenção, isto é, necessitam ser tratadas e acompanhadas ao longo do processo de reabilitação. A alta incidência destas sequelas está associada com a cicatrização, na qual está relacionado com o tratamento na fase aguda. Proporcionalmente quanto mais conservador ele é, mais moroso torna-se o processo de cura, o que aumenta a incidência de cicatrizes hipertróficas.[38,39]

Outros sintomas, como dor crônica, prurido e desconforto, relacionados à alteração de circulação (especialmente pós-queimadura em membros inferiores), podem estar presentes e, além de causar constante desconforto para a pessoa, podem gerar constrangimento no convívio social.[40,41] Assim, todas essas manifestações físicas, psicológicas e sociais (que podem iniciar na fase aguda da reabilitação e acompanhar a pessoa por longos períodos) podem comprometer a qualidade de vida do paciente.[42-44]

O tratamento humanizado com orientações e terapias psicoemocionais, não somente ao usuário, mas também aos familiares e/ou cuidadores, favorece o processo de reabilitação e diminui o estresse e a ansiedade familiar.[39] Outros tratamentos com coberturas e terapias tópicas específicas, como curativos a vácuo, curativos bioativos com prata, laserterapia e estudos inovadores, trazem até mesmo o uso da pele de tilápia.[45]

Vale ressaltar que a assistência da equipe de enfermagem é indispensável no processo de gerenciamento da dor aguda associada com a queimadura. A escolha do melhor tratamento e cobertura é importante para uma melhor aceitação do paciente, para dar preferência à que causam menos dor e que são de fácil manutenibilidade (duração e remoção).[46]

Existem diversos tipos de coberturas, como a sulfadiazina de prata, nitrato de cério, hidrocoloides, hidrogéis, ácido graxo essencial (AGE), gazes não aderentes, membranas sintéticas e biológicas e até mesmo matrizes de regeneração dérmica. A terapia tópica adequada deve promover um ambiente úmido, com espectro antimicrobiano, reduzir a toxicidade, ter uma ação rápida, evitar irritações secundárias, diminuir aderências e ser eficaz, ainda que na presença de grande quantidade de exsudato. As coberturas substitutivas de pele, o petrolato e a espuma de silicone também são utilizados como alternativas, uma vez que auxilia no processo cicatricial e fornece conforto ao paciente.[47]

Diante do exposto, salienta-se a importância dos profissionais terem um entendimento ampliado sobre a dor, associado ao conhecimento dos tipos de tratamento que auxiliam na analgesia, sempre a visar um cuidado humanizado, tanto no ambiente hospitalar, quanto no ambulatorial.

Dor – tratamento no ambiente hospitalar, ambulatorial e específico

A dor do usuário queimado deve ser tratada com seriedade e considerada tão importante quanto os outros sinais vitais, assim definida como o quinto sinal vital, também deve ser implementada na prática como forma de gerenciamento, pois influencia diretamente no prognóstico do usuário. Nesse sentido, é necessário tratar a dor de forma adequada, com intervenções farmacológicas e complementares, uma vez que somente o uso de medicações não revela diminuição total da dor durante e após procedimentos.[48,49]

Como ato importante e humanizado, a equipe de enfermagem considera cessar a dor com a realização de analgesia e sedação para procedimentos dolorosos, como o banho e o curativo no âmbito hospitalar. Além disso, entende-se que a realização de técnicas terapêuticas que visam a integralidade do cuidado e que dão suporte emocional, prestadas por um atendimento multiprofissional, auxiliam na amenização da dor e complicações clínicas.[50]

Conforme mencionado anteriormente, no tratamento da dor torna-se relevante a consideração de três tipos de dor: dor de fundo, dor do procedimento e dor neuropática, os quais precisam ser avaliados por meio da classificação da sua temporalidade, em agudas e crônicas. A correta avaliação trará maior sucesso na abordagem terapêutica.

A dor de fundo é uma inflamação nociceptiva contínua a dor, a qual está presente quando o paciente se encontra em repouso. Nesse caso, a equipe responsável pela indicação terapêutica poderá lançar mão da utilização de, por exemplo, paracetamol, uso regular de AINEs, e opioides de longa ação, cujas recomendações são distintas entre os centros de tratamento a queimados.[51] O uso de cetamina, de forma geral, tem apresentado indicação para a realização de procedimentos, como troca de curativos, que serão discutidos na próxima seção.[52]

A dor processual é a dor manifestada a partir dos procedimentos necessários para promover a recuperação da pessoa que sofreu queimaduras, como procedimentos cirúrgicos, fisioterapia, banhos e trocas de curativos. É importante destacar que, a depender da estrutura com a qual se conta para o tratamento do queimado, muitos desses procedimentos são realizados na enfermaria e não em sala de cirurgia. Isto é, com manifestação de intensa dor e difícil de ser gerenciada.

Em revisão sistemática, os autores[17] apresentam como opções para o tratamento da dor devido a procedimentos a associação de opioides de curta ação, benzodiazepínicos em doses subanestésicas de óxido nitroso/oxigênio ou cetamina. Ainda, o uso de opioides parenterais ou de liberação imediata de curta ação, como a morfina, oxicodona ou fentanil. E destacam que, embora sejam analgésicos eficazes, é importante avaliar os efeitos adversos como, depressão respiratória, náuseas, vômitos e constipação.[53] Os benzodiazepínicos podem ser eficazes no alívio dos sintomas de dor em combinação com outros analgésicos, devido a seus efeitos sedativos e ansiolíticos.[17]

Muitos dos sinais e sintomas em pacientes com queimaduras são semelhantes aos frequentemente presentes em pacientes com dor neuropática, devido à extensão dos danos aos nociceptores cutâneos e fibras nervosas. Dor que pode se apresentar de forma aguda, imediatamente às queimaduras, porém pode se tornar crônica, após a cicatrização das lesões; nestes casos, gabapentina e pregabalina têm se mostrado eficazes no tratamento de outros estados de dor neuropática, como neuropatia diabética, neuralgia pós-herpética e fibromialgia,[54,55] porém, mostrou-se ineficaz no tratamento de dor aguda por queimadura.[17] Em contraste, a pregabalina mostrou ser eficaz no alívio de sintomas neuropáticos agudos após lesão por queimadura. Antidepressivos e outros anticonvulsivantes, utilizados na dor neuropática, nas queimaduras, ainda requerem maiores estudos, embora sejam usados em alguns centros de queimados.[17]

É importante destacar que a dor aguda, devido à estrutura com a qual se conta para o tratamento de pessoas que sofreram queimaduras, pode ser considerada a mais difícil de manejar, uma vez que o próprio tratamento e os procedimentos dolorosos, como o curativo, causam dores equivalentes e que durante as intervenções, levam à variações nas necessidades de uso de analgésicos.[16,56,57]

O uso de fármacos ainda possui papel principal e mais efetivo no tratamento das queimaduras, e é um desafio por parte das equipes multiprofissionais. Vale ressaltar que a pessoa queimada deve ser avaliada constantemente. O tratamento das queimaduras deve envolver sedação e analgesia, pois aliviam a dor e ameniza os traumas psicológicos. Com relação aos fármacos utilizados, conforme mencionado anteriormente, as principais formas de tratamento são os opioides, AINEs, dipirona e paracetamol, anticonvulsivantes, antidepressivos, cetamina, benzodiazepínicos, lidocaína e agonistas alfa-2[16,58] (Quadro 20.1).

Quadro 20.1. Fármacos utilizados no tratamento da dor em pessoas queimadas.

Fármaco	Ação
Opioides	Assumem o papel principal e mais efetivo no tratamento da dor das pessoas queimadas. São utilizados em dor moderada e de alta intensidade, por via endovenosa e oral com opioides de longa duração (**metadona**). O **fentanil** e o **alfentanil** são utilizados, pois tratam a dor residual. O **remifentanil** pode ser utilizado com infusão contínua, em procedimentos. A **morfina** e o **cloridrato de tramadol** também são bastante utilizados, com um intervalo de 4 a 6 horas e 3 a 4 horas, com dose de 5, 10 e 50 mg, respectivamente[16,58]
Anti-inflamatórios	Esses medicamentos podem reduzir a quantidade de opioides de 20% a 30%. Os mais utilizados em pessoas queimadas são a **dipirona** e o acetaminofeno (**paracetamol**). Devem ser evitados em grandes queimados em que há preocupação de sangramentos, pois inibem a agregação plaquetária[16,59]
Anticonvulsivantes	Os mais utilizados em pessoas queimadas são a **gabapentina** e a **pregabalina**, pois diminuem a dor neuropática.[16] A **pregabalina** diminui a dor provocada por danos aos nervos, sendo utilizada uma dose de 300 a 600 mg/dia[54]
Antidepressivos	Os efeitos analgésicos dos antidepressivos geralmente surgem após dias/semanas. O cloridrato de **amitriptilina** tem ação nas dores neuropáticas e é utilizado com uma dose geralmente não superior a 75 mg/dia[16]
Anestésico	A **cetamina** ou quetamina é utilizada no tratamento da dor ocasionada por queimaduras, pois, a depender da dose, provoca analgesia e sedação consciente. Geralmente é utilizado de 0,25 a 1,5 mg/kg[60]
Benzodiazepínicos	Os registros sobre o uso de benzodiazepínicos, por exemplo o **lorazepam** e **diazepam**, em pessoas queimadas são antigos, mas demonstram que elas se beneficiam, principalmente, quando se apresentam ansiosas e com dor intensa[61]
Anestésico local	A lidocaína também é utilizada para reduzir a dor neuropática de pessoas queimadas,[62] geralmente nas extremidades queimadas, por meio de irrigação
Agonistas adrenérgicos	Os agonistas alfa-2, por exemplo a **clonidina**, apresentam benefícios sedativos, hipotensivos e estimulam as vias inibitórias da dor em pessoas queimadas. Em alguns centros de tratamento de queimados, são prescritos de rotina para crianças e adultos[16]

Fonte: Adaptado de Kalso E, Tramer MR, Mcquay HJ, 1998; Moore RA, Straube S, Wiffen PJ et al., 2009; Girtler R, Gustorff B, 2011 e Castro RJA, Leal PC, Sakata RK, 2013.

Por meio do exposto, é possível compreender a disponibilidade de fármacos utilizados no tratamento da dor de pessoas queimadas. Com isso, cabe destacar que a recomendação vai depender da disponibilidade, intensidade da dor e avaliação multiprofissional, o que pode ou não ter associações entre um e outro.

No contexto ambulatorial, o controle da dor e uso de analgésico é realizado com o intuito de diminuir a dor provocada pela lesão. Assim, se faz necessária a prescrição e administração de analgesia, a qual também pode ser guiada pela intensidade da dor, a ser avaliada pela equipe multiprofissional (Figura 20.5).

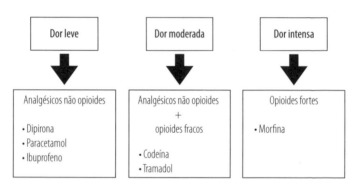

Figura 20.5. Manejo da dor em pessoas queimadas de acordo com a intensidade da dor.
Fonte: Adaptada de Afonso C, Azevedo GAM, Alves P; 2014 e Costa IB, Dantas DV, Dantas RAN et al.; 2019.

Em casos mais complexos, cuja pessoa necessita de maiores intervenções farmacológicas, utiliza-se associação entre medicações, como ansiolíticos, antidepressivos, relaxantes musculares e antiespasmódicos.[63]

O papel da equipe multiprofissional é importante na avaliação e manejo da dor. A combinação de técnicas farmacológicas e não farmacológicas auxiliam na redução, pois vão muito além do uso de medicamentos, de modo a possibilitar uma assistência humanizada e que atenda as demandas da pessoa queimada.[64-66]

Sob um olhar ao atendimento integral, as terapias não farmacológicas se destacam, uma vez que o tratamento farmacológico isolado nem sempre é suficiente. Por um lado, as necessidades de medicamentos são difíceis de serem avaliadas e, apesar dos grandes esforços, muitas vezes, os pacientes continuam a relatar dor moderada a grave.[67] Por outro lado, adequados estudos controlados sobre abordagens não farmacológicas, como relaxamento, intervenções cognitivas, realidade virtual[66,68-71] e hipnose ainda são escassos,[72,73] mas são cada vez mais estudados, e o seu efeito positivo na diminuição da dor e a ansiedade tem trazido maior interesse nos pesquisadores e inclusão dentro da prática clínica.

Neste sentido, a equipe multiprofissional pode recorrer a esses tipos de recursos que possibilitam o alívio da dor, como dispositivos tecnológicos e "não tecnológicos"[65] (Figura 20.6) em que, mais recentemente, a realidade virtual, que pela imersão do usuário a um ambiente tridimensional em momentos geradores de dor, como o curativo, tem se demonstrado eficaz no alívio da dor.[68]

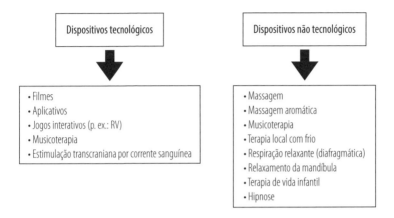

Figura 20.6. Métodos não farmacológicos coadjuvantes no tratamento da dor de pessoas queimadas.
Fonte: Adaptada de Costa IB, Dantas DV, Dantas RAN et al.; 2019.

As técnicas não farmacológicas tendem a ser não invasivas, apresentam baixo custo, poucos ou nenhum efeito colateral e uma boa aceitação por parte dos usuários, além de serem comprovadas quanto ao poder de aliviar a dor do queimado.[65]

Diante do exposto, compreendemos que essas técnicas podem ser utilizadas tanto no ambiente hospitalar de internação e em centros de tratamento de queimados, como também no ambiente ambulatorial, no contexto da atenção básica. Faz-se necessário o profissional se empoderar e se apropriar das ferramentas e técnicas necessárias para cada terapia.

Com base no exposto, sobre o manejo da dor em pessoas queimadas, cabe ressaltar que a associação entre os métodos farmacológicos e não farmacológicos fornecem um atendimento integral, o que potencializa o bem-estar, diminuição da dor e traumas físicos e psicológicos, e amplia, assim, as estratégias de cuidado para melhorar a qualidade de vida do indivíduo enquanto condição diferencial.

➤ Referências bibliográficas

1. Marvin JA. Management of pain and anxiety. In: Carrougher GJ (ed.). Burn care and therapy. St. Louis: Mosby, 1998. p. 167-83.
2. Mendoza A, Santoyo FL, Agulló A. The management of pain associated with wound care in severe burn patients in Spain. Int J Burns Trauma. 2016;6(1):1-10.

3. Patterson DR. Practical applications of psychological techniques in controlling burn pain. J Burn Care Rehabil. 1992 Jan-Feb;13(1):13-8. doi: 10.1097/00004630-199201000-00005.
4. Latarjet J, Choinere M. Pain in burn patients. Burns. 1995 Aug;21(5):344-8.
5. Echevarría-Guanilo ME. Burns specific pain anxiety scale – BSPAS: adaptação transcultural e validação preliminar [Dissertação]. Ribeirão Preto: Escola de Enfermagem – Universidade de São Paulo, 2005.
6. De Jong AEE, Gamel C. Use of a simple relaxation technique in burn care: literature review. J Adv Nurs. 2006 Jun;54(6):710-21. doi: 10.1111/j.1365-2648.2006.03858.x.
7. Echevarría-Guanilo ME, Golçalves N, Scapin S. Avaliação e tratamento de lesões por queimaduras. Porto Alegre: Moriá, 2018.
8. Brown NJ, Rodger S, Ware RS et al. Efficacy of a children's procedural preparation and distraction device on healing in acute burn wound care procedures: study protocol for a randomized controlled trial. Trials. 2012 Dec 12;13:238. doi: 10.1186/1745-6215-13-238.
9. Dauber A, Osgood PF, Breslau AJ et al. Chronic persistent pain after severe burns: a survey of 358 burn survivors. Pain Med. 2002 Mar;3(1):6-17. doi: 10.1046/j.1526-4637.2002.02004.x.
10. De Castro RJ, Leal PC, Sakata RK. Pain management in burn patients. Braz J Anesthesiol. 2013;63(1):149-53. doi: 10.1016/S0034-7094(13)70206-X.
11. Kini SP, Delong LK, Veledar E, Mckenzie-Brown AM, Schaufele M, Chen SC. The impact of pruritus on quality of life: the skin equivalent of pain. Arch Dermatol. 2011 Oct;147(10):1153-6. doi: 10.1001/archdermatol.2011.178.
12. Silva CRL, Silva RCL, Santiago LC. Semiologia em enfermagem. São Paulo: Roca, 2011.
13. Byers JF, Bridges S, Kijek J, Laborde P. Burn patients' pain and anxiety experiences. J Burn Care Rehabil. 2001 Mar-Apr;22(2):144-9. doi: 10.1097/00004630-200103000-00011.
14. Fauerbach JA, Lezotte D, Hills RA et al. Burden of burn: a norm-based inquiry into the influence of burn size and distress on recovery of physical and psychosocial function. J Burn Care Rehabil. 2005 Jan-Feb;26(1):21-32. doi: 10.1097/01.bcr.0000150216.87940.ac.
15. Richardson P, Mustard L. The management of pain in the burns unit. Burns. 2009 Nov;35(7):921-36. doi: 10.1016/j.burns.2009.03.003.
16. Castro RJA, Leal PC, Sakata RK. Pain management in burn patients. Rev Bras Anestesiol. 2013;63(1):154-8. doi: 10.1590/S0034-70942013000100013.
17. Morgan M, Deuis JR, Frøsig-Jørgensen M et al. Burn pain: a systematic and critical review of epidemiology, pathophysiology and treatment. Pain Med. 2018 Apr 1;19(4):708-34. doi: 10.1093/pm/pnx228.

18. Canela AF, Sória DAC, Barros FE. Monitorização do paciente grande queimado e as implicações na assistência de enfermagem: relato de experiência. Rev Bras Queimaduras. 2011;10(4):133-7. Disponível em: http://www.rbqueimaduras.com.br/details/84/pt-BR/monitorizacao-do-paciente-grande-queimado-e-as-implicacoes-na-assistencia-de-enfermagem--relato-de-experiencia.
19. Cleeland CS, Ryan KM. Pain assessment: global use of the brief pain inventory. Ann Acad Med Singap. 1994 Mar;23(2):129-38.
20. Gift AG. Visual analogue scales: measurement of subjective phenomena. Nurs Res. 1989 Sep-Oct;38(5):286-8.
21. Choinière M, Auger FA, Latarjet J. Visual analogue thermometer: a valid and useful instrument for measuring pain in burned patients. Burns. 1994 Jun;20(3):229-35. doi: 10.1016/0305-4179(94)90188-0.
22. Taal LA, Faber AW. Post-traumatic stress, pain and anxiety in adult burn victims. Burns. 1997;23(7-8):545-9. doi: 10.1016/s0305-4179(97)00788-2.
23. De Jong AE, Bremer M, Hofland HW et al. The visual analogue thermometer and the graphic numeric rating scale: a comparison of self-report instruments for pain measurement in adults with burns. Burns. 2015 Mar;41(2):333-40. doi: 10.1016/j.burns.2014.07.002.
24. Taal LA, Faber AW. The burn specific pain anxiety scale: introduction of a reliable and valid measure. Burns. 1997 Mar;23(2):147-50. doi: 10.1016/s0305-4179(96)00117-9.
25. Taal LA, Faber AW. Burn injuries, pain and distress: exploring the role of stress symptomatology. Burns. 1997 Jun;23(4):288-90. doi: 10.1016/s0305-4179(97)89874-9.
26. Twillert B, Bremer M, Faber AW. Computer-generated virtual reality to control pain and anxiety in pediatric and adult burn patients during wound dressing changes. J Burn Care Res. 2007 Sep-Oct;28(5):694-702. doi: 10.1097/BCR.0B013E318148C96F.
27. Echevarría-Guanilo ME, Rossi LA, Dantas RA et al. Adaptação transcultural da "burns specific pain anxietyscale (BSPAS)" para ser aplicada em pacientes queimados brasileiros. Rev Latino-Am Enferm. 2006;14(4). doi: 10.1590/S0104-11692006000400009.
28. Echevarria-Guanilo ME, Dantas RAS, Farina Jr. JA et al. Reliability and validity of the Brazilian-Portuguese version of the burns specific pain anxiety scale (BSPAS). Int J Nurs Stud. 2011 Jan;48(1):47-55. doi: 10.1016/j.ijnurstu.2010.05.015 [Epub 2010 Jun 17].
29. De Jong AE, Bremer M, Schouten M et al. Reliability and validity of the pain observation scale for young children and the visual analogue scale in children with burns. Burns. 2005 Mar;31(2):198-204. doi: 10.1016/j.burns.2004.09.013.

30. Frank AJ, Moll JM, Hort JF. A comparison of three ways of measuring pain. Rheumatol Rehabil. 1982 Nov;21(4):211-7. doi: 10.1093/rheumatology/21.4.211.

31. Echevarría-Guanilo ME. Validação da "burns specific pain anxietyscale (BSPAS)" e da "impact of event scale (IES)" para brasileiros que sofreram queimaduras [Tese]. Ribeirão Preto: Programa Interunidades de Doutoramento da Escola de Enfermagem da Universidade de São Paulo e Escola de Enfermagem de Ribeirão Preto da Universidade de São Paulo, 2009.

32. Oliveira AM, Cunha BLM, Fernandes AM et al. Uma análise funcional da Wong-Baker FACES pain rating scale: linearidade, discriminabilidade e amplitude. Rev Enferm Referência. 2014;4(3):121-30. Disponível em: https://www.redalyc.org/articulo.oa?id=388239973017.

33. Associação Internacional para o Estudo da Dor (IASP). Definição revisada de dor pela Associação Internacional para o Estudo da Dor: conceitos, desafios e compromissos. 2020. Disponível em: https://sbed.org.br/wp-content/uploads/2020/08/Defini%C3%A7%C3%A3o-revisada-de-dor_3.pdf.

34. Raymond I, Ancoli-Israel S, Choinière M. Quality of sleep and its daily relationship to pain intensity in hospitalized adult burn patients. Pain. 2001 Jun;92(3):381-8. doi: 10.1016/S0304-3959(01)00282-2.

35. Taal L, Faber AW, Loey NEE et al. The abbreviated burn specific pain anxiety scale: a multicenter. Burns. 1999 Sep;25(6):493-7. doi: 10.1016/s0305-4179(99)00034-0.

36. Latarjet J. The management of pain associated with dressings changes in patients with burns. J Europ Wound Manag Assoc. 2002;2(2):5-9.

37. Mora BS, Zevallos CM, Valarezo CS. Tratamiento del dolor en quemaduras. In: Bolgiani A, Júnior EML, Serra MCVF (ed.). Quemaduras conductas clínicas y quirúrgicas. São Paulo: Atheneu, 2013. p. 53-5.

38. Magnani DM, Sassi FC, Andrade CRF. Reabilitação motora orofacial em queimaduras em cabeça e pescoço: uma revisão sistemática de literatura. Audiol Commun Res. 2019;24. doi: 10.1590/2317-6431-2018-2077.

39. Campos AS, Daher PR, Dias BA. Estresse parental em mães de bebês, crianças e adolescentes com queimadura. Rev Bras Queimaduras. 2016;15(4):240-5. Disponível em: http://rbqueimaduras.org.br/details/320/pt-BR/estresse-parental-em-maes-de-bebes--criancas-e-adolescentes-com-queimadura.

40. Kildal M, Andersson G, Gerdin B. Health status in Swedish burn patients: assessment utilizing three variants of the burn specific health scale burns. 2002 Nov;28(7):639-45. doi: 10.1016/s0305-4179(02)00111-0.

41. Casaer M, Kums V, Wouters PJ et al. Pruritus in patients with small burn injuries. Burns. 2008 Mar;34(2):185-91. doi: 10.1016/j.burns.2007.03.004 [Epub 2007 Aug 13].

42. Cobb N, Maxwell G, Silverstein P. Patient perception of quality of life after burn injury: results of an eleven-year survey. J Burn Care Rehabil. 1990;11(4):330-3.
43. Salvador-Zanza JF, Sanchez-Paya J, Rodriguez-Marin J. Quality of life of the Spanish burn patient. Burns. 1999;25(7):593-8.
44. Ehde DM, Patterson DR, Wiechman SA et al. Post-traumatic stress symptoms and distress 1 year after burn injury. J Burn Care Rehabil. 2000 Mar-Apr;21(2):105-11. doi: 10.1097/00004630-200021020-00005.
45. Lima Júnior EM. Tecnologias inovadoras: uso da pele da tilápia do Nilo no tratamento de queimaduras e feridas. Rev Bras Queimaduras. 2017;16(1):1-2. Disponível em: http://www.rbqueimaduras.com.br/details/339/pt-BR/tecnologias-inovadoras--uso-da-pele-da-tilapia-do-nilo-no-tratamento-de-queimaduras-e-feridas.
46. Moser H, Pereima RP, Pereima MJL. Evolução dos curativos de prata no tratamento de queimaduras de espessura parcial. Rev Bras Queimaduras. 2013;12(2):60-7. Disponível em: http://www.rbqueimaduras.com.br/details/147/pt-BR/evolucao-dos-curativos-de-prata-no-tratamento-de-queimaduras-de-espessura-parcial.
47. Oliveira APBS, Peripato LA. A cobertura ideal para tratamento em paciente queimado: uma revisão integrativa da literatura. Rev Bras Queimaduras. 2017;16(3):188-93. Disponível em: http://www.rbqueimaduras.com.br/details/392/pt-BR#:~:text=Este%20estudo%20caracteriza%2Dse%20em,curativos%20utilizados%20em%20ambiente%20hospitalar.
48. Kaheni S, Rezai MS, Bagehri-Nesami M et al. The effect of distraction technique on the pain of dressing change among 3-6 year-old children. Int J Pediatr. 2016;4(4):1603-10.
49. Silva BA, Ribeiro FA. Participação da equipe de enfermagem na assistência a dor do paciente queimado. Rev Dor. 2011;12(4). doi: 10.1590/S1806-00132011000400011.
50. Cunha ILR, Ferreira LA, Cunha JHS. Cuidados realizados pela equipe de enfermagem aos pacientes que sofreram queimaduras. REFASC. 2017;5(3):381-9. doi: 10.18554/refacs.v5i3.1982.
51. Gamst-Jensen H, Vedel PN, Lindberg-Larsen VO et al. Acute pain management in burn patients: appraisal and thematic analysis of four clinical guidelines. Burns. 2014 Dec;40(8):1463-9. doi: 10.1016/j.burns.2014.08.020 [Epub 2014 Sep 29].
52. Mcguinness SK, Wasiak J, Cleland H et al. A systematic review of ketamine as an analgesic agent in adult burn injuries. Pain Med. 2011 Oct;12(10):1551-8. doi: 10.1111/j.1526-4637.2011.01220.x.
53. Ren ZY, Xu XQ, Bao YP et al. The impact of genetic variation on sensitivity to opioid analgesics in patients with postoperative pain: a systematic review and meta-analysis. Pain Physician. 2015 Mar-Apr;18(2):131-52.

54. Moore RA, Straube S, Wiffen PJ, Derry S et al Pregabalin for acute and chronic pain in adults. Cochrane Database Syst Rev. 2009 Jul 8;(3):CD007076. doi: 10.1002/14651858.CD007076.pub2.
55. Moore RA, Wiffen PJ, Derry S et al. Gabapentin for chronic neuropathic pain and fibromyalgia in adults. Cochrane Database Syst Rev. 2014 Apr 27;2014(4):CD007938. doi: 10.1002/14651858.CD007938.pub3.
56. Iurk LK, Oliveira AF, Gragnani A et al. Evidências no tratamento de queimaduras. Rev Bras Queimaduras. 2010;9(3). Disponível em: http://www.rbqueimaduras.com.br/details/42/pt-BR/evidencias-no-tratamento-de-queimaduras.
57. Silva LD, Henrique DM, Maia PG et al. Assistência de enfermagem ao grande queimado submetido a sedação e analgesia: uma revisão de literatura. Nursing. 2018;21(236):2021-6. Disponível em: http://www.revistanursing.com.br/revistas/236-Janeiro2018/assistencia_de_enfermagem_ao_paciente.pdf.
58. Kraychete DC, Siqueira JTT, Garcia JBS. Recomendações para o uso de opioides no Brasil – Parte I. Rev Dor. 2013;14(4):295-300. doi: 10.1590/S1806-00132013000400012.
59. Girtler R, Gustorff B. Pain management in burn injuries. Anaesthesist. 2011 Mar;60(3):243-50. doi: 10.1007/s00101-010-1835-2.
60. Gales A, Maxwell S. Cetamina: evidências recentes e usos atuais. ATOTW. 2018. Disponível em: https://www.sbahq.org/wp-content/uploads/2018/07/381_portugues.pdf.
61. Patterson DR, Ptacek JT, Carrougher GJ et al. Lorazepam as an adjunct to opioid analgesics in the treatment of burn pain. Pain. 1997 Sep;72(3):367-74. doi: 10.1016/s0304-3959(97)00064-x.
62. Kalso E, Tramer MR, Mcquay HJ et al. Systemic local anaesthetic type drugs in chronic pain: a qualitative systematic review. Eur J Pain. 1998 Mar;2(1):3-14. doi: 10.1016/s1090-3801(98)90041-6.
63. Brasil. Prefeitura de Florianópolis, Secretaria de Saúde. Protocolo de enfermagem – Cuidado à pessoa com ferida: queimaduras. Florianópolis: Prefeitura de Florianópolis, 2019. v. 6.
64. Afonso C, Azevedo GAM, Alves P. Prevenção e tratamento de feridas: da evidência à prática. Portugal: Hartmann, 2014.
65. Costa IB, Dantas DV, Dantas RAN et al. Non-pharmological therapies for the management of pain in victim of burns: a systematic review. Rev Inspirar. 2019;19(2). Disponível em: https://www.inspirar.com.br/wp-content/uploads/2019/07/af_645.pdf.
66. Scapin SQ, Echevarría-Guanilo ME, Fuculo-Junior PRB et al. Realidade virtual no tratamento da dor em criança queimada: relato de caso. Rev Bras Queimaduras. 2017;16(1):45-8. Disponível em: http://rbqueimaduras.org

br/details/346/pt-BR/realidade-virtual-no-tratamento-da-dor-em-crianca-queimada-relato-de-caso.
67. Summer GJ, Puntillo KA, Miaskowski C et al. Burn injury pain: the continuing challenge. J Pain. 2007 Jul;8(7):533-48. doi: 10.1016/j.jpain.2007.02.426.
68. Scapin S, Echevarría-Guanilo ME, Fuculo Junior PRB et al. Virtual reality in the treatment of burn patients: a systematic review. Burns. 2018;44(6):1403-16.
69. Scapin SQ, Echevarría-Guanilo ME, Fuculo Jr. PRB et al. Use of virtual reality for treating burned children: case reports. Rev Bras Enferm. 2017;70(6). doi: 10.1590/0034-7167-2016-0575.
70. Furness PJ, Phelan I, Babike NT et al. Reducing pain during wound dressings in burn care using virtual reality: a study of perceived impact and usability with patients and nurses. J Burn Care Res. 2019 Oct 16;40(6):878-85. doi: 10.1093/jbcr/irz106.
71. Lauwens Y, Rafaatpoor F, Corbeel K et al. Immersive virtual reality as analgesia during dressing changes of hospitalized children and adolescents with burns: a systematic review with meta-analysis. Children (Basel). 2020 Oct 22;7(11):194. doi: 10.3390/children7110194.
72. Chester SJ, Stockton K, De Young A et al. Effectiveness of medical hypnosis for pain reduction and faster wound healing in pediatric acute burn injury: study protocol for a randomized controlled trial. Trials. 2016 Apr 29;17(1):223. doi: 10.1186/s13063-016-1346-9.
73. Provençal SC, Bond S, Rizkallah E, El-Baalbaki G. Hypnosis for burn wound care pain and anxiety: a systematic review and meta-analysis. Burns. 2018 Dec;44(8):1870-81. doi: 10.1016/j.burns.2018.04.017.

21

Dor em Pacientes Críticos

Áquila Lopes Gouvêa ▪ Lígia Maria Dal Secco ▪ Hazem Adel Ashmawi

A dor em pacientes internados em unidade de terapia intensiva (UTI) pode ser resultado de uma doença subjacente ou concomitante, de cirurgias ou trauma.[1] Além das queixas relacionadas ao trauma ou pós-operatórias, a dor pode ser consequência de procedimentos médicos ou de enfermagem durante o tratamento intensivo; esses procedimentos podem ser extremamente dolorosos e estressantes para os pacientes críticos.[2] Dos pacientes internados em UTIs, cerca de 75% relatam dor forte, 30% dor em repouso e 50% durante os procedimentos de enfermagem.[1] São inúmeros os procedimentos que podem causar dor em pacientes crítico e os considerados mais dolorosos são, em particular, a retirada de drenos, realização de acessos arteriais, exercícios respiratórios com instruções para tosse, aspiração endotraqueal e a mobilização do paciente.[2] A dor durante os procedimentos em UTI é extremamente comum, e os pacientes experimentam níveis flutuantes de intensidade da dor.[3]

Pacientes internados em UTIs chegam a experimentar duas vezes mais dor no início e durante os procedimentos. Para minimizar a dor dos procedimentos, é importante incluir avaliações da dor de rotina, pois a sua intensidade antes do procedimento pode influenciar negativamente, o que aumenta a intensidade da dor durante o procedimento. Assim, prevenir ou reduzir a dor antes do procedimento, em vez de esperar que os pacientes experimentem dor, é uma abordagem proativa que melhora a qualidade do atendimento ao paciente crítico.[2]

Tanto a dor em repouso quanto durante procedimentos são também influenciadas por fatores psicológicos, demográficos e históricos específicos do paciente, como depressão e ansiedade; idade, sexo e etnia; comorbidades e história cirúrgica. A intensidade da dor durante o procedimento é ainda afetada pela intensidade da dor antes do procedimento e pelo tipo de procedimento.[3]

Muitos pacientes internados em UTIs são incapazes de comunicar a sua dor por meio do autorrelato, devido à sedação, alteração da consciência e intubação endotraqueal, de modo que a dor não seja percebida pela equipe de cuidado ou subtratada. Isso pode ser a principal fonte de estresse psicológico e fisiológico em pacientes críticos, o que resulta em consequências negativas, que podem prejudicar a recuperação e a alta do paciente.[4] Portanto, é importante que médicos e enfermeiros utilizem métodos de avaliação da dor válidos e confiáveis, para reduzir o risco de complicações, antecipar as fontes de desconforto e ajustar as estratégias de gerenciamento da dor.[3]

Com o objetivo de melhorar a assistência aos pacientes críticos, organizações de saúde, como a Society of Critical Care Medicine, elaboraram as diretrizes de boas práticas para prevenção e tratamento da dor, agitação/sedação, *delirium*, imobilidade e perturbação do sono em pacientes adultos internados nas unidades de terapia intensiva. As diretrizes foram baseadas em pesquisas e no consenso da opinião de especialistas, de modo a destacar a dor, agitação/sedação, *delirium*, imobilidade e perturbação do sono, além de abordar os aspectos interdependentes da doença crítica.[5] Por exemplo, a agitação e o *delirium* prejudicam a capacidade do paciente de relatar a dor, e a dor não tratada piora a imobilidade e agrava os problemas de interrupção do sono. Assim, ressalta-se a necessidade de estratégias multimodais para o tratamento da dor, que apresentem uma oportunidade de melhorar a experiência dos pacientes em estado crítico.[3] As diretrizes enfatizam que o manejo da dor e da sedação em adultos críticos devem ser baseados em protocolos orientados por avaliações da dor, em intervalos regulares e com ferramentas válidas, bem como intervenções específicas a serem empregadas quando os escores indicam dor significativa.[5]

Independentemente da condição clínica, a dor é frequente em pacientes críticos, e sua avaliação, quantificação e tratamento são preocupações constantes dos profissionais de saúde, e a sua correta avaliação com a utilização de instrumentos adequados permite a melhor adequação das medidas terapêuticas.[6]

➤ Avaliação da dor de pacientes adultos críticos

As agências reguladoras e instituições estão cada vez mais preocupadas em padronizar as políticas de boas práticas do gerenciamento da dor, inclusive em suas orientações de protocolos de medicação para direcionar a administração da analgesia com base nos escores de dor dos pacientes. Entretanto, a avaliação da dor em pacientes críticos continua um desafio, devido às limitações clínicas, como ventilação mecânica, sedação, falência de órgãos, lesões neurológicas e *delirium*.[7]

A implementação de ferramentas validadas da avaliação da dor em UTI pode ter um impacto positivo na prática dos enfermeiros, e o uso de ferramentas de avaliação da dor pode orientá-los na tomada de decisões mais eficientes em relação ao manejo da dor e da sedação. Além disso, evidências sugerem que a implementação da avaliação sistemática da dor também pode ter um impacto na intensidade da dor, o que leva à diminuição de seus escores.[8]

A seleção do instrumento de avaliação da dor para pacientes críticos deve ser de acordo com a capacidade de comunicação, e as escalas comportamentais de dor permanecem como alternativas apropriadas para pacientes incapazes do autorrelato. O tratamento da dor deve envolver a equipe multiprofissional da UTI para melhores práticas e resultados.[9]

Na prática clínica, para avaliar e mensurar a dor dos pacientes críticos é importante utilizar ferramentas capazes de fornecer as informações necessárias para controle adequado da dor. Entretanto, para não ocorrer erros de mensuração, os profissionais de saúde devem conhecer e saber utilizá-los.[10]

Os pacientes críticos capazes de se comunicar podem relatar sua dor com o uso da escala de verbal numérica (EVN), com pontuação de 0 a 10, ou a escala visual numérica (EVN), com pontuação de 0 a 10. Segundo a Society of Critical Care Medicine, a escala verbal numérica (EVN) é a melhor escala de autorrelato da dor para pacientes adultos críticos, e as avaliações da dor não devem ser baseadas apenas em alterações de sinais vitais, mas em ferramentas validadas. Os sinais vitais devem ser usados apenas para solicitar uma avaliação adicional da dor.[5] Até o momento, nenhum estudo encontrou uma relação consistente entre os sinais vitais e a presença ou intensidade da dor.[11] Mesmo porque, fatores como comorbidades, instabilidade hemodinâmica e drogas vasoativas podem afetar os sinais vitais dos pacientes gravemente doentes.

Parcela importante dos pacientes em unidade de terapia intensiva é incapaz de interagir verbalmente, devido ao nível reduzido de consciência ou dependência de ventilação mecânica. Nesses pacientes, a intensidade da dor pode ser avaliada com ferramentas padronizadas, como a *critical-care pain observation tool* (CPOT)[12,13] (Tabela 21.1) ou a *behavioral pain scale* (BPS)[14] (Tabela 21.2), que são ferramentas validadas no Brasil e confiáveis para medir a dor nos pacientes em estado crítico incapazes de se expressar verbalmente. Ambas as ferramentas pontuam observações específicas do comportamento dos pacientes, a fim de determinar a intensidade da dor. Segundo as diretrizes de prática da Society of Critical Care Medicine,[15] a BPS e a CPOT são as duas ferramentas sugeridas para uso clínico em pacientes de UTI incapazes de autorrelatar dor, e cuja função motora está intacta e com comportamentos observáveis. A CPOT consiste em quatro itens comportamentais:

- expressões faciais;
- movimentos corporais;
- complacência com o ventilador (pacientes intubados) ou vocalização (pacientes não intubados);
- tensão muscular.

Cada item comportamental é pontuado em uma escala de 0 a 2, com uma pontuação total possível que varia de 0 a 8. A CPOT parece ser uma ferramenta confiável e válida para avaliar a dor em adultos gravemente enfermos. Os indicadores comportamentais representam mais informações válidas na avaliação da dor do que os indicadores fisiológicos.[12]

A BPS é composta por três itens comportamentais:

- expressão facial;
- movimentos dos membros superiores;
- conformidade com o ventilador (pacientes intubados).

Cada item comportamental é pontuado em uma escala de 1 a 4, com a possibilidade de pontuar de 3 (sem dor) a 12 (dor forte).[13-14]

Tabela 21.1. Critical-care pain observation tool (CPOT).

Itens	Comportamento	Pontuação
Expressão facial	Relaxada	0
	Tensa	1
	Mímica facial	2
Movimentos corporais	Ausência de movimentos	0
	Proteção	1
	Inquietação/agitação	2
Interação com ventilador (pacientes intubados)	Ventilação fácil	0
	Interfere pouco	1
	Assincronia	2
Vocalização (pacientes extubados)	Tom normal	0
	Suspira ou geme	1
	Chora, grita	2
Tensão muscular	Relaxado	0
	Tenso, rígido	1
	Muito tenso	2

Fonte: Klein C, Caumo W, Gélinas C et al.; 2018.

Tabela 21.2. Behavioral pain scale (BPS).

Itens	Comportamento	Pontuação
Expressão facial	Relaxada	1
	Parcialmente contraída (p. ex.: abaixa a sobrancelha)	2
	Totalmente tensa (p. ex.: fecha os olhos)	3
	Faz careta: presença de sulco perilabial, testa franzida e pálpebra ocluída	4
Membros superiores	Sem movimentos	1
	Com flexão parcial	2
	Com flexão total e flexão de dedos	3
	Com retração permanente: totalmente contraído	4

(continua)

Tabela 21.2. Behavioral pain scale (BPS). (continuação)

Itens	Comportamento	Pontuação
Adaptação à ventilação mecânica	Tolera movimentos	1
	Tosse com movimentos	2
	Briga com o ventilador	3
	Incapaz de controlar a ventilação mecânica	4

Fonte: Azevedo-Santos IF, Alves IGN, Cerqueira Neto ML et al.; 2017.

Tanto a BPS quanto a CPOT permitem discriminar entre procedimentos dolorosos e não dolorosos, validação discriminante, que estão relacionados ao autorrelato de dor pelo paciente, validação de critério, e levam a pontuações consistentes quando usadas de forma independente por diferentes avaliadores, o que gera confiabilidade entre avaliadores.[15] Os pontos de corte para a presença de dor estabelecidas para a BPS é > 5[16] e para CPOT > 2.[17]

Embora escalas comportamentais de dor tenham sido desenvolvidas para uso em adultos internados em UTI, alguns desafios permanecem em grupos específicos de pacientes, como aqueles com lesão cerebral, queimaduras, *delirium* e déficit cognitivo. As evidências e os desafios com o uso de escalas comportamentais de dor nesses pacientes permanecem em discussão.[9]

Incentivar as boas práticas baseada em evidências nas UTIs, de modo a reforçar a utilização de ferramentas de avaliação da dor por profissionais de saúde, promover a avaliação por meio de instrumentos de boa qualidade melhoram a rotina da analgesia e sedação.[10] Além disso, as diretrizes de boas práticas clínica destacam que estratégias de avaliação e manejo da dor em pacientes críticos devem ser adotadas, para enfatizar a aplicabilidade clínica e a conscientização dos profissionais sobre a importância da mensuração da dor.[5] Uma revisão sistemática descreveu o impacto da avaliação da dor nos resultados dos pacientes críticos, e mostrou as evidências dos efeitos positivos na detecção e tratamento da dor e nos resultados dos pacientes, inclusive tempo de internação na UTI, eventos adversos e mortalidade.[8]

➤ Indicadores de qualidade em dor para pacientes em unidades de terapia intensiva

Os indicadores de qualidade são medidas quantitativas utilizadas para mensurar estruturas, processos e resultados dos cuidados de saúde.[18] São reconhecidos como ferramentas indispensáveis para o gerenciamento de boas práticas no ambiente hospitalar, pois permitem confirmar se as metas assistenciais foram atingidas, auxiliam no conhecimento acerca dos pacientes atendidos, como podem sinalizar melhorias na assistência, ajudam no planejamento e na tomada de decisão baseada em evidências.[19] Na prática, os indicadores de qualidade podem monitorar, avaliar e orientar a qualidade do atendimento prestado aos pacientes.[20]

O indicador ideal é aquele baseado em definições acordadas sobre a qualidade dos processos/resultados de saúde, específico e sensível a um resultado desejado, válido e confiável, relevante para as questões clínicas colocadas pelo usuário, uma vez que permite comparações importantes.[20]

Durante a permanência em UTI, os pacientes podem sentir dor em repouso e nos procedimentos, porém, a dor é frequentemente negligenciada pelos seus cuidadores.[21] Nesse sentido, com o objetivo de medir o desempenho da avaliação da dor em UTI, foram desenvolvidos alguns indicadores de qualidade (Tabela 21.3), para ajudar a melhorar a qualidade da avaliação da dor.

Tabela 21.3. Indicadores de qualidade para monitorar a avaliação da dor em uma UTI.

Indicador	Definição	Tipo de indicador	Numerador	Denominador	Valor ótimo
Realizou medições para dor em cada turno	Porcentagem de observações por turno do paciente, durante o qual a dor foi medida pelo menos uma vez	Processo	Número de observações do turno do paciente, durante o qual a dor foi medida pelo menos uma vez	Número total de todas as observações por turno do paciente	100%
Escores aceitáveis de dor	Porcentagem de observações por turno do paciente, durante o qual a dor foi medida e não foram observadas pontuações de dor inaceitáveis	Resultado	Número de observações por turno, durante o qual a dor foi medida e não foram observadas pontuações de dor inaceitáveis	Número total de observações por turno do paciente, durante o qual a dor foi medida	100%
Repetiu as medições da dor com pontuação inaceitável dentro de 1 hora	Porcentagem de observações por turno do paciente, durante o qual uma marca de dor inaceitável foi medida, e a dor foi remedida dentro de 1 hora	Processo	Número de observações por turno do paciente, durante o qual uma marca de dor inaceitável foi medida, e a dor foi remedida dentro de 1 hora	Número total das observações do turno do paciente, durante o qual uma pontuação de dor inaceitável foi medida	100%
Pontuações inaceitáveis da dor normalizadas em 1 hora	Porcentagem de observações por turno do paciente, durante o qual uma marca de dor inaceitável foi medida, e a dor foi remedida dentro de 1 hora, o que indicou que a escala de dor foi normalizada	Resultado	Número de observações por turno do paciente, durante o qual uma marca de dor inaceitável foi medida, e a dor foi remedida dentro de 1 hora, o que indicou que a escala de dor foi normalizada	Número total de todas as observações por turno do paciente, durante as quais uma pontuação de dor inaceitável foi medida	100%

Fonte: Roos-Blom MJ, Gude WT, Spijkstra JJ et al.; 2019.

Sugestões de indicadores de qualidade para avaliação da dor[22]

- Porcentagem por turnos, durante os quais a dor foi medida pelo menos uma vez.
- Porcentagem por turnos, durante os quais a dor foi medida e nenhum escore de dor inaceitável foi observado.
- Porcentagem por turnos, durante os quais um escore de dor inaceitável foi medido, e a dor foi medida novamente em 1 hora.
- Porcentagem por turnos, durante os quais um escore de dor inaceitável foi medido, e a dor foi medida novamente dentro de 1 hora, o que indicou que o escore de dor foi normalizado.

A avaliação e mensuração da dor são essenciais para garantir um tratamento adequado da dor, e os indicadores de qualidade podem ajudar a melhorar a avaliação da dor, uma vez que fornecem dados regulares que podem servir como parâmetro para aperfeiçoar o atendimento ao paciente crítico.

A dor é frequente em pacientes adultos em UTIs, e pode ocorrer tanto em repouso quanto durante os procedimentos, inclusive em atividades regulares, como mobilizações no leito. Nesses pacientes, o manejo da dor é complexo devido aos padrões de dor, e as características individuais de cada paciente gravemente enfermo. A implementação de ferramentas de avaliação de dor em UTI, conforme preconizado pelas diretrizes de boas práticas,[5] proporciona uma análise mais abrangente da dor, de modo a direcionar um tratamento individualizado e o controle adequado da dor, além de permitir que a equipe de enfermagem ofereça uma assistência diária humanizada de boa qualidade ao paciente gravemente doente.

A implementação de instrumentos dedicados à avaliação, protocolos de controle de dor, programas de educação continuada e treinamento dos profissionais de saúde devem ser utilizados na assistência ao paciente em UTI.

➤ Referências bibliográficas

1. Kotfis K, Zegan-Baraska M, SzydLowski L et al. Methods of pain assessment in adult intensive care unit patients: Polish version of the CPOT (critical care pain observation tool) and BPS (behavioral pain scale). Anaesthesiol Intensive Ther. 2017;49(1):66-72. doi: 10.5603/AIT.2017.0010.
2. Puntillo KA, Max A, Timsit JF et al. Determinants of procedural pain intensity in the intensive care unit: the Europain® study. Am J Respir Crit Care Med. 2014;189(1):39-47. doi: 10.1164/rccm.201306-1174OC.
3. Delgado SA. CE – Managing pain in critically ill adults: a holistic approach. Am J Nurs. 2020;120(5):34-42. doi: 10.1097/01.NAJ.0000662808.81949.d6.
4. Mitra S, Saxena P, Jain K et al. Clinical utility of the behavioral pain assessment tool in patients admitted in the intensive care unit. Indian J Crit Care Med. 2020;24(8):695-700. doi: 10.5005/jp-journals-10071-23521.

5. Devlin JW, Skrobik Y, Gélinas C et al. Clinical practice guidelines for the prevention and management of pain, agitation/sedation, delirium, immobility and sleep disruption in adult patients in the ICU. Crit Care Med. 2018;46(9):e825-73. doi: 10.1097/CCM.0000000000003299.
6. Pinheiro ARPQ, Marques RMD. Behavioral pain scale and critical care pain observation tool for pain evaluation in orotracheally tubed critical patients: a systematic review of the literature. Rev Bras Ter Intensiva. 2019;31(4):571-81. doi: 10.5935/0103-507X.20190070.
7. Bouajram RH, Sebat CM, Love D et al. Comparison of self-reported and behavioral pain assessment tools in critically ill patients. J Intensive Care Med. 2020;35(5):453-60. doi: 10.1177/0885066618757450.
8. Georgiou E, Hadjibalassi M, Lambrinou E et al. The impact of pain assessment on critically ill patients' outcomes: a systematic review. Biomed Res Int. 2015;2015. doi: 10.1155/2015/503830.
9. Gélinas C. Pain assessment in the critically ill adult: Recent evidence and new trends. Intensive Crit Care Nurs. 2016;34:1-11. doi: 10.1016/j.iccn.2016.03.001.
10. Hora TCNS, Alves IGN. Scales for the assessment of pain in the intensive care unit: systematic review. Brazilian J Pain. 2020;3(3):263-74. doi: 10.5935/2595-0118.20200043.
11. Gélinas C. Assessing pain in critically Ill adults. Crit Care Nurse. 2018;38(6):e13-6. doi: 10.4037/ccn2018781.
12. Gélinas C, Johnston C. Pain assessment in the critically ill ventilated adult: validation of the critical-care pain observation tool and physiologic indicators. Clin J Pain. 2007;23(6):497-505. doi: 10.1097/AJP.0b013e31806a23fb.
13. Klein C, Caumo W, Gélinas C et al. Validation of two pain assessment tools using a standardized nociceptive stimulation in critically ill adults. J Pain Symptom Manage. 2018;56(4):594-601. doi: 10.1016/j.jpainsymman.2018.06.014.
14. Azevedo-Santos IF, Alves IGN, Cerqueira Neto ML et al. Validação da versão brasileira da escala comportamental de dor (behavioral pain scale) em adultos sedados e sob ventilação mecânica. Brazilian J Anesthesiol. 2017;67(3):271-7. doi: 10.1016/j.bjan.2015.11.006.
15. Barr J, Fraser GL, Puntillo K et al. Clinical practice guidelines for the management of pain, agitation and delirium in adult patients in the intensive care unit. Crit Care Med. 2013;41(1):263-306. doi: 10.1097/CCM.0b013e3182783b72.
16. Payen JF, Chanques G, Mantz J et al. Current practices in sedation and analgesia for mechanically ventilated critically ill patients: a prospective multicenter patient-based study. Anesthesiology. 2007;106(4):687-95. doi: 10.1097/01.anes.0000264747.09017.da.
17. Gélinas C, Harel F, Fillion L et al. Sensitivity and specificity of the critical-care pain observation tool for the detection of pain in intubated adults after

cardiac surgery. J Pain Symptom Manage. 2009;37(1):58-67. doi: 10.1016/j.jpainsymman.2007.12.022.
18. Mainz J. Defining and classifying clinical indicators for quality improvement. Int J Qual Heal Care. 2003;15(6):523-30. doi: 10.1093/intqhc/mzg081.
19. Báo ACP, Amestoy SC, Moura GMSS et al. Quality indicators: tools for the management of best practices in health. Rev Bras Enferm. 2019;72(2):360-6. doi: 10.1590/0034-7167-2018-0479.
20. Mainz J. Defining and classifying clinical indicators for quality improvement. Int J Qual Heal Care. 2003;15(6):523-30. doi: 10.1093/intqhc/mzg081.
21. Puntillo KA, Max A, Timsit JF et al. Determinants of procedural pain intensity in the intensive care unit: the Europain® study. Am J Respir Crit Care Med. 2014;189(1):39-47. doi: 10.1164/rccm.201306-1174OC.
22. Roos-Blom MJ, Gude WT, Spijkstra JJ et al. Measuring quality indicators to improve pain management in critically ill patients. J Crit Care. 2019;49:136-42. doi: 10.1016/j.jcrc.2018.10.027.

22

Epidemiologia do Câncer e da Dor Oncológica

Lenira Corsi Ruggiero Nunes ▪ Daniela Vivas dos Santos
Priscila Rangel de Souza ▪ Ângela Maria de Sousa

Com base no documento World Cancer Report 2014, da International Agency for Research on Cancer (IARC), da Organização Mundial da Saúde (OMS), é inquestionável que o câncer seja um problema de saúde pública, especialmente entre os países em desenvolvimento, de onde se espera que, nas próximas décadas, o impacto na população corresponda a 80% dos mais de 20 milhões de casos novos estimados para 2025.[1]

Os tipos de câncer mais incidentes no mundo foram pulmão (1,8 milhão), mama (1,7 milhão), intestino (1,4 milhão) e próstata (1,1 milhão). Nos homens, os mais frequentes foram pulmão (16,7%), próstata (15%), intestino (10%), estômago (8,5%) e fígado (7,5%). Em mulheres, as maiores frequências encontradas foram mama (25,2%), intestino (9,2%), pulmão (8,7%), colo do útero (7,9%) e estômago (4,8%).[1]

A estimativa para o Brasil, biênio 2016 a 2017, aponta a ocorrência de cerca de 600 mil casos novos de câncer. Com exceção do câncer de pele não melanoma (aproximadamente 180 mil casos novos), ocorrerão cerca de 420 mil casos novos de câncer. O perfil epidemiológico observado assemelha-se ao da América Latina e do Caribe, em que os cânceres de próstata (61 mil) em homens e mama (58 mil) em mulheres serão os mais frequentes. Nos dados descritos anteriormente não estão contabilizados os casos de câncer de pele, e os tipos mais frequentes em homens são próstata (28,6%), pulmão (8,1%), intestino (7,8%), estômago (6%) e cavidade oral (5,2%). Nas mulheres, os cânceres de mama (28,1%), intestino (8,6%), colo do útero (7,9%), pulmão (5,3%) e estômago (3,7%) figurarão entre os principais.[1]

Diante desse contexto, as equipes de saúde deverão se preparar para educar ainda mais a população na prevenção e detecção precoce da doença. Quanto ao tratamento da doença oncológica, há necessidade de investir em centros especializados e no conhecimento e tratamento dos efeitos colaterais, até mesmo nos serviços não especializados em oncologia.

A doença oncológica e o seu tratamento trazem aos pacientes sintomas que diminuem sua qualidade de vida, se não manejados adequadamente (náuseas, vômitos, diarreia, fadiga, constipação, dor, entre outros). A equipe interprofissional, além de tratar a doença, tem como maior desafio diminuir os sintomas no decorrer das terapias antineoplásicas, radioterápicas, e nos procedimentos cirúrgicos e intervencionistas, com o objetivo de manter a possibilidade de adesão do paciente durante todo o tratamento e aumentar a qualidade de vida.

A dor é o sintoma mais prevalente na doença oncológica e pode surgir na fase do diagnóstico e intensificar-se com a progressão da doença. A dor oncológica afetou cerca de 17 milhões de pessoas ao redor do mundo nos últimos 30 anos. Sua prevalência varia de 30% a 40% nos pacientes que estão em tratamento ativo da doença.[2]

A dor causa desconforto, o que leva o paciente a buscar atendimento médico e, por vezes, diagnosticar o câncer. No Brasil, com o envelhecimento da população, haverá aumento dos casos de câncer e, consequentemente, do sintoma dor. Nos pacientes oncológicos, estima-se que 62% a 90% dos doentes apresentam algum tipo de dor, que é intensa em 30% dos pacientes em tratamento.[2]

A dor nos pacientes com câncer está diretamente relacionada ao tumor (46% a 92%); entre os demais pacientes, 12% a 29% apresentam dor indiretamente relacionada ao câncer (patologias associadas), e 5% a 20% relacionada ao tratamento antineoplásico.[2]

A dor no paciente com câncer frequentemente está associada à maior prevalência de depressão, ansiedade, falta de esperança e desejo de morrer.[2]

A dor com duração previsível, autolimitada e facilmente diagnosticada é classificada como aguda, cujo tratamento correto e adesão do paciente culminam na involução do quadro álgico.[2]

A dor crônica, por sua vez, geralmente tem duração indeterminada, não é autolimitada, mais comumente decorrente de efeito direto do tumor e que transpassa os três meses de duração. Além disso, dor crônica foi conceituada como dor prolongada resultante de inflamação tecidual persistente (p. ex.: distensão da cápsula hepática), perda tecidual (p. ex.: amputação ou remoção cirúrgica) e/ou lesão neuropática (p. ex.: pós-cirúrgica, lesão actínica pós-radioterapia, entre outras), que induzem a persistentes alterações no sistema nervoso periférico ou central e à manutenção dos mecanismos de dor. O conceito de **dor crônica oncológica** adotado nesta revisão não é baseado exclusivamente no temporal, ou seja, de duração da dor, mas, em especial, no mecanismo.[2]

Quanto à fisiopatologia, a dor oncológica pode ser nociceptiva, neuropática ou mista. O conceito de dor nociceptiva é aplicado quando a dor é concomitante a dano tecidual, associada com lesão visceral e/ou somática identificável, com prevalência de cerca de 70%. Podemos falar em dor nociceptiva visceral ou somática, com a lesão do sistema músculo esquelético a mais frequente.[2]

A dor neuropática pode ocorrer quando há lesão do nervo sensitivo. A administração de fármacos, radioterapia e infiltração metastática do tumor em tecido nervoso pode trazer lesão de estruturas nervosas periféricas ou centrais, o que leva ao quadro caracterizado por dor neuropática, com prevalência de 33% a 39,7%, uma vez que se trata de uma consequência comum do câncer.[2]

A dor mista é a associação da dor nociceptiva e neuropática, o tipo mais comum de dor no câncer.

Outra classificação a ser feita na dor decorrente da doença oncológica é a dor incidental ou episódica. No Brasil, utilizamos a denominação dor do tipo *breakthrough*. Tal diagnóstico é realizado em pacientes que apresentam dor basal controlada, com episódios de dor espontâneos ou desencadeados por alguma atividade. Dor somática ocorre em 46% a 50% dos casos e, no caso da dor visceral, ocorre em 25% a 30%, na dor neuropática em 10%, e na dor de etiologia mista, em 16% a 20%.[2]

➤ Dor oncológica por tipo de câncer

Com o crescimento tumoral, a dor aumenta como consequência da compressão das estruturas próximas ao local da doença. A dor parece estar mais presente de acordo com os seguintes diagnósticos: pulmão (18,1%), mama (13,4%), cabeça e pescoço (10,2%), estômago, esôfago ou pâncreas (9,6%), colorretal (9,5%), útero (6,6%), próstata (6%), leucemia e linfomas (3,9%) e outros (22,7%).[2]

➤ Tratamentos da doença oncológica

Dor oncológica relacionada ao tratamento cirúrgico

Para diagnosticar a doença oncológica em muitos casos, há necessidade de solicitar procedimentos invasivos, muitas vezes dolorosos. Exemplos desses procedimentos são biopsias e mamografias, que causam dor no momento do exame. É importante avaliar o tipo de procedimento a ser realizado, assim como incidência da dor e, se necessário, associar o uso de analgésicos após o exame.

A partir do diagnóstico oncológico, os tratamentos são indicados e com eles, a dor pode vir a ser consequência.

Nos tumores sólidos, a modalidade cirúrgica está indicada na maioria dos diagnósticos. A finalidade do tratamento cirúrgico pode ser curativa, reparadora (plástica mamária), paliativa (colostomia em caso de obstrução, síndrome de compressão medular), e pode ou não ser em caráter de urgência.

Nas cirurgias oncológicas, além da dor inflamatória pós-operatória, pode ocorrer persistência de dor por diversas causas. Desta maneira, a avaliação da equipe de algologia torna-se necessário. O tratamento adequado na dor aguda abrange a utilização da analgesia controlada pelo paciente (PCA), avaliação sistemática destes pacientes e até mesmo o monitoramento em domicílio após a alta, de modo a objetivar a cronicidade da dor pós-cirúrgica.[3]

Dor oncológica relacionada ao tratamento antineoplásico

O tratamento sistêmico do tumor é a principal causa de dor neuropática relacionada ao câncer, especialmente devido ao uso de medicamentos na terapia antineoplásica. Os agentes citotóxicos atuam nos ciclos celulares específicos, e a apoptose celular ocorre nas células tumorais e nas células normais. Os quimioterápicos e a destruição das células funcionais levam o organismo a efeitos colaterais e toxicidades importantes. A dor relacionada ao tratamento apresenta-se em 19% dos pacientes hospitalizados e 25% dos pacientes ambulatoriais.[2] Toxicidades neurológicas relacionadas com o tratamento quimioterápico podem ocorrer com maior frequência após o uso de alguns quimioterápicos, isso depende do fármaco, dose e via de administração.[4] A equipe de enfermagem que acompanha este paciente em todos os ciclos deve avaliar os sinais e sintomas da neurotoxidade, que podem ser classificadas em dois grupos, anormalidades centrais e periféricas, cujo paciente apresenta cefaleias, dismetrias e convulsões nas anormalidades centrais.[4]

Nas anormalidades periféricas, encontramos neuropatias periféricas, ototoxicidade, perda de paladar, constipação intestinal (que pode evoluir para íleo paralítico), alterações urinárias, aracnoidites e irritação meníngea. Esses sintomas devem ser sempre identificados quando o esquema quimioterápico contém fármacos neurotóxicos. Os quimioterápicos que se destacam por neurotoxicidade são: oxaliplatina, carboplatina, cisplatina, paclitaxel, docetaxel, bortezomibe, lenalidomida, talidomida e alcaloides da vinca (vincristina, vimblastina).[4] Cerca de 50% dos pacientes submetidos à quimioterapia podem apresentar dor neuropática.[4] Nestes casos, se o sintoma dor for relatado pelo paciente, é importante que a equipe valorize as características e queixas referidas pelo paciente.

Outra modalidade terapêutica é o uso de imunoterapia/imunoestimulantes: tem sido usado no tratamento do câncer para estimular o sistema imunológico do paciente a reagir contra a doença. São frequentes os efeitos colaterais, como calafrios, fadiga, febre, náusea, dor lombar, dor articular e cefaleia.[2] Destacam-se: interferon, IMUNO BCG, granulokine, fatores de crescimento de drogas hematopoiéticas, anticorpos monoclonais, entre outros.

O tratamento efetivo para a neurotoxidade é a interrupção do tratamento quimioterápico,[4] mas como interromper o esquema se o tumor precisa ser erradicado? Além disso, ao término do tratamento, os sintomas podem continuar. Portanto, torna-se prioritário o tratamento antineoplásico e otimizar a dor para evitar modificações no esquema quimioterápico.

Entre todas as anormalidades, a neuropatia periférica é a que causa dor importante, e pode persistir ao longo dos anos, com a diminuição de intensidade.

Pelo fato da neuropatia diminuir a sensibilidade, muitos pacientes têm deixado de realizar atividades diárias, como lavar louça, pentear o cabelo e até mesmo trabalhar, e os impactos na qualidade de vida podem ser observado nesses pacientes. O tratamento farmacológico consiste no uso de antidepressivos, opioides e cremes tópicos.[4]

O manejo não farmacológico para a neuropatia periférica, além de outros cuidados diários, contempla evitar contato com temperaturas geladas, como abrir a geladeira, utilizar utensílios de aço, e não consumir alimentos gelados.[4]

Outra toxicidade que pode decorrer em quadro álgico é a mucosite: inflamação e ulcerações extremamente dolorosas e bastante frequentes na mucosa oral. Ocorre em 20% a 40% dos pacientes tratados somente com quimioterapia, e em até 50% dos pacientes que recebem a combinação de radioterapia e quimioterapia, especialmente em câncer de cabeça e pescoço. Além do tratamento farmacológico e não farmacológico, a odontologia pode ser acionada para utilizar a terapia a laser bem eficaz na mucosite, para melhorar o quadro álgico da mucosite.[2,4]

A mucosite nos pacientes de cabeça e pescoço, além da dor, pode desencadear a desnutrição do paciente, já que ele diminui sua ingesta nutricional, pois não consegue se alimentar. Aliviar a dor deste pacientes para que mantenha sua qualidade nutricional é desafiador. Nos pacientes com mucosite e que apresentam dificuldade de alimentar-se e ingerir medicamentos, os médicos podem optar pelos emplastos com opioides e produtos tópicos na mucosa oral, como, por exemplo, a lidocaína.

Dor oncológica relacionada ao tratamento radioterápico

A radioterapia é um tratamento localizado. A radiação age, principalmente, nas células de alta atividade mitótica, de forma que a mucosa é intensamente lesada, e perde a capacidade de superar o processo normal de esfoliação, de modo a ocorrer a inflamação e edema provocados pela radioterapia.[5] A pele é o primeiro órgão atingido pela radiação, pois ocorrem lesões e úlceras, que são as causas das queixas de dor nos pacientes em tratamento radioterápico.[5]

No tratamento radioterápico, a dor pode ser aguda ou crônica, a depender da área irradiada. A plexopatia pela irradiação pode ocorrer, especialmente, no plexo braquial, o que se caracteriza e como neurite braquial aguda, acompanhada de parestesia, dor do tipo queimação, choque e fraqueza, geralmente autolimitada, mas que pode evoluir como dor crônica de característica neuropática e disfunção do membro.[5]

A reação de pele provocada pela radioterapia, ou radiodermite, é um efeito secundário deste procedimento, e depende da dose, da área do corpo que é tratada, do equipamento utilizado e da técnica empregada. As áreas irradiadas que têm maior incidência de radiotermite são face, mama e períneo. No entanto, quando ela ocorre, há impacto negativo na qualidade de vida do paciente, devido ao aspecto da pele, à dor e ao desconforto.[5]

A enfermagem, por meio dos tratamentos tópicos, pode diminuir a dor e o desconforto do local. A radiodermite possui tratamentos específicos, uma vez que alguns produtos tópicos podem interagir com os raios utilizados na radioterapia.

Dor oncológica na doença avançada

A dor é a principal queixa em doentes com câncer avançado em cuidados paliativos, independentemente do tipo de câncer específico.[2]

Sua prevalência é em mais de 75% dos doentes e, por meio dos protocolos da Organização Mundial de Saúde, é possível controlá-la em mais de 90% dos casos.[6]

Dor total, um conceito introduzido por Cicely Saunders e explicado com um esquema por Twycross, mostra a importância de todas as dimensões indissociáveis do sofrimento humano (físico, mental, social e espiritual), que devem ser igualmente investigadas e avaliadas. Dor total exige que a equipe interprofissional esteja interligada no cuidado destes pacientes. Nesses casos, pode-se comprovar a necessidade que os médicos, enfermeiros, psicólogos, assistentes sociais, farmacêuticos, fisioterapeutas, fonoaudiólogos, odontólogos e fisioterapeutas trabalhem em conjunto para obtenção do melhor resultado.[6]

A doença oncológica em seu curso torna-se progressiva e terminal, com grande variabilidade individual associada a múltiplos sintomas intensos e oscilantes, cada indivíduo tem suas próprias vivências que induzem a uma subjetividade de resposta diante da expressão de dor, o que envolve respostas afetivas e cognitivas. Portanto, é necessário reconhecer o termo **dor total**.[6]

A avaliação da dor é complexa, e a escuta do profissional em relação ao que o paciente sente é fundamental. A dor total inclui disfunção funcional, imobilidade, isolamento social, emocional e espiritual, além da angústia. Em alguns casos, a dor do câncer não é gerenciada, o que gera impacto negativo na sobrevida do paciente, que manifesta maior medo da dor, do sofrimento, do que propriamente de morrer. A família e os amigos também sofrem, pois testemunham a dor e a angústia vivida por um ente querido.[6]

Dor não relacionada ao câncer

Cerca de 3% a 13% dos pacientes com câncer apresentam dor devido a outras causas não relacionadas ao câncer em si,[2] por exemplo, pacientes diabéticos, com úlceras diabéticas ou com doenças lesões vasculares e hipóxia, doença hereditária (anemia falciforme). Quadro infeccioso é comum nos pacientes oncológicos, devido à terapia que causa a imunossupressão, infecções urinárias, candidíase, herpes zóster, enfim, muitas das infecções causam dor nos pacientes com câncer desencadeado por outras patologias.[2]

➤ Avaliação da dor no paciente oncológico

A Agência Americana de Pesquisa e Qualidade em Saúde Pública e a Sociedade Americana de Dor descrevem a dor como quinto sinal vital, e deve ser avaliado e registrado no mesmo cenário em que é verificado todos os sinais vitais.[3]

A iniciativa da estratégia da avaliação e registro do quinto sinal vital teve início em 1995, pela American Pain Society, com o objetivo de melhorar o manuseio da avaliação da dor e de seu registro, junto aos sinais vitais, para promover o tratamento adequado da dor.[3]

Em 2001, a Joint Comission on the Accreditation Healthcare Organization (JCAHO) aprovou padrões de avaliação e controle da dor a serem implantados nos hospitais.[3,7]

Para a IASP, a avaliação da dor inclui: localização, intensidade baseada em escala numérica, verbal, momento do início da dor, a duração e padrão da dor, fatores de alívio da dor e agravantes, seu efeito nas atividades diárias e na qualidade de vida, a eficiência da intervenção ou o alívio proporcionado por outra intervenção.[3,7]

A educação e a capacitação das equipes para avaliação da dor com a utilização de escalas unidimensionais e multidimensionais foi incorporada nas instituições, após as diretrizes implantadas pelos órgãos de saúde.

As escalas unidimensionais que se destacam para avaliar a intensidade da dor em pacientes oncológicos e conscientes podem-se destacar: a escala numérica, a escala verbal ou a analógica visual.[7,8]

Ainda quanto à avaliação da intensidade, para pacientes confusos pode-se utilizar a PAINAD adaptada no Brasil, e a escala comportamental, para os pacientes sedados e intubados.[8]

Entre os instrumentos multidimensionais, que não só avaliam a intensidade, mas também questões qualitativas quanto à dor do paciente, destaca-se o inventário breve da dor (IBD), que é um instrumento válido, clinicamente útil para avaliação da dor, e tem sido bastante usado nas pessoas com câncer. Inclui um diagrama para anotar a localização da dor, perguntas a respeito da intensidade atual, média, e a pior dor, com o uso de escala de avaliação de 0 a 10, e os itens com que a IASP avalia o distúrbio devido à dor.[7]

Quanto aos instrumentos de avaliação de sintomas, estudos demonstram correlação significativa entre dor, depressão, fadiga e outros sintomas geralmente vistos nas pessoas com câncer. Esses sintomas concomitantes são referidos, em geral, como conjuntos de sintomas. O uso das escalas multidimensionais que incorporam os sintomas mais comuns assegura a avaliação sistemática.[7]

Diversos instrumentos disponíveis mensuram os sintomas e demonstraram validez e confiabilidade, como: a escala de avaliação de sintoma de Edmonton (ESAS), o inventário de sintoma de M. D. Anderson (MDASI), a escala memorial de avaliação de sintoma (MSAS) e a lista de verificação de sintoma de Rotterdam (RSC).[7] Contamos também com o questionário DN4, escala para avaliar especificamente a dor neuropática, comum na oncologia.[8]

Após a avaliação da dor por meio de escalas, condutas farmacológicas e não farmacológicas devem ser aplicadas como intervenção para controle e alívio da dor, e a reavaliação desta dor deve ser realizada. Nesse sentido, o manejo deve ser cíclico. O controle da dor tem sido objeto de preocupação constante da equipe interprofissional. Diminuir ou evitar problemas de ordem físico-emocional, relacionados ao tratamento, à evolução da doença e à assistência na fase terminal na oncologia está presente na rotina dos profissionais de saúde dessa área da medicina.

Nesse sentido, a responsabilidade de promover o alívio da dor e o conforto do paciente exige uma precisa avaliação dos aspectos fisiológicos, emocionais, comportamentais e ambientais que desencadeiam ou exacerbam o quadro álgico. Na assistência em sua integralidade, devem ser consideradas as situações de desconforto e de dor vivenciadas, de modo a melhorar a qualidade de vida desses pacientes.[8]

Existem cada vez mais evidências de que o controle dos sintomas relacionados ao câncer contribui para melhora da sobrevida, com destaque para o controle da dor, que impacta diretamente a qualidade de vida. O controle efetivo da dor requer não apenas a utilização de analgésicos, mas também a atuação de equipe multidisciplinar para alívio de vários sintomas associados. O tratamento farmacológico e não farmacológico, com o apoio da psicologia, serviço social, fonoaudiólogos, fisioterapeutas e enfermeiros, minimiza o sofrimento do paciente, e deve ocorrer dentro de um contexto amplo, de cuidado biopsicossocial-espiritual e educação constante de pacientes e cuidadores.[7,8]

Quanto ao tratamento farmacológico para dor oncológica, no Brasil, a Sociedade Brasileira de Oncologia Clínica possui protocolos específicos para o manejo da dor, que podem ser utilizados na prática clínica e nos serviços especializados.

➤ Referências bibliográficas

1. Brasil. Ministério da Saúde, Instituto Nacional de Câncer (INCA). Estimativa – 2010: incidência de câncer no Brasil. Disponível em: https://bvsms.saude.gov.br/bvs/publicacoes/estimativa_2010_incidencia_cancer.pdf.
2. Minson FP, Garcia JBS, Júnior JOO et al. II Consenso nacional de dor oncológica. São Paulo: Moreira Jr., 2011.
3. Posso PI, Grossmann, Fonseca PRB et al. Tratado de dor. Atheneu, 2017. p. 699-720.
4. Bonassa EMA. Enfermagem em terapêutica oncológica. Atheneu, 2000. p. 363-9.
5. Salvajoli VJ, Souhami L, Faria SL. Radioterapia em oncologia. 2. ed. Atheneu. p. 368-80.
6. Brasil. Ministério da Saúde. Cuidados paliativos oncológicos: controle da dor. Instituto Nacional de Câncer. 2001. p. 70-4.
7. Morete MC, Minson FP. Instrumentos para avaliação da dor em pacientes oncológicos. São Paulo, 2010.
8. Wiermann EG, Diz MDPE, Caponero et al. Consenso brasileiro sobre manejo da dor relacionada ao câncer. São Paulo, 2014.

23

Dor em Cuidados Paliativos – A Dor e Suas Dimensões

Ednalda Maria Franck ▪ Maria Fernanda Ferreira Ângelo

Cuidados paliativos, segundo a Organização Mundial da Saúde, é o cuidado que se deve ter com pacientes e seus familiares diante de doença, de modo a buscar a prevenção e o alívio do sofrimento. Requer a identificação precoce, avaliação e tratamento impecável da dor e outros problemas de natureza física, psicossocial e espiritual.[1]

Cuidados paliativos é uma filosofia que norteia o cuidar de pessoas com doenças, de qualquer etiologia, e que em algum momento de sua evolução natural curse com a falta de terapia modificadora da doença – antes chamada de cura – ou até mesmo para aquelas que, a despeito de seu uso, continuarão a evoluir. É importante destacar que o diagnóstico dessa doença pode ocorrer a qualquer momento de sua evolução natural, ou seja, ele nem sempre é realizado no início. E, neste sentido, o objetivo do cuidado passa a ser focado na pessoa e não na doença. Além disso, a família dessa pessoa, quer tenha vínculo sanguíneo ou não, também está no centro desse cuidado, que será prestado por uma equipe multiprofissional e interdisciplinar (Figura 23.1).

A assistência prestada por equipe multiprofissional é imprescindível para que o cuidado promovido tenha a capacidade de, na verdade, identificar e propor condutas para manejar os sintomas e sofrimentos que as pessoas necessitam em cuidados paliativos.

É baseado no conhecimento das trajetórias de evolução natural das doenças que a equipe multiprofissional de cuidados paliativos deve planejar uma assistência individualizada para cada doente e família, chamada de plano de cuidados, e que sofrerá alterações, ao longo do curso do adoecimento da pessoa, de modo a adaptar as condutas pertinentes ao manejo dos sintomas e sofrimentos sempre que necessário.[2]

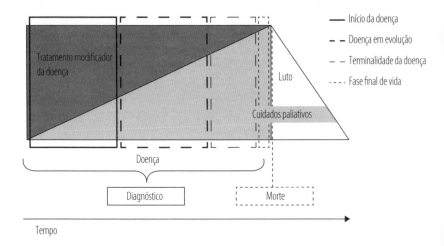

Figura 23.1. Cuidados paliativos de acordo com a evolução da doença.
Fonte: Adaptada de Franck EM; 2016.

A assistência da enfermagem deve objetivar a promoção da qualidade de vida à pessoa e família em todos os momentos do ciclo vital: nascer, viver, morrer e no luto. Deve respeitar as diretivas antecipadas de vontade, no que se refere às decisões sobre a assistência que o paciente deseja ou não receber quando estiver em momento que esteja incapacitado de expressar, de forma autônoma e livre, os seus desejos.[3]

Além disso, de acordo com a Resolução COFEN n. 564/2017, a equipe de enfermagem, em consonância com a equipe multiprofissional, deve oferecer todos os cuidados paliativos disponíveis para assegurar o conforto físico, psíquico, social e espiritual, respeitada a vontade da pessoa ou de seu representante legal.[3]

Em cuidados paliativos, preza-se a identificação de sintomas e sofrimentos físico, espiritual, social e emocional, por serem as dimensões que compõem o ser humano (Figura 23.2).

Desta forma, a avaliação e o manejo adequados desses sintomas e sofrimentos são fundamentais para a prevenção e alívio de sofrimento de todas essas dimensões. A pessoa pode apresentar sintoma e sofrimento de uma dimensão ou de várias.

Além disso, ainda é possível que a pessoa experiencie sintomas e sofrimentos de todas as dimensões e com tanta intensidade de desconforto que, nestes casos, usamos o termo "dor total", criado por Cicely Saunders.

Dor total – ou como atualmente é chamado, "sintoma total" – é definida como o sofrimento de origem multifacetada, devido aos sintomas e sofrimentos das várias dimensões, que podem atenuar ou piorar a situação de adoecimento da pessoa.[4]

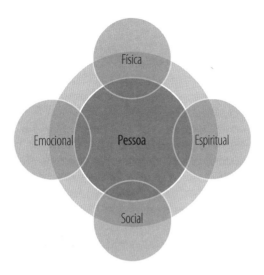

Figura 23.2. Dimensões do ser humano.
Fonte: Desenvolvida pela autoria do capítulo.

A dor total se pauta no reconhecimento holístico da dor e de sua interação com o bem-estar, a espiritualidade, o emocional, o social e o cultural, e no fato de os sintomas raramente ocorrem isoladamente. Em vez disso, os sintomas se agrupam com outros e são influenciados pelas características do indivíduo.[5]

Cada pessoa tem uma história de vida única, sua biografia, com sua cultura, crenças, valores, desejos, vontades e prioridades, e isso deve der considerado na tomada de decisão das ações a serem propostas para o manejo dos sintomas e sofrimentos.

Neste sentido, voltamos a destacar a importância da assistência a ser prestada por uma equipe multiprofissional, composta por vários membros de diferentes áreas do saber, e que trabalhem, de preferência, de modo interdisciplinar, ou seja, que haja interação entre esses profissionais durante o planejamento e a assistência à pessoa e família. Isso porque, na discussão do caso, é possível ampliar a investigação causal do sintoma e sofrimento, e, com isso, propor conduta assertiva que leve em consideração todas as dimensões que alteram o sofrimento.

Ao se partir da premissa que a avaliação da dor foi realizada de modo adequado, e que os achados se referem a sintomas e sofrimentos da dimensão física da dor apenas, exemplos de **sintoma total** seriam:

a) Um paciente que refere uma dor nota 10 e que a mantém após um tempo de acompanhamento, em que a equipe médica já reviu a prescrição inúmeras vezes e realizou muitas alterações (aumento de dose, associação e troca de medicamento), e ainda não conseguiu o controle da dor. Um dia, ele comparece na consulta ambulatorial e, durante a conversa com você, ele comenta, com angústia, que está preocupado com o emprego, está com receio de sua família passar necessidade e que tem certeza de que a dor é um castigo para ele e, por isso, ele tem que aguentar sem reclamar. Talvez pareça algo inespecífico, mas, se nos atentarmos aos detalhes, temos todas as dimensões de sofrimento representadas na fala dele: social, com a preocupação financeira e com a família; a espiritual, com a certeza da dor ser um castigo; e emocional, no fato de ele ter que aguentar sem reclamar. E se não atentarmos a tudo isso e propormos ações para cada um desses sofrimentos e só focarmos no sofrimento físico, não teremos controle adequado da dor.

b) O mesmo paciente acima, porém, ao invés de referir sintomas ou sofrimentos de várias dimensões, queixa-se de que está muito cansado porque não consegue dormir à noite, pois fica as noites em claro. E, somado a isso, refere que está com inapetência. Nesse caso, temos outros sintomas físicos que interferem na dor; e é preciso investigar adequadamente, pois a insônia e a inapetência também podem ter origem em algum sofrimento emocional, e precisarão de avaliação e ações específicas e conjuntas.

Isso se deve ao fato de os sinais e sintomas, bem como as dimensões interferirem uma na outra, e, em ambas as situações, podem piorar um(a) ao outro(a). E, por isso, ações para os vários sintomas ou sofrimentos devem ser realizadas em conjunto.

Infelizmente, em algumas situações, as pessoas podem não informar o que as incomoda (sintomas e sofrimentos) e, com isso, podemos não planejar os cuidados de modo assertivo. Isso se configura em uma limitação para a equipe, uma vez que a situação é difícil de ser modificada sem a ajuda da pessoa adoecida ou da família.

O sofrimento emocional, como ansiedade, depressão, incerteza e desesperança são formas de dor psicológica que podem ocorrem concomitantemente com a dor física, e, em muitas situações são barreiras significativas para o controle da dor, uma vez que esses sofrimentos podem aumentar a ocorrência e até mesmo a gravidade da experiência da dor para a pessoa. Assim como o sofrimento emocional, sofrimentos das outras dimensões tendem a se comportar da mesma forma no que concerne à repercussão no manejo da dor.[5]

Uma ferramenta extremamente importante nessa relação com a pessoa e sua família é a comunicação.

A comunicação é a maneira pela qual as relações humanas são fundamentadas, logo, também é essencial no cuidado. O uso adequado de técnicas de comunicação interpessoal, pela equipe multiprofissional e interdisciplinar, é uma forma eficaz de garantir a autonomia da pessoa em expressar e compartilhar seus medos, dúvidas, angústias e o que lhe afligir, e que tem impacto da diminuição do sofrimento. Da mesma forma, as pessoas sentem-se acolhidas, cuidadas e respeitadas.[6]

A comunicação se dá de forma verbal (por meio de palavras) e não verbal (por meio de gestos, olhares, expressões faciais e corporais, vestuário, entre outros). Antes que a interação profissional-pessoa/família ocorra, ambos farão uma análise prévia com base na comunicação não verbal, e por isso, o profissional precisa conhecer e fazer uso de um comportamento empático para o estabelecimento de confiança/vínculo e uma relação terapêutica efetiva (Figura 23.3).[6]

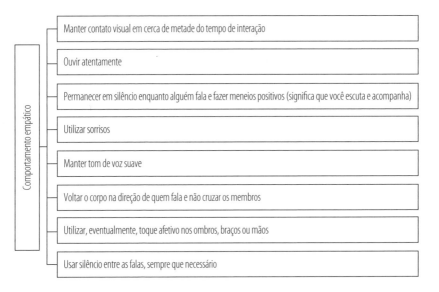

Figura 23.3. Elementos para o comportamento empático.
Fonte: Adaptada de Silva MJP, Araújo MT; 2012.

A avaliação da pessoa e família em cuidados paliativos deve sempre focar na abordagem holística e individualizada para a identificação e planejamento do cuidado necessário, de acordo com as demandas, com o momento de evolução natural da doença, de forma a considerar, para tomada de decisão, aspectos particulares no que concerne à biografia e modo com que se organizaram durante toda uma vida, e respeitar sua autonomia, valores, crenças e possibilidades. Deve-se ter atenção aos detalhes, às entrelinhas e ao silêncio na busca de sintomas e sofrimentos de todas as dimensões do ser humano.

➤ Referências bibliográficas

1. World Health Organization. National cancer control programmes: policies and managerial guidelines. 2. ed. Geneva: WHO Library, 2002.
2. Franck EM. Alterações de pele em pacientes em cuidados paliativos na terminalidade da doença e final da vida: coorte prospectiva [Dissertação]. São Paulo: Escola de Enfermagem – Universidade de São Paulo, 2016. Disponível em:

http://www.teses.usp.br/teses/disponiveis/7/7139/tde-17052017-112324/pt-br.php.
3. Conselho Federal de Enfermagem (COFEN). Resolução COFEN n. 564/2017: novo Código de Ética dos Profissionais de Enfermagem. Brasília. 2017. Disponível em: http://www.cofen.gov.br/resolucao-cofen-no-5642017_59145.html. Acesso em: 30 jan. 2018.
4. Matsumoto DY. Cuidados paliativos: conceito, fundamentos e princípios. In: Tavares RT, Parsons HA (org.). Manual de cuidados paliativos ANCP. 2. ed. rev. e ampl. São Paulo: Sulina, 2012. 604p.
5. Brant JM. Holistic total pain management in palliative care: cultural and global considerations. Palliat Med Hosp Care Open J. 2017; SE(1):s32-8. doi: 10.17140/PMHCOJ-SE-1-108.
6. Silva MJP, Araújo MT. Comunicação em cuidados paliativos. In: Tavares RT, Parsons HA (org.). Manual de cuidados paliativos ANCP. 2. ed. rev. e ampl. São Paulo: Sulina. 2012. 604p.

24

Dor na Sala de Recuperação Pós-Anestésica (SRPA) para Paciente Adulto

George Miguel Goes Freire ▪ Lia Alves Martins Mota Lustosa

A dor é uma experiência sensitiva e emocional desagradável relacionada ou semelhante à associação a uma lesão tecidual atual ou potencial. A dor é uma experiência pessoal que varia de acordo com fatores biológicos, psicológicos e sociais, além de ter influência com experiências individuais, com relatos pessoais, que devem ser respeitados. Experiências verbais são um modo de expressar a dor, a possibilidade de não comunicação não nega a experiência dolorosa. Por esse motivo, existem algumas escalas de dor.[1]

A dor aguda pós-operatória afeta mais de 80% dos pacientes submetidos a procedimentos cirúrgicos, e aproximadamente 70% dos pacientes apresentam dor moderada a forte, forte e extremamente forte. Menos da metade dos pacientes submetidos a cirurgia relatam controle adequado da dor. O controle inadequado da dor pós-operatória afeta a qualidade de vida e a recuperação funcional, e aumenta o risco de complicações cirúrgicas. As estratégias de manejo da dor podem ser pré-operatórias, perioperatórias e pós-operatórias.[2]

O manejo da dor pós-operatória começa com a avaliação de alguns sinais do paciente, por meio da escala de Aldrete-Kroulik, inclusive a dor observada pela equipe de enfermagem, na sala de recuperação pós-anestésica (SRPA), na chegada do paciente, 5, 15, 30 minutos e 1 hora após a chegada e na saída da SRPA. A avaliação da dor pode ser feita tanto nesses momentos, quanto em qualquer outro durante a permanência do paciente na SRPA. A avaliação da intensidade da dor pode ser feita por meio de diversas escalas.[3,4]

As escalas de dor podem ser unidimensionais e multidimensionais. Existem diversas escalas unidimensionais, como escala visual analógica (EVA), escala verbal numérica de dor (EVN), escala descritiva verbal (EDV), escala de PAINAD e escala observacional de comportamento de dor (BPS). A escolha das escalas depende da idade, do nível intelectual e do estado clínico do paciente.[5-7]

A EVA é uma escala na qual se utiliza uma linha que pode ser na horizontal ou vertical de 10 cm ou 100 mm, e que varia entre sem dor e pior dor da vida. A classificação é feita sem dor (0 a 4 mm), dor leve (5 a 44 mm), dor moderada (45 a 74 mm) e dor forte (75 a 100 mm). Essa é uma escala de difícil entendimento para pacientes idosos, com distúrbio cognitivo, e é interessante, para esse público-alvo, o uso da EDV e ENV.[8,9]

A EDV utiliza-se de intensidade de dor: sem dor, leve, moderada, forte e pior dor para mensurar o quadro doloroso vigente no momento. É uma escala que pode ser usada em substituição à escala acima para idosos com distúrbio cognitivo leve a moderado.[10,11]

Na EVN, a dor é quantificada por meio de números, o qual possui 11 pontos. Os pontos são divididos de 0 a 10, em que 0 não há dor e 10 é a pior dor já sentida pelo paciente. Os números intermediários representam 1 a 3 dor leve, 4 a 6 dor moderada e 7 a 9 dor forte. É uma escala de fácil realização e validade para idoso com transtorno cognitivo leve a moderado.[9,10,12]

No que se refere aos pacientes com demência, há uma dificuldade no manejo da dor pelos profissionais da saúde, tanto em momentos de cotidiano normal, como no período pós-operatório imediato, pela dificuldade na sua avaliação. Foi proposta uma escala, a PAINAD, que se utiliza do estado fisiológico e comportamental, como respiração, vocalização, expressão facial, linguagem corporal e consolabilidade. Estes parâmetros são avaliados por pontos que variam de 0 a 2, menor intensidade para maior intensidade, respectivamente. A pontuação total varia de 0 a 10, em que 0 é sem dor, 1 a 3 dor leve, 4 a 6 dor moderada e 7 a 10 dor forte. A escala será abordada com mais detalhes no capítulo de dor no idoso.[13]

A escala de BPS é utilizada para pacientes sedados ou em ventilação mecânica controlada. São avaliados três parâmetros na escala: expressão facial, movimentação de membros superiores e conformidade com a ventilação mecânica. Cada um dos parâmetros varia de 1 a 4, então, é considerada sem dor, escore de 3, dor inaceitável, escore 6 ou maior e pior dor, escore de 12. Os detalhes da escala serão abordados no capítulo de dor no paciente crítico.[14,15]

Já as escalas multidimensionais avaliam a dor por meio de diversos descritores, o que permite uma compreensão ampla e um manejo mais adequado do quadro doloroso, escalas mais utilizadas para pacientes com dor crônica. Há diversas escalas multidimensionais, como inventário breve de dor (BPI), questionário McGill de dor, entre outras.[5,6]

O tratamento da dor é realizado a depender da classificação da dor, e com o objetivo de tentar reduzir o quadro doloroso em 50% do valor basal ou diminuir um escore de dor, por exemplo, de forte para moderado.[7] O tratamento da dor aguda usa como base a escada analgésica de dor proposta pela OMS em 1986, a qual divide o tratamento da dor de acordo com a classificação: na dor fraca, usam-se medicamentos não opioide, como anti-inflamatórios e adjuvantes; na dor moderada, usam-se os medicamentos anteriores, associados à opioide fraco; e na dor forte, usam-se os medicamentos anteriores associados à opioide forte.[16,17] Com o avanço dos estudos, foi observado que era necessário acrescentar um novo degrau na escada analgésica de dor proposta pela OMS, para melhor manejo de dor tanto crônica quanto aguda: a inclusão de procedimentos invasivos para manejo de dor, em caso de dor forte. Além disso, o uso da escada analgésica para manejo de dor aguda, dor crônica não controlada ou dor crônica agudizada é feito por meio degrau mais invasivo para o menos invasivo, como demonstra a Figura 24.1, ou seja, é feita do procedimento mais invasivo para o menos invasivo.[18-21]

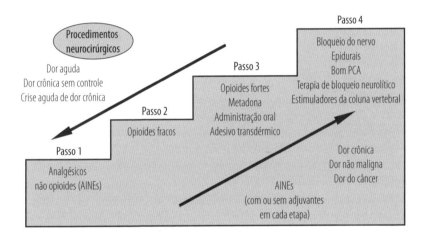

Figura 24.1. Escada analgésica de dor.
Fonte: Adaptada de Grisell SV; 2010.

Os procedimentos invasivos que podem ser utilizados para manejo da dor na SRPA são bloqueios de nervos periféricos, como bloqueio de nervo femoral, nervo ciático, nervo obturador, nervo safeno, nervo radial, nervo ulnar, entre outros. Além disso, pode-se fazer uso de cateter peridural e implantação de analgesia controlada pelo paciente (do inglês *patient cortrolled analgesia* – PCA).[2,22]

A PCA é um método de alívio de dor, cujo paciente tem o controle da administração do medicamento em pequenas doses. Pode ser administrado via venosa, perineural, peridural, oral, subcutâneo, intranasal e transdérmico. No Brasil, temos disponíveis a PCA venosa, perineural, peridural e subcutânea. A PCA é programada por meio de dose continua, dose de bólus, intervalo de medicação e limite em 1 ou 4 horas, a depender do dispositivo de analgesia utilizado. A dose contínua é uma dose utilizada para manter uma infusão contínua de medicação, independentemente do acionamento do paciente. A dose de bólus é uma dose que deve ser suficiente para promover a analgesia do paciente sem causar efeitos adversos importantes, como depressão respiratória, náusea, vômitos ou bloqueio motor do membro. O intervalo é o tempo o qual o paciente ao acionar a PCA uma vez, poderá acionar novamente e receber a medicação. O limite de dose é o limite que o paciente pode acionar de medicação em um intervalo que pode ser de 1 ou 4 horas, a depender do dispositivo utilizado.[23,22]

Os medicamentos utilizados na PCA irão depender do tipo de PCA. Na PCA peridural, podem ser usados: ropivacaína com fentanil, bupivacaína com fentanil ou somente bupivacaína ou ropivacaína. Na PCA venosa, são usados morfina, fentanil, metadona, cetamina, entre outras. Na PCA perineural, usam-se ropivacaína ou bupivacaína. Na PCA subcutânea, podem ser usados morfina, fentanil, metadona, cetamina, entre outros medicamentos. A dose e tipo de medicamento utilizado irá depender do estado clínico do paciente e do tipo de dor. Além disso, a instalação da PCA tem que ser feita com cautela, pois pacientes que têm vício por opioide ou drogas, ou risco de vício, pode ser uma contraindicação ao uso do dispositivo.[23,24]

A PCA pode ser instalada na sala de cirurgia e, assim, ser manipulada na SRPA, por isso, a importância de entender corretamente o manejo desse equipamento. Algumas cirurgias, como prótese de joelho, câncer de pâncreas, câncer gástrico e laparotomia exploradora são indicações de uso de PCA.[23]

Caso a PCA não esteja disponível para uso, pode ser feita uma titulação do medicamento para controle da dor. Neste método, a enfermeira está presente ao lado do paciente, e é administrado um bólus do medicamento via intravenoso, intramuscular ou subcutâneo, a depender da via prescrita, e a dose pode ser repetida pela equipe de enfermagem, de modo a respeitar alguns critérios: avaliação da melhora da dor, do nível de consciência, da frequência respiratória, da pressão sanguínea, da saturação, da temperatura e da via administrada. Com relação à via de administração, se for intravenosa, pode ser repetida a cada 5 a 10 minutos; se for intramuscular e subcutâneo, a cada 30 minutos. Se houver frequência respiratória < 8 irm, sedação leve e não responsivo, pressão arterial sistólica < 95 mmHg, temperatura menor que 35 ºC, saturação < 90%, deve ser chamado o anestesiologista para avaliação.[24,25]

Diversos efeitos adversos podem ocorrer nos pacientes quando estão na SRPA, como complicações cardiovasculares, pulmonares e álgicas.[26] O uso de medicamentos opioides para tratamento da dor pode causar depressão respiratória com incidência de 0,25%, então, é importante avaliar o nível de consciência.[25] Há diversas escalas para avaliação do nível de consciência. De acordo com estudos recentes, a escala mais utilizada é a escala de sedação-agitação de Richmond (RASS).[27] Esta escala é formada por 10 pontos, com 4 pontos (+1 a +4) níveis de ansiedade e agitação, um ponto nível de alerta e calmo, 0 e 5 pontos níveis de sedação (-1 a -5), -5 não responsivo, conforme identificado na Tabela 24.1.[28]

Tabela 24.1. Escala de sedação-agitação de Richmond (RASS).

	Alvo dos valores RASS	Descrição do RASS
+4	Combativo	Combativo, violento, perigo iminente
+3	Muito agitado	Puxa ou retira tubos e cateteres, agressivo
+2	Agitado	Frequentes movimentos não propositais, luta com o ventilador
+1	Inquieto	Ansioso, apreensivo, mas sem movimentos agressivos ou bruscos
0	Alerta e calmo	–
−1	Sonolento	Não totalmente alerta, mas mantém-se acordado com a voz (olhos abertos e em contato por mais de 10 segundos)
−2	Sedação leve	Acorda brevemente com a voz (olhos abertos e em contato por menos de 10 segundos)
−3	Sedação moderada	Movimentos ou abertura ocular com voz (mas não mantém contato ocular)
−4	Sedação profunda	Não responde à voz, mas tem movimentos ou abertura ocular com estímulo físico
−5	Não responsivo	Não responde à voz ou estímulo físico

Fonte: Adaptada de Sessler CN, Gosnell MS, Grap MJ et al.; 2002 e Rasheed AM, Amirah MF, Abdallah M et al.; 2019.

Além dessa escala, há também a escala de sedação, que avalia a responsividade do paciente por meio de quatro escores, como demonstra a Tabela 24.2.[24]

Tabela 24.2. Escala de sedação.

Escore	Característica
0	Alerta, acordado
1	Sonolento, com resposta somente o nome
2	Muito sonolento, com resposta ao estímulo doloroso (chacoalhar)
3	Dormindo, sem responder ao estímulo doloroso (chacoalhar)

Fonte: Comerford D; 2007.

A depressão respiratória é uma das complicações mais temidas pelos anestesiologistas na SRPA, que pode ser desencadeada independentemente da via de administração da medicação. Na literatura, de modo geral, pode variar de zero a 5,2%, com média de 0,25%. Portanto, é importante a monitorização e avaliação contínua do paciente.[25]

➤ Referências bibliográficas

1. Raja SN, Carr DB, Cohen M et al. The revised International Association for the Study of Pain definition of pain: concepts, challenges and compromises. Pain. 2020;161(9):1976-82. doi: 10.1097/j.pain.0000000000001939.

2. Chou R, Gordon DB, De Leon-Casasola OA et al. Management of postoperative pain: a clinical practice guideline from the American Pain Society, the American Society of Regional Anesthesia and Pain Medicine, and the American Society of Anesthesiologists' Committee on Regional Anesthesia, Executive Committee. J Pain. 2016;17(2):131-57. doi: 10.1016/j.jpain.2015.12.008.
3. Sousa FAEF. Dor: o 5º sinal vital. Rev Latino-Am Enferm. 2002;10(3):446-7.
4. For R, Anesthesia P, Units C et al. The Post-Anesthesia. 1995;7(February):89-91.
5. Martinez JE, Grassi DC, Marques LG. Análise da aplicabilidade de três instrumentos de avaliação de dor em distintas unidades de atendimento: ambulatório, enfermaria e urgência. Rev Bras Reumatol. 2011;51(4):299-308.
6. Orr PM, Shank BC, Black AC. The role of pain classification systems in pain management. Crit Care Nurs Clin North Am. 2017;29(4):1-12. doi: 10.1016/j.cnc.2017.08.002.
7. Karcioglu O, Topacoglu H, Dikme O, et al. A systematic review of the pain scales in adults: which to use? Am J Emerg Med. 2018;36(4):707-14. doi: 10.1016/j.ajem.2018.01.008.
8. Scott J, Huskisson EC. Graphic representation of pain. Pain. 1976;2(2):175-84. doi: 10.1016/0304-3959(76)90114-7.
9. Hawker GA, Mian S, Kendzerska T et al. Measures of adult pain. Arthritis Care Res. 2011;63(11):240-52. doi: 10.1002/acr.20543.
10. Pereira LV, Pereira GA, Moura LA et al. Intensidade da dor em idosos institucionalizados: comparação entre as escalas numérica e de descritores verbais. Rev da Esc Enferm da USP. 2015;49(5):804-10. doi: 10.1590/S0080-623420150000500014.
11. Herr KA, Spratt K, Mobily PR et al. Pain intensity assessment in older adults. Clin J Pain. 2004;20(4):207-19. doi: 10.1097/00002508-200407000-00002.
12. Breivik H, Borchgrevink PC, Allen SM et al. Assessment of pain. Br J Anaesth. 2008;101(1):17-24. doi: 10.1093/bja/aen103.
13. Valera GG, Carezzato NL, Vale FAC et al. Adaptação cultural para o Brasil da escala pain assessment in advanced dementia (PAINAD). Rev da Esc Enferm. 2014;48(3):462-8. doi: 10.1590/S0080-623420140000300011.
14. Ahlers SJGM, Veen AM, Dijk M et al. The use of the behavioral pain scale to assess pain in conscious sedated patients. Anesth Analg. 2010;110(1):127-33. doi: 10.1213/ANE.0b013e3181c3119e.
15. Chanques G, Jaber S, Barbotte E et al. Impact of systematic evaluation of pain and agitation in an intensive care unit. Crit Care Med. 2006;34(6):1691-9. doi: 10.1097/01.CCM.0000218416.62457.56.
16. World Health Organization (WHO). Cancer pain relief. 1986:1-79. Disponível em: http://apps.who.int/iris/bitstream/handle/10665/43944/9241561009_eng.pdf?sequence=1&isAllowed=y.

17. Kraychete DC, Siqueira JTT, Garcia JBS. Recomendações para uso de opioides no Brasil – Parte I. Rev Dor. 2013;14(4):295-300. doi: 10.1590/s1806-00132013000400012.
18. Grisell SV. Is the WHO analgesic ladder still valid? Can Fam Physician. 2010;56:514-7. doi: 10.1373/clinchem.2014.221408.
19. Kraychete DC, Siqueira JTT, Zakka TRM et al. Recommendations for the use of opioids in Brazil – Part III: Use in special situations (postoperative pain, musculoskeletal pain, neuropathic pain, gestation and lactation). Rev Dor. 2014;15(2):126-32. doi: 10.5935/1806-0013.20140030.
20. Rangel O, Telles C. Tratamento da dor oncológica em cuidados paliativos. Rev Hosp Univ Pedro Ernesto [título não corrente]. 2012;11(2):32-7. doi: 10.12957/rhupe.2012.8928.
21. Araújo CM, Oliveira BM, Silva YP. Avaliação e tratamento da dor em oncologia pediátrica. Rev Med Minas Gerais. 2012;22(7):22-31. Disponível em: http://rmmg.org/artigo/detalhes/641.
22. Meissner W, Coluzzi F, Fletcher D et al. Improving the management of post-operative acute pain: priorities for change. Curr Med Res Opin. 2015; 31(11):2131-43. doi: 10.1185/03007995.2015.1092122.
23. APM:SE Working Group of the Australian and New Zealand College of Anaesthetists and Faculty of Pain Medicine; Schug SA, Palmer GM, Scott DA, Halliwell R, Trinca J (ed.). Acute pain management. 4th ed. Melbourne: Scientific Evidence; ANZCA & FPM, 2015. doi: 10.1177/0897190003258883.
24. Comerford D. Techniques of opioid administration. Anaesth Intensive Care Med. 2007;9(1):21-6. doi: 10.1016/j.mpaic.2019.05.006.
25. Duarte LTD, Fernandes MDCBDC, Costa VV et al. Incidência de depressão respiratória no pós-operatório em pacientes submetidos à analgesia venosa ou peridural com opioides. Rev Bras Anestesiol. 2009;59(4):409-20. doi: 10.1590/S0034-70942009000400003.
26. Kellner DB, Urman RD, Greenberg P et al. Analysis of adverse outcomes in the post-anesthesia care unit based on anesthesia liability data. J Clin Anesth. 2018;50(April):48-56. doi: 10.1016/j.jclinane.2018.06.038.
27. Rasheed AM, Amirah MF, Abdallah M et al. Ramsay sedation scale and Richmond agitation sedation scale: a cross-sectional study. Dimens Crit Care Nurs. 2019;38(2):90-5. doi: 10.1097/DCC.0000000000000346.
28. Sessler CN, Gosnell MS, Grap MJ et al. The Richmond agitation-sedation scale validity and reliability in adult intensive care unit patients. Am J Respir Crit Care Med. 2002;166:1338-44. doi: 10.1164/rccm.2107138.

Índice Remissivo

Obs.: números em *itálico* indicam figuras; números em **negrito** indicam quadros e tabelas.

A

Acupressão, 145
Acupuntura, 73, 145
Agentes térmicos que podem ser utilizados na modulação da dor, 84
Água quente, 84
Amassamento, 92
Analgesia
  controlada pelo paciente
    ciclo da dor do paciente e, 120
    como o uso abrevia o tempo entre dor e alívio por analgésico, 121
    cuidados de enfermagem com pacientes em uso de, 127
    efeitos colaterais e ações que podem ser realizadas no paciente com, **128-129**
    histórico, 119
    princípios gerais do uso do, 119
    sugestões de diluições e programações para soluções de, **123-124**
    vias, parâmetros e modalidades de administração de, 121
  espinhal, 148
Analgésicos opioides, farmacodinâmica dos, esquema simplificado, *120*
Aparelho de irradiação infravermelha, 85
Arterapia, 59
ASIC3 (*Acid Sensing Ionic Channel* 3), 16
Atenção
  focalização da, 146
  plena, 111
    prática da, mecanismos, instruções das práticas e áreas associadas no cérebro estimuladas pela, **113**
Audioanalgesia, 146
Ayurveda, 59

B

Banho de parafina, 83
Biodança, 59
Bolsa(s)
  de água quente, 83
  témicas, 84
BPS (*Behavioral pain scale*), **212-213**

C

Calatonia, dor e, 60
Calor
  aplicado aos tecidos biológicos, 84
  contraindicações na aplicação terapêutica do, 86
  uso terapêutico na modulação da, 83
Canal de sódio votagem dependente, 17
Câncer, epidemiologia do, 219
Características definidoras, 34
Comportamento empático, elementos para o, *231*
Condução nervosa, diminuição da velocidade de, 87
Consciência plena, 111
Corpos celulares, 17
Corrente interferencial, 89
  contraindicações e cuidados no uso da, 90
  mecanismos de analgesia produzidos pela, 89
CPOT (*critical-care pain observation tool*), 211, **212**

Criança, dor em, 157
Crioterapia
  indicações da, 150
  no tratamento da dor, 86
Cuidado(s)
  da assistência de enfermagem, 35
  de enfermagem
    com pacientes em uso de PCA, 127
    avaliação da dor, **128-129**
    orientações gerais, 127
  paliativos, 227
    de acordo com a evolução da doença, 228
  planejamento do, 35

D

Dança circular, 59
Dentrito das fibras nervosas, *17*
Depressão respiratória, 237
Deslizamento, 92
Diagnóstico de enfermagem, 34
Diagrama corporal, 184, *185*
Dispositivos implantáveis
  atuação do enfermeiro, 133
  recarga do, 136
Distração, 146
Doença oncológica, tratamentos da, 221
Dor
  adesão ao tratamento da, 97
  agentes térmicos que podem ser utilizados na modulação da, 84
  aguda, 24
    abordagem da enfermagem, 24
    no setor de emergência, como avaliar, 183
  alívio com medidas farmacológicas, 148
  alívio no pós-parto, 150
  avaliação da, 42, *187*
    do tipo de, **26**
    instrumentos para avaliação da, 42
  calotonia e, 60
  com duração previsível, 220
  como as modalidades de termoterapia modulam a, 84
  como o quinto sinal vital, 41
    avaliação da dor, 42
  controle da, passos importantes para a eficácia no, 188
  crioterapia no tratamento da, 86
  crônica
    abordagem da enfermagem, 26
    com característica neuropática, 4
    como um problema de saúde pública mundial, 3
    distribuição dos estudos epidemiológicos no período de 2001 a 2015, **4-5**
    epidemiologia
      África, 10
      América do Norte, 7
      América do Sul, 9
      Ásia, 8
      na Europa, 5
      Oceania, 10
    medo e esquiva da, *113*
    no mundo, epidemiologia da, 4
  crônica, 26, 220
  do câncer, 100
  em crianças, 157
    avaliação, 159
    causas de, 158
    estratégias para avaliação da, 163
  em gestantes, 143-155
  em idosos, 167
    avaliação de, 169
    epidemiologia, 168
    escalas de avaliação, 170
    impacto da, 168
  em pacientes críticos
    avaliação da, 210
    indicadores de qualidade em, 213
  em pacientes não comunicativos, avaliação da, 173
  em pessoas queimadas
    fármacos utilizados no tratamento da, **199**
    manejo de acordo com a intensidade da, **100**
    métodos não farmacológicos coadjuvantes no tratamento da, *201*
  em queimaduras, tratamento para alívio da, 195
  em uma UTI, indicadores de qualidade para monitorar a avaliação da, **214**
  escalas unidimensionais de, **43**

ÍNDICE REMISSIVO

estimulação elétrica e controle da, 88
estruturas que participam da matriz da, *20*
Hai Hua® e o controle da, 62
impacto funcional da, 44
laserterapia de baixa intensidade na modulação, 91
manejo multidisciplinar da, 133
massagem na modulação da, 92
medidas físicas no tratamento da, 83
mista, 221
modulação central da, 89
modulação espinhal da, 88
modulação periférica da, 88
na pediatria, avaliação da, 159
na sala de recuperação pós-anestésica para paciente adulto, 233
neurobiologia da, 15
no paciente com câncer, 220
no paciente oncológico, avaliação, 224
no paciente queimado, 191
   formas de avaliação, 193
no trauma, 181
   escalas de dor, 184
   tratamento álgico, 188
oncológica, 219
   na doença avançada, 224
   por tipo de câncer, 243
   relacionada ao tratamento cirúrgico, 221
   relacionada ao tratamento radioterápico, 223
oncológica relacionada ao tratamento antineoplásico, 222
percepção da, 167
perineal, tratamento da, 151
relacionada ao câncer, 246
total, 224
tratamento não farmacológico da, 55-116
uma realidade prevalente na enfermagem, 114

E

Energia magnética, 63
Enfermagem
   abordagem em dor aguda e crônica, 23
   diagnóstico de, 34
   dor, uma realidade prevalente na, 114
   histórico de, 34
   intervenções de, 35
   processo de, 34
Envelhecimento, 167
Escada analgésica de dor, *235*
Escala
   Comfort Behavior, **162-163**
   de avaliação de dor em idosos, 170
   de avaliação numérica da dor, *160*
   de Bromage, **131**
   de descritores verbais, *186*
   de dor FLACC (*face, legs, activity, cry, consolability*), **160-161**
   de dor, 184
   de sedação, 237
   de sedação-agitação de Richmond, **237**
   DOLOPLUS-2, 176, *176*
   facial de avaliação de dor, *160*
   numérica, 184
   numérica de 0 a 10, *185*
   PACSLAC, **171-172**
   PAINAD, 170, **171**
   PATCOA, 173
      indicadores da, **173**
   visual analógica, *186, 193*
   visual numérica, *194*
Espasmo muscular, diminuição do, 87
Estimulação
   eletrencefálica profunda, 138
      cuidados de enfermagem, 138
   elétrica, 88
   elétrica nervosa transcutânea, 59
   medular, 137
   periférica, 137
Estímulo nociceptivo, transdução e transmissão do, 15

F

Faces da dor, *195*
FAS (*functional activity scale*), 44
Fator neurotrófico derivado do cérebro, 76
Fricção, 92

G

GABA (ácido gama-aminobutírico), 88
Gestante, dor em, 143

H

Hai Hua M88-CD-9X®, 64
Hai Hua®, controle da dor e, 62
Herboterapia, 73
Hipnose, 77, 146

I

Idoso, dor em, 167
Indicador(es)
 de dor crônica, 159
 de qualidade para avaliação da dor, sugestões, 215
Infravermelho, 83
Intervenção de enfermagem, 35
Ioga, 59, 76

L

Lâmina de Rexed, *17*
Laserterapia, 59
 de baixa intensidade na modulação da dor, 91
  como a, modula a dor?, 91
  contraindicações no uso da, 91
  efetividade no controle da dor, 91
Lombalgia, 143

M

Massagem, 73, 76, 145
 cuidado e contraindicações no uso, 93
 efetividade no controle da, 93
 na modulação da dor, 91
 técnicas de, 92
Massagem, 73, 76, 145
Matriz da dor, esquemas das estruturas que participam da, *20*
Medicação intravenosa para sedação, 149
Medicina
 baseada em evidências, 72
 tradicional chinesa, 73
Meditação, 59, 77
 mindfulness, 106, 111
Medicação intravenosa para sedação, 149
Metabolismo celular, diminuição do, 87
Método não farmacológico para o alívio da dor, 144

Mindfulness, 59
 no contexto da saúde, 111
Moxibustão, 75
Música, 146
Musicoterapia, 59, 78

N

Nanotecnologia, 59
Naturopatia, 59
Neurobiologia da dor, 15
Neuroestimulador(es), 137
 medular, *137*

O

Ocitocina sintética no parto, uso, 148
Ondas curtas, 83
Osteopatia, 59
Osteopraxia, 59

P

Paciente(s)
 crítico(s)
  avaliação de analgesia e sedação do, **162-163**
  dor em, 209
 em unidades de terapia intensiva, indicadores de qualidade em dor para, 235
 queimado, dor no, 191
PCA, *ver* Analgesia controlada pelo paciente
Práticas integrativas e complementares em saúde (PICS), 57
Processo de enfermagem
 avaliação dos resultados esperados, 37
 diagnóstico de enfermagem, 34
 histórico de enfermagem, 34
 intervenções de enfermagem, 35
 planejamento do cuidado, 35
Profissional enfermeiro, em dor, o futuro do, 47-52

Q

Qi-gong, 73

R

Radioterapia, 223

Receptor transmembrana TRPV1,
   estrutura do, *16*
Reflexologia, 59
Reiki, 59, 77

S

Sensibilização
   central, 18
   no corno dorsal da medula, esquema
      de, *20*
   periférica, 18, *19*
Ser humano, dimensões do, *229*
Shantala, 59
Sintoma total, 229
Sistematização da assistência de enfermagem
   no paciente com dor aguda ou crônica, 33

T

Tai chi chuan, 78
Tapotagem, 92
TENS (*transcutaneous electrical nerve estimulation*), 88
   analgesia promovida pela, 88
   contraindicações e cuidados no uso da, 90
   na prática clínica, efetividade da, 89
Terapia(s)
   cognitivo-comportamental, 105
   comunitária integrativa, 59
   de cura energética, 78
   energéticas, 77

Este livro foi impresso nas oficinas gráficas da Editora Vozes Ltda.,
Rua Frei Luís, 100 – Petrópolis, RJ.